자가결찰 장치를 이용한 교정치료

Self-Ligation *in* Orthodontics

Theodore Eliades · Nikolaos Pandis 저

백 승 학 · 김 기 달 · 김 근 우 역

dh 대한나래출판사

DaehanNarae Publishing, Inc.

Deokwon Bldg. #202
102-65 Yongdu-dong
Dongdaemun-gu
SEOUL 130-820, KOREA
TEL: +82-2-922-0840
FAX: +82-2-922-0841
E-mail: dhpub@chol.com
Website: www.dhpub.com

Translation of Self-Ligation in Orthodontics
First edition
by Theodore Eliades et al.

ISBN 978-89-5741-201-5

Printed in Korea

Editors

Theodore Eliades, DDS, MS, Dr Med, PhD, FIMMM, MRSC, MInstP
Associate Professor,
Department of Orthodontics, School of Dentistry,
Aristotle University of Thessaloniki, Greece;
Adjunct Faculty, Marquette University, USA;
Honorary Research Fellow, University of Manchester, UK;
Adjunct Scientist, Houston Biomaterials Research Center, University of Texas, USA;
Visiting Scientist, University of Bonn, Germany

Nikolaos Pandis, DDS, MS
Research Fellow, School of Dentistry, University of Bonn, Germany;
In private orthodontic practice, Corfu, Greece;
Diplomate, American Board of Orthodontics

Contributors

Efthimia K. Basdra
Associate Professor,
Department of Histology and Embryology;
School of Medicine
University of Athens
Greece

David J. Birnie
Consultant Orthodontist,
Maxillofacial Unit
Queen Alexandra Hospital
Cosham;
Honorary Visiting Consultant/Senior Clinical Lecturer,
Department of Child Dental Health (Orthodontics);
University of Bristol Dental Hospital and School
UK

Christoph Bourauel
C&M Endowed Professor of Oral Medicine Technology,
School of Dentistry;
University of Bonn, Germany

William A. Brantley
Professor,
Section of Restorative and Prosthetic Dentistry, College of Dentistry;
Director, Graduate Program in Dental Materials
The Ohio State University, USA

Carine Carels
Professor and Chair,
Department of Orthodontics and Dentofacial Orthopedics
School of Dentistry, Oral Pathology and Maxillo-Facial Surgery;
Faculty of Medicine
Catholic University Leuven
Belgium

Lam L. Cheng
Lecturer (Part-time),
Department of Orthodontics;
Faculty of Dentistry
University of Sydney
Australia

M. Ali Darendeliler
Professor and Chair,
Department of Orthodontics;
Faculty of Dentistry
University of Sydney
Australia

Nigel W.T. Harradine
Consultant Orthodontist and Senior Clinical Lecturer;
University of Bristol Dental Hospital and School
UK

Maria Mavragani
Orthodontist,
Department of Orthodontics and Facial Orthopedics;
Faculty of Dentistry
University of Bergen
Norway

Peter G. Miles
Senior Lecturer, Department of Orthodontics;
University of Queensland Dental School
Australia

William Papaioannou
Lecturer,
Department of Preventive and Community Dentistry;
School of Dentistry
University of Athens
Greece

Argy Polychronopoulou
Assistant Professor,
Department of Preventive and Community Dentistry;
School of Dentistry
University of Athens
Greece

Marc Quirynen
Professor,
Department of Periodontology
School of Dentistry, Oral Pathology and Maxillo-Facial Surgery;
Faculty of Medicine
Catholic University Leuven
Belgium

Daniel J. Smith
Senior Member of the Staff,
Department of Immunology, The Forsyth Institute; Associate Clinical Professor,
Department of Oral Medicine, Infection and Immunity;
Harvard School of Dental Medicine
Harvard University
The Forsyth Institute

Wim Teughels
Department of Periodontology
School of Dentistry, Oral Pathology and Maxillo-Facial Surgery;
Faculty of Medicine
Catholic University Leuven
Belgium

Jeffrey S. Thompson and William J. Thompson
Private practice
Florida, USA

Jan van Gastel
Staff Orthodontist,
Department of Orthodontics and Dentofacial Orthopedics
School of Dentistry, Oral Pathology and Maxillo-Facial Surgery;
Faculty of Medicine
Catholic University Leuven
Belgium

Spiros Zinelis
Lecturer,
Department of Biomaterials;
School of Dentistry
University of Athens
Greece

서문

교정학에서 자가결찰 브라켓이 소개된 것은 수십년이 넘었다. 최근의 디자인은 약 15년 전부터 사용되기 시작했으며, 대부분의 교정 재료 회사에서 능동형/수동형 결찰 타입의 다양한 자가결찰 브라켓을 출시하면서, 최근 그 수요 또한 굉장히 늘어난 상태이다.

1995년 소개된 Gartner' s hype cycle[1]의 관점에서 자가결찰 개념의 진화를 살펴보는 것은 흥미로운 일이 될 것이다. 이 cycle은 초기 가파른 상승 단계에 이은 급속한 하락, 그리고 정체의 곡선으로 설명될 수 있는데, 새롭게 떠오르고 있는 기술이나 제품 등에 적용될 수 있다. Cycle은 다음과 같은 단계를 거쳐 진행된다.

1. 기술이 처음 소개되었을 때를 의미하는 'Technology trigger'
2. 기술이 처음 소개 된 후 입증된 정보 없이 첫 번째 정점에 이르는 'Peak of inflated expectations'
3. 기술이 기대치에 부합하지 못하여 실망감을 주게 되고 많은 부분들이 사라지게 되는 'Trough of disillusionment'
4. 기술의 많은 부분이 사라진 후에도 몇몇 사람들이 그 기술을 사용하면서 장점을 연구하는 단계인 'Slope of enlightenment'
5. 기술의 장점이 명백해지고, 일정 수준의 성과에 이르는 단계인 'Plateau of productivity'

자가결찰 장치에 있어서도 hype cycle과 비슷한 특징이 나타난다. 현재 단계는 제품의 장점이 제한적으로 입증된 cycle의 초기 단계라고 할 수 있다. 이는 현재 자가결찰 브라켓의 높은 인기와 이에 따른 제조사들의 높은 관심이 임상적인 입증 없이 이루어지고 있기 때문이다.

SPEED 브라켓에 대한 15년 간의 후향적 연구를 제외하고는, 자가결찰 브라켓의 효율성은 임상적 관찰, 기사 및 임상 사례를 통해 제한적으로만 입증되어 왔다. 이러한 사례들은 주관적인 관점인 경우가 많고, 참여자 선정 과정에 있어 편견이 개입될 가능성이 있어 결과를 잘못 해석하게 되는 오류를 범할 수 있다. 또한 원인과 결과의 관계를 잘못 해석하는 인과관계의 오류를 범할 가능성도 있다.[2]

적절한 연구 지침이 없는 연구는 사용자와 산업 현장 사이에서 논쟁을 지속시키고, 연구 결과의 해석을 복잡하게 할 뿐이다. 최근 연구 결과에 의하면 의학 분야 연구의 대부분이 제약 산업[3]과 관련되어 논쟁의 여지가 있는 주제들이고, 단지 15% 정도만이 논쟁의 여지가 없는 것으로 알려져 있다. 독자들은 심각한 비판 없이 연구 결과들을 받아들일 수 있기 때문에, 주요 의학 잡지들은 논쟁의 여지가 있는 주제[4]들을 제외하는 정책을 취하고 있다. 위에 언급된 내용들 외에도, 의견 기사(opinion article)나 증례 보고 등은 실제적인 재료의 특성을 평가하지 못하는 경우가 많기 때문에 신뢰도가 상대적으로 낮으며, 이는 단지 추가적인 연구를 위한 자극제로서의 역할만을 기대할 수 있다.

자가결찰 브라켓이 소개된 이후 수십 년 간 신뢰할 만한 연구 결과가 없는 이유는 새로운 재료를 소개하는 데만 급급하였기 때문이다. 이러한 상황은 화장품 제조사에서, 화장품의 특성들에 대해 근거 있는 연구 결과 없이 제품을 판매하고 광고하는 상황과도 유사하다. 이는 coronary stent나 악정형 보철물과 같이 재료의 사용 근거가 입증되어 시장에서 광범위하게 사용되는 의학 재료와는 대조되는 것이다.

학회 등의 조직에서 과학적인 검토의 필요성을 제시함에 따라 산업계는 다음과 같이 요약될 수 있는 의제를 만들었다 – "장치 작용 원리에 대해 반박할 만한 근거가 없는 경우에는 추가적인 과학적 입증이 요구되지 않는다". 다시 말하면, 모든 과학 영역에서 어떠한 가설을 입증하는 것은 그 가설을 처음 제안한 사람의 몫이며, 그러한 입증에 대한 거부는 가설의 유효성을 입증하지 못하는 것과 같다.

이전의 문헌에서 언급된 자가결찰 브라켓에 대한 설명들은 기존 교정 역학과 두개악안면 생물학의 기본적인 원리와 모순되는 주장일 수도 있다. 이것은 새로운 이론에서 우위를 점하기 위해 새로운 제품의 특징이 과장되는 경우도 있기 때문이다. 예를 들어, 인체의 치주인대에서는 자가결찰이나 전통적인 브라켓의 차이, 손가락 힘과 이쑤시개에 의한 힘의 차이를 구분하지 못한다. 단지 힘의 방향, 크기, 지속시간만을 감지할 것이다. 현재까지 생리학적 분야에서 힘의 크기와 지속시간이 조직의 반응에 미치는 효과에 대해서는 알려진 것이 많지 않다.

앞으로 발생할 수 있는 부작용을 피하기 위해 새로운 재료와 기술 적용에 대한 임상적인 근거가 반드시 필요하며, 자가결찰 브라켓의 기본적인 원리와 생역학, 임상적 관점, 임상적인 리뷰 등의 연구에 대한 요구가 증가하고 있다. 이러한 점들은 임상가들이 자가결찰의 실질적인 장점과 적응증을 판단하는 데 도움이 될 것이다.

이 책을 어떻게 읽을 것인가

이 책은 기본적으로 자가결찰의 개념을 이해하고 문헌상에 나타나 있는 자가결찰 브라켓 사용의 근거들을 요약하고 있다. 각 장에서는 힘과 모멘트의 적용, 능동형 자가결찰 브라켓의 일시적인 힘의 변화, 치주적 고려와 구강내 세균의 변화, 치근흡수, 생역학, 치료 효율과 같은 자가결찰 브라켓의 특성과 기본적이고 임상적인 작용에 대한 의문들에 대한 답을 소개하고 있다.

각 주제들에 대해서 임상가들의 시각에서 내용을 서술하였고, 생역학(역학과 재료 과학에 기반), 임상적 연구(역학과 관련), 치아이동(분자 생물학을 다룸), 구강미생물군의 변화(미생물학적 관점에서 논의), 저명한 학자들의 저술과 같은 배경 지식을 제공함으로써 통찰력을 가질 수 있도록 하였다.

현재 입증된 내용들 외에도 유명한 임상가들의 축적된 경험을 바탕으로 한 임상적 치료의 가이드라인과 제안들을 포함하였다. 때때로 이미 알려진 정보들과 각 장에서 기술되어 있는 사실들이 서로 모순되어 혼란스러울 수 있지만, 각 장에서 언급된 내용들의 임상적 가치를 간과해서는 안 된다. 각 주제에 대한 다양한 관점은 교정 전문의들의 전체적인 시야를 확대시킬 수 있기 때문이다.

이 책을 저술하는 데 있어 3개 대륙의 8개 나라에서 많은 분들이 자가결찰에 대한 기본적이고 임상적인 연구를 수행하였고, 각 주제에 대한 임상적 연구의 일부분은 각 장의 저자들이 노력해 주었다. 본인들의 지식을 독자들과 함께 할 수 있도록 제공해 주신 모든 분들께 감사의 말씀을 전한다.

Theodore Eliades

Nikolaos Pandis

1. http://www.gartner.com/pages/story.php.id.8795.s.8.jsp
2. http://www.fallacyfi les.org/posthocf.html
3. Krimsky S, Rothenberg LS, Stott P, Kyle G. Scientifi cjournals and their authors' financial interests: a pilot study. Sci Eng Ethics 1996; 2: 395–410
4. James A, Horton R. The Lancet's policy on confl icts of interest. Lancet 2004; 363: 2–3

감사의 글

이 책은 TE가 그리스의 Aristotle University of Thessaloniki(AUTh)에서 종신 교수로 재직하고 있을 때 저술한 것입니다. 이 책의 내용은 주로 AUTh의 대학원 수업 때 강의 했던 내용을 기초로 하고 있으며, 일부는 University of Athens와 다른 여타의 유럽 대학에서 강의 했던 내용들입니다. 단기간 혹은 대학원 교과과정으로 TE의 교정 재료 세미나를 하면서 많은 동료들이 협조해 준 점에 대해 진심으로 감사드립니다. 독일 Bonn의 Andreas Jager, Christoph Bourauel, 영국 맨체스터의 Kevin O'Brien, David C. Watts, 네덜란드 Nejmegen의 Anne-Marie, Kuijpers-Jagtman, 스위스 Bern의 Christos Katsaros 교수님이 도움을 주셨습니다. 끝으로 많은 지원을 아끼지 않은 Athanasios E. Athanasiou AUTh 교정과 과장님께도 진심으로 감사드립니다.

또한 이번 과제를 수행하는 데 많은 도움을 준 David Birnie, Peter Miles와 아직 출판되지 않은 연구 결과를 제공해준 Martyn Coburn, Padhraig Fleming, Angus Pringle에게도 감사의 말을 전합니다. 그리고 재료를 소개하는 데 많은 도움을 주셨던 Ohio state의 James Kiourtsis 선생님께도 감사의 말씀을 전합니다.

역자 서문

최근의 교정학은 재료와 술식의 발달로 눈부신 발전을 이루고 있다. 그 중에서도 주된 관심을 받고 있는 것은 다음의 네 가지 패러다임일 것이다.

첫 번째는 교정용 mini-implant인데, 이를 통해 예전에는 어렵거나 불가능하다고 여겼던 치료가 가능하게 되었고, 교정치료의 한계도 점점 줄어들고 있다. 세계 교정학계의 새로운 흐름 중에서 가장 중요하게 여겨지고 있으며, 특히 한국 교정계가 이를 주도하고 있다는 사실은 매우 자랑스러운 일이다.

두 번째는 컴퓨터를 이용한 3차원 영상기법의 사용을 들 수 있다. 특히 두부계측 방사선사진 분석의 전산화, VTO/STO를 통한 치료예측, 전산화 단층촬영(CT), 3차원 의료영상 및 rapid prototyping(RP) 기술 등은 교정진단과 치료계획 수립의 정확도를 높이는 데 도움을 주고 있다. 또한 3차원 가상수술, stereolithography 기법을 사용한 간접부착장치와 수술용 wafer의 제작은 최근 국내기술로 현실화되어 학계의 많은 관심을 받고 있다.

세 번째는 이른바 선수술 개념이다. 교정 환자들은 최대한 짧은 치료기간에 심미적인 결과를 얻기를 원하는데, 교정계에서는 이러한 요구에 부응하기 위해 여러 가지 방법의 노력을 기울여 왔다. 악교정수술을 동반하는 교정치료 영역에서도 이른바 선수술이라는 개념이 소개되면서 환자와 교정의사 모두의 관심이 모이고 있다. 아쉽게도 이에 대한 과학적인 연구 결과 및 객관적인 임상 보고가 거의 없으며, 많은 교정의사들이 아직 회의적인 시각으로 보고 있다. 저자는 선별된 증례에 한해 최소한의 술전 교정을 효율적으로 실시하여 수술을 비교적 초기에 시행하는 것도 가능하다고 생각하며, 이러한 비교적 안정적인 접근법에 대해 MEMO(Maximum Efficiency Minimum Orthodontics) approach라 명명한 바 있다.

마지막 네 번째는 자가결찰 브라켓의 사용이다. 이미 시장에는 다양한 형태의 자가결찰 브라켓이 큰 인기를 누리고 있다. 하지만 자가결찰 브라켓의 장점이나 효용성, 비교연구는 주관적 관점이나 편견이 개입될 가능성이 큰 임상관찰이나 증례보고가 주로 발표되었으며, 신뢰할 만한 연구 결과는 적은 편이다.

본 책자는 자가결찰 브라켓과 관련하여 생역학, 임상연구, 분자생물학 수준에서의 치아이동, 구강 미생물군의 변화와 같은 다양한 배경 지식을 제공하고 있다. 이 책을 통해 전공의, 교정의사 및 일반 개원의들이 자가결찰 브라켓에 대한 최신의 지식과 통찰력을 가지는 데 도움이 되기를 바란다.

백 승 학

목차

목차

개요

Light force 교정학의 발전: 현대 브라켓의 근간이 되는 original pin-a-slot 장치

Jeffrey S. Thompson and William J. Thompson

서론

최근 들어 브라켓 간의 거리가 크고, 약한 힘을 적용하는 것이 역학적으로 유리하다는 개념과 함께, 자가결찰 브라켓의 사용이 늘어나고 있다. 자가결찰 장치는 작은 사이즈의 cap, lock, snap, slide 등이 사용되며, 따로 결찰이 필요 없고 와이어 삽입 시간을 단축시킬 수 있다. 하지만 이를 사용 시, 우리는 생역학적 영향이나 기술적 한계를 고려해야 한다. 자가결찰 장치는 activation 특성을 보상하기 위해 NiTi 와이어나 heat-activated 와이어와 같은 변화된 조성의 와이어를 주로 사용한다. 기존의 edgewise 브라켓 시스템(예: steel ties, elastic ties, wedges, pins, threads, modules)과 비교하여, 재료가 가지는 힘의 변성 문제를 고려해야 할 것이다.

이 밖에도, 고정원을 어떻게 조절할 것인가? 추가적인 구외 장치나 구내 장치, 혹은 가철식 장치를 사용할 것인가? 치료 계획에 추가의 고정원을 포함시킬 것인가? 발치 대 비발치의 경우 공간 관리는 어떻게 할 것인가? Elastics, titanium spring, closing loop, temporary anchorage device(TADs)가 필요한가?와 같은 문제들도 추가적으로 고려하여야 한다. 선택은 술자가 하는 것이며, 그 결정과 경험, 기술에 따라 다양한 결과를 얻을 것이다.

이 장에서는 자가결찰 시스템에 대한 간단한 소개를 통해 생역학적 요구사항과 현재 직면하고 있는 문제점에 대해 살펴보고자 한다. 그리고 rigid force system, 기능적 장치 개념, 구외 장치, light wire force의 기술적, 역학적 변화를 알아보고자 한다.

Pin-a-slot appliance

교정재료의 기계적인 문제와 결찰의 문제는 Angle의 시대부터 존재하던 것이다. 가철성 장치, Crozats, Hawley 장치, 복잡한 형태의 주조된 장치가 초기에 개발되었으며, 이후 많은 개선이 이루어졌다. 치아나 골격 요소들의 수치를 분석하여 이를 바탕으로 새로운 형태의 브라켓과 역학 시스템이 개발되었다.

Light wire force system의 형성은 1950년대에 유행하였는데, 그 때 당시의 브라켓 크기, 브라켓 간 거리가 지금과 유사하다는 것은 흥미로운 일이다. 교정 역학이 접목된 치료가 치료 과정을 개선시킨다고 믿었던 A. Chug Hoon, M.

Fogel, B. Swain, J. Magill 등에 의해 다른 교정의들은 많은 영감을 얻었다. 교정학과 임상 영역에서 약한 와이어의 사용과 약한 힘의 적용에 대한 과학적인 평가가 H. Barrer, R.P. Begg, H. Kesling, R. Rocke에 의해 이루어졌으며, 분절 와이어 역학을 디자인한 C. Burstone과 Mulligan 역학을 사용한 T. Mulligan도 연구에 기여하였다. 또한 C. Tweed, M. Stoner, R. Ricketts, R .Isaacson에 의해 동적이면서 상호 작용하는 force system이 edgewise 영역에 도입되었다.

이러한 변화 속에서 약한 힘을 사용한 치아이동과 정확한 edgewise finishing 개념을 접목하려는 시도로, IV stage technique이 개발되었다. 이 시스템은 Begg technique의 세 치료단계를 포함하는 방법이다. 초기에 원형 와이어와 V-bend를 가지는 gingival slot에 약한 고무줄 힘을 이용하며, 마무리 단계에서는 각도와 torque, edgewise 역학이 부여된 각형 와이어를 사용한다. V intrusion bend가 부여된 작은 원형 와이어(0.014″-0.018″)에 약한 힘(1-3oz)을 적용시킴으로써 빠른 치아이동과 bite opening을 이룰 수 있다(그림 I.2). 부분적 혹은 개별적 치아이동을 위해 보조 와이어나 스프링이 사용되기도 하는데, 이는 추가 고정원의 필요성을 최소화하고 주호선을 조절하지 않고도 치아 각각의 조절이 가능하게 한다. 256 Begg 또는 IV stage 브라켓의 gingival slot 내에서 호선이 한 점에서만 접촉하므로 치아의 이동이 보다 자유롭게 되었다. 이 같이 pin이나 결찰 와이어를 사용하여 보다 자유로운 치아의 이동과 경사이동을 가능하게 했는데, 이는 자가결찰 시스템의 목표와 일치하는 것이다.

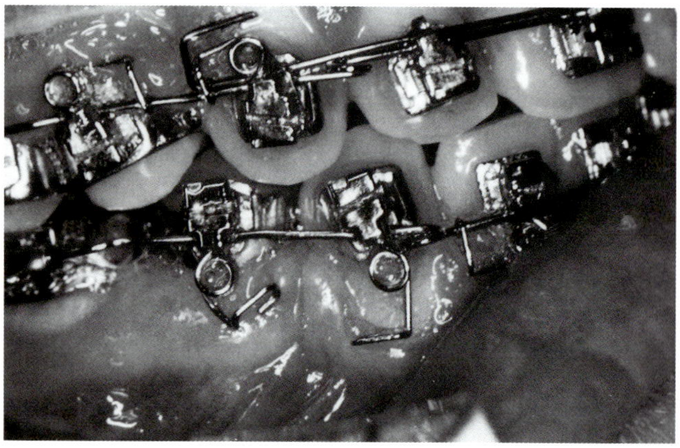

그림 I.1 IV 단계 기술의 세 번째 치료 단계, Begg 역학의 특징을 볼 수 있다.

IV stage 기술은 기존의 Begg 학파에게 인기가 있었지만, Begg 치료역학은 여전히 복잡했기 때문에 two slot IV stage 시스템을 하나로 통합하려는 새로운 시도가 생기게 되었다. 1970년대 후반 CAT(combination anchorage technique)이라 불리는 기술이 Cannon과 Thompson에 의해 개발되었다. 이후 B. Thompson, N. Sakai, J. Fanno, J.

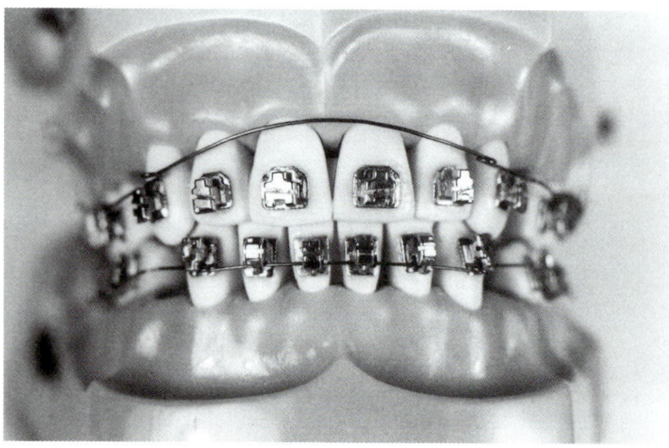

그림 I.2 와이어 삽입 이전에 함입을 위한 와이어의 활성 정도를 typodont에서 관찰할 수 있다.

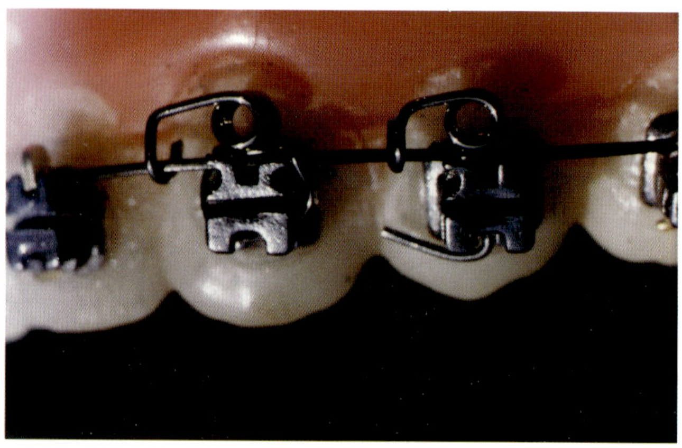

그림 I.3 Begg 역학을 포함하는 IV stage technique, 직립 스프링을 사용하는 모습.

Rossetti, H. Lerner, J. Cannon, J. Thompson, A. Zacs 등에 의해 CAT 기술의 개선이 이루어졌고, 후에 multiple slot/technique으로 발전하였다. 자유로운 경사이동, 강한 힘, 저항 등에 대한 논의가 이루어졌고, 정적, 동적 고정원에 대한 개념이 등장하였다. 치근 표면의 저항, 고정을 활용하기 위한 light force system이 디자인 되면서 서로 다른 치근의 크기와 외형을 가진 치아들의 개별적인 이동을 가능하게 하였다.

브라켓 간의 거리 증가는 역학적으로 유리하며, Tip-Edge 시스템에서는 이러한 장점을 활용하였다. 원형 와이어나 각형 와이어가 edgewise slot에서 sliding 또는 binding되거나 uni-point slot에서 경사이동함으로써 저항 고정(resistance anchorage)이 발생하는데, 이러한 uni-point slot(both gingival and incisal)은 Spectrum 441 브라켓을 사용하는 VAST 시스템이 등장하는 데 중요한 역할을 하였다.

VAST(Variable Anchorage Straight-wire Technique)는 하나 또는 두 개의 와이어가 삽입될 수 있는 4개의 slot을 가지는 single bracket을 사용한다. Slot은 0.018″ 또는 0.022″ edgewise slot, 0.020″ gingival slot, 0.020″ incisal slot, 0.020″ 수직 보조 slot으로 구성된다. 이는 'light wire system' 개념이 확장된 것으로, 현재 사용되는 자가결찰 브라켓 시스템을 모두 포함하며 브라켓 종류에 제한이 없는 형태라고 할 수 있다. Spectrum 441 브라켓은 여러 방법으로 결찰할 수 있어서(그림 I.6), 다양한 힘, 저항, 고정을 조절할 수 있다. VAST 치료법의 사용으로 약한 교정력을 이용한 빠른 교합 거상과 II급 부정교합 치료가 가능하게 되었다.

VAST의 Spectrum bracket은 V-bend와 wing slot 역학을 가지고 있으며, 분절 와이어나 Mulligan 역학과 유사하게 치료 초기 단계에서 약한 와이어용 브라켓으로 쓸 수 있다. 공간폐쇄나 치아 직립 치료 시에는 'tandem arch' 역학을 후기 edgewise 조절과 마무리 단계에서 사용할 수 있다(그림 I.7). 이는 약하고 지속적인 힘을 제공한다는 점에서 자가결찰 시스템과 유사한데, 치근 평행과 치아 직립 시, 치간 공간의 증가 없이 bite opening이 계속 유지된다. 뒤이어 최종 크기의 각형 와이어를 pre-adjusted straight wire slot에 삽입한다.

최근 자가결찰의 장점과 multi-technique의 장점을 포함하는 새로운 시스템들이 개발되고 있다. 기존에 사용하던 시스템에 효율성, 크기, 심미성, 결찰 방법, 저항 특성 등이 개선된 브라켓을 개발하려는 시도가 이루어지고 있다. 이상적인 안모, 기능, 교합을 위한 최적의 치료 역학 시스템이 얻어질 때까지 이러한 노력은 계속될 것이다.

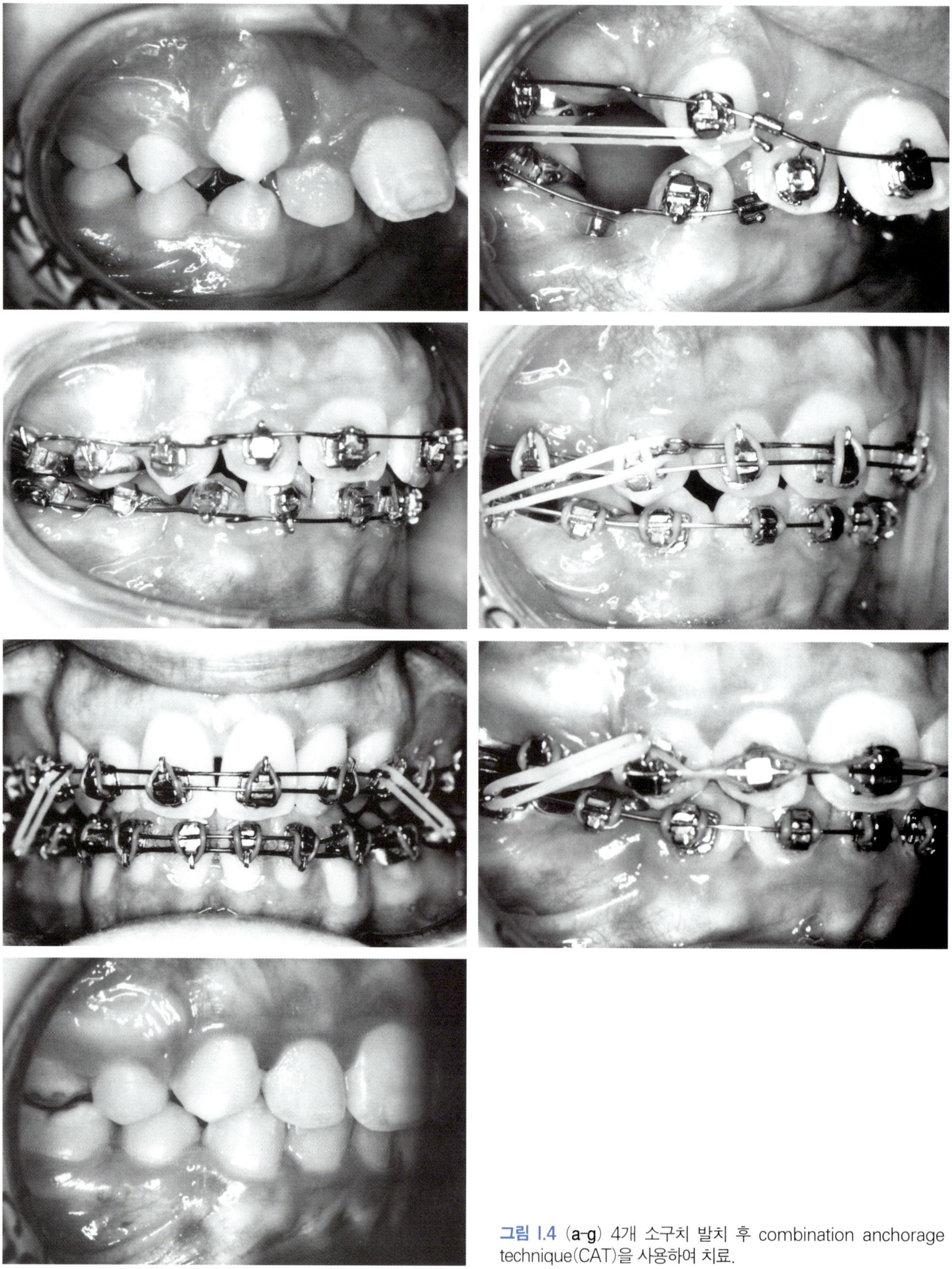

a b c d e f g

그림 I.4 (a–g) 4개 소구치 발치 후 combination anchorage technique(CAT)을 사용하여 치료.

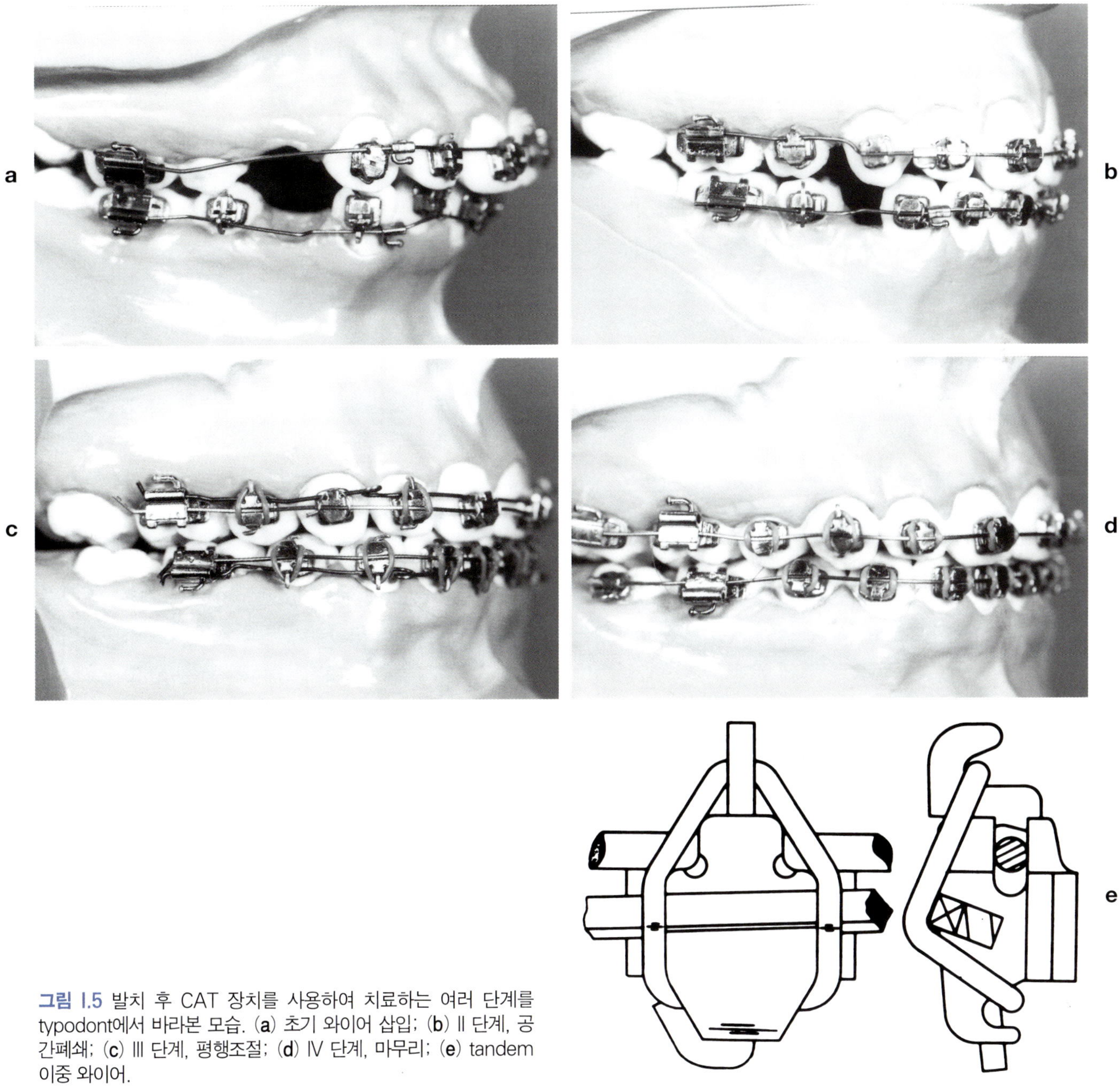

그림 I.5 발치 후 CAT 장치를 사용하여 치료하는 여러 단계를 typodont에서 바라본 모습. (**a**) 초기 와이어 삽입; (**b**) II 단계, 공간폐쇄; (**c**) III 단계, 평행조절; (**d**) IV 단계, 마무리; (**e**) tandem 이중 와이어.

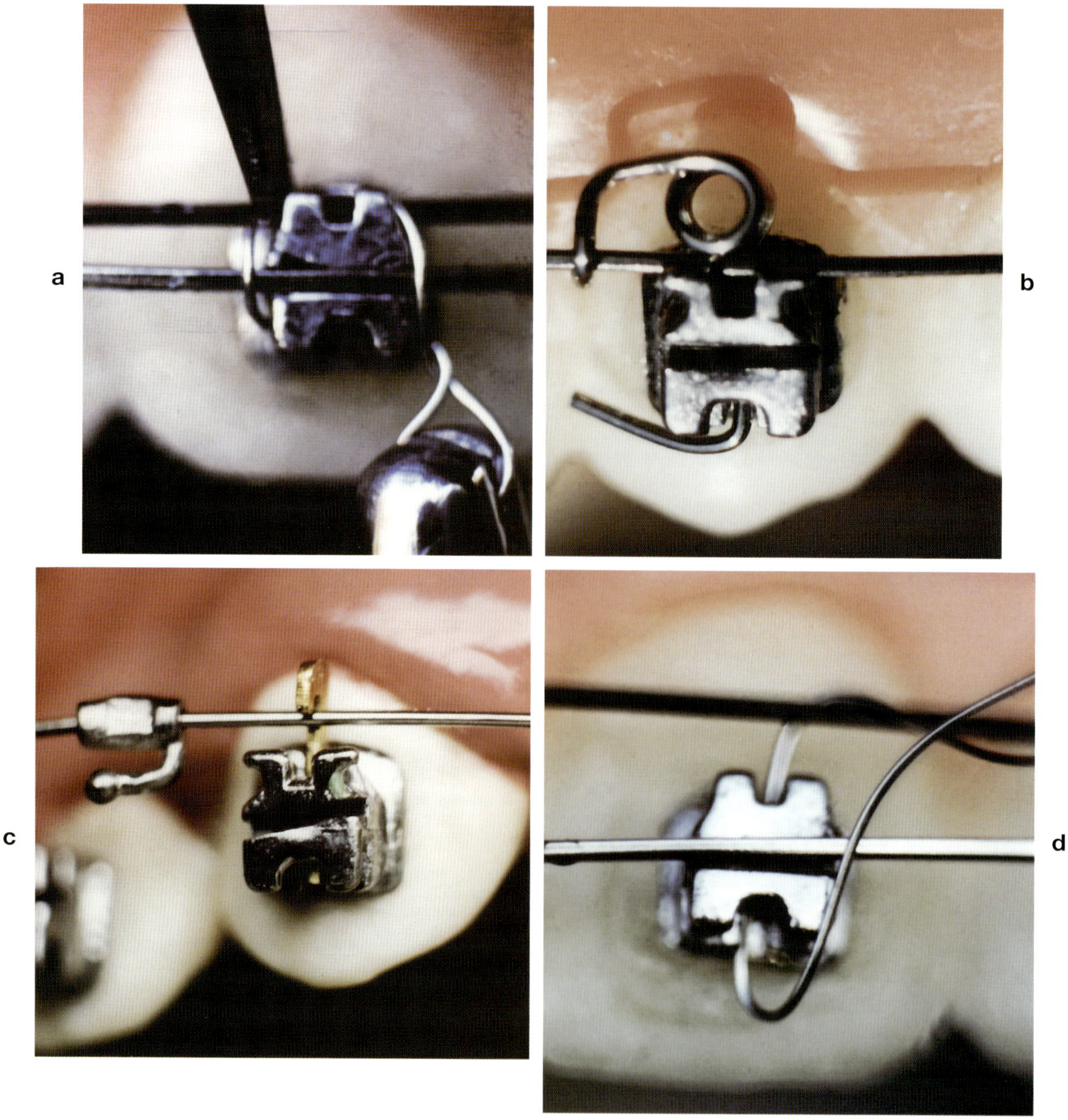

그림 I.6 (a-d) Spectrum 411 장치를 이용하여, 브라켓 슬롯에 와이어를 삽입하기 위한 여러 가지 방법을 보여주는 구강 내 사진.

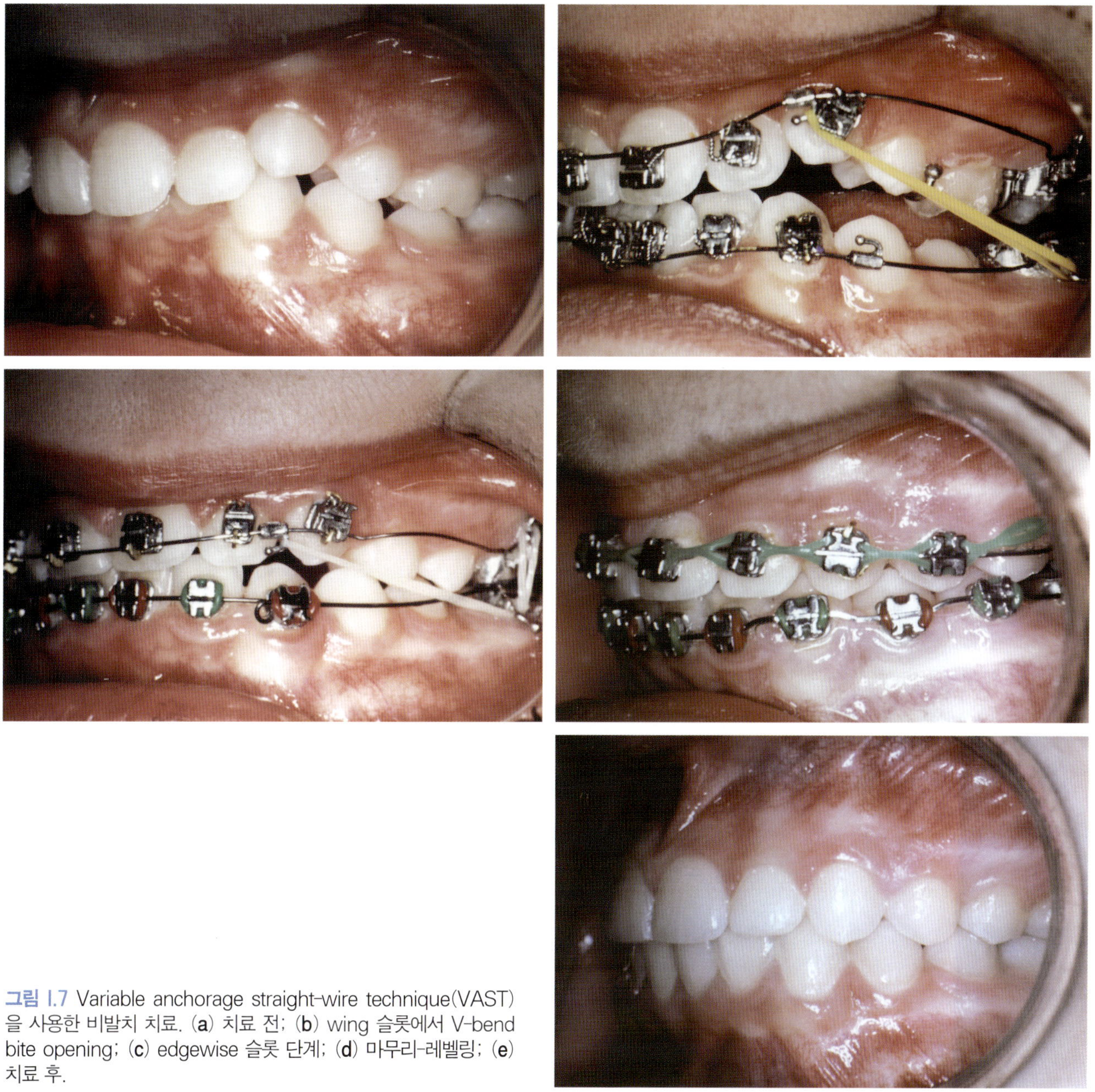

그림 I.7 Variable anchorage straight-wire technique(VAST)을 사용한 비발치 치료. (**a**) 치료 전; (**b**) wing 슬롯에서 V-bend bite opening; (**c**) edgewise 슬롯 단계; (**d**) 마무리-레벨링; (**e**) 치료 후.

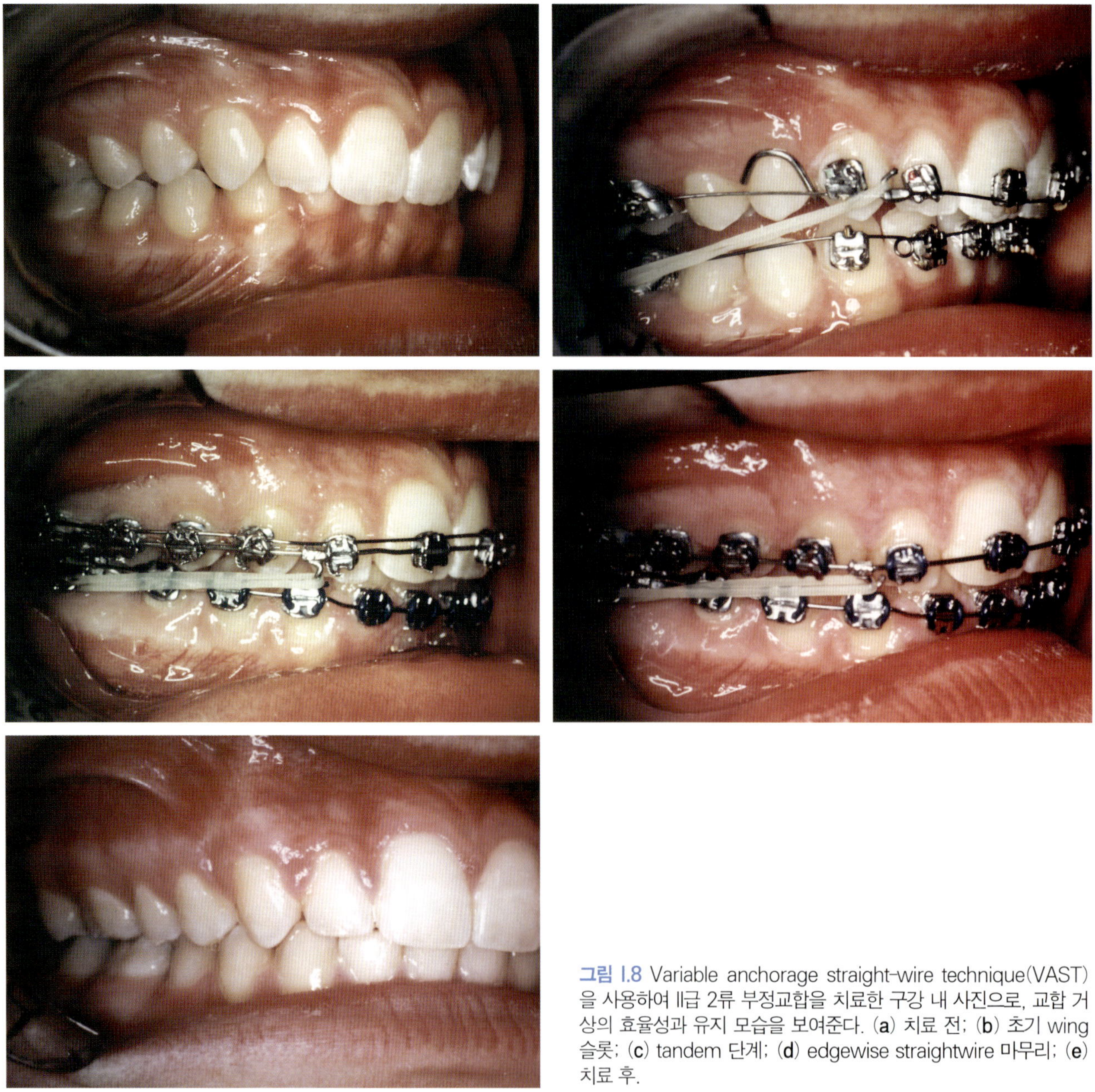

그림 I.8 Variable anchorage straight-wire technique(VAST)을 사용하여 II급 2류 부정교합을 치료한 구강 내 사진으로, 교합 거상의 효율성과 유지 모습을 보여준다. (**a**) 치료 전; (**b**) 초기 wing 슬롯; (**c**) tandem 단계; (**d**) edgewise straightwire 마무리; (**e**) 치료 후.

제 1 장

장치와 결찰법의 역사적인 흐름과 발전

Nigel W. T. Harradine

서론

대부분의 고정식 교정장치는 탄성 한계 내에서 변형되는 와이어에 의해 치아 이동을 가능하게 한다. 와이어에 의한 힘이 치아에 전달되기 위해서는 와이어가 브라켓에 결찰되어 치아에 고정되어야 한다. 이러한 와이어와 브라켓의 연결은 '결찰' 이라는 용어로 표현되며, 초기 브라켓과 와이어의 연결이 주로 결찰의 형태였고, 이러한 상황이 수십 년 간 지속되었기 때문에, 최근까지 브라켓과 와이어 사이의 연결 형태를 모두 결찰이라는 용어로 부르고 있다. '탄성고무 결찰' 과 '자가결찰 브라켓' 이라는 용어는 교정 영역에서 사용되는 것으로, 이번 장에서는 와이어 결찰의 역사와 발전에 대해 알아보고, 이러한 관점에서 자가결찰에 대해 살펴보고자 한다.

초창기의 결찰 형태

초창기에는 수술 시 봉합 용도로 사용되었던 실크를 이용한 결찰이 주로 사용되었다. 이후 SS 결찰이 널리 사용되었는데, SS 결찰은 몇 가지 고유한 특징을 지닌다. 가격이 싸고 견고하면서 변형에 잘 저항하며, 와이어에 느슨하게 혹은 강하게 결찰할 수 있다. 또한 브라켓에서 어느 정도 떨어진 거리에서도 와이어의 결찰이 가능한데, 이러한 특성은 불규칙한 치열에 와이어로 강한 힘을 적용시키고자 할 때나, 큰 사이즈의 와이어가 브라켓에 잘 삽입이 안 되는 경우 유용하게 사용할 수 있다. 나중에 언급하겠지만, 와이어 결찰은 결찰 시 발생하는 마찰력으로 인해 이와 같은 강한 힘을 발휘한다. 이러한 장점들에도 불구하고, 와이어 결찰은 몇 가지 단점이 있는데, 대표적인 것으로 결찰을 묶고 푸는 데 시간이 오래 걸린다는 것이다. 한 연구에서 탄성고무 결찰이 아닌 SS 결찰을 시행하였을때, 평균 11분이 더 소요된다고 하였다.[1] 또 다른 단점으로, 와이어 결찰의 끝부분이 날카로워, 결찰이 변위되는 경우 조직에 상처를 주거나 환자 구강 점막에 외상이 가해질 수 있다.

탄성고무 결찰

탄성고무 결찰은 1960년대 후반부터 사용되기 시작하여 빠른 속도로 대중화되었는데, 결찰용 철사를 이용한 결찰보다는 삽입과 철거 시 시간이 절약되는 장점이 있었다. 그리

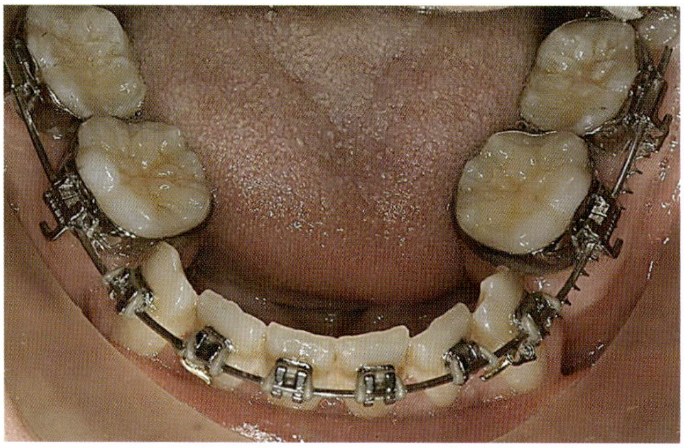

그림 1.1 전통적인 탄성고무 결찰을 사용하여 6개 치아를 결찰했을 때 3개의 치아에서 완전한 와이어의 결찰이 이루어지지 않은 모습.

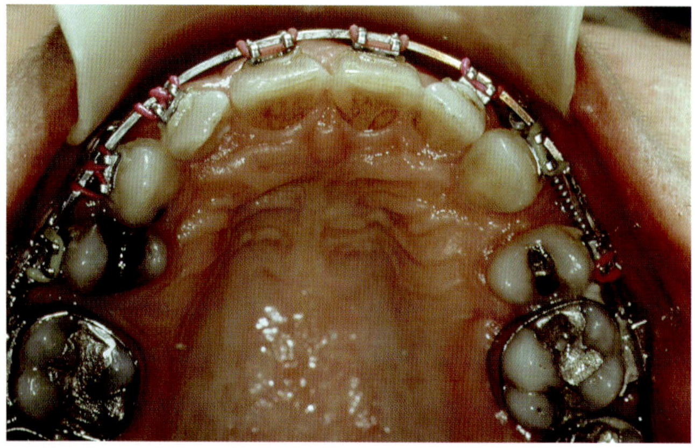

그림 1.2 5개의 치아에 탄성고무 결찰을 했을 때 회전 조절이 이루어지지 않은 모습.

고 결찰법이 간단하고 배우기 쉬워, 경험이 적은 임상가나 진료 보조원들이 이를 선호하였다. 19세기 후반에는 악간 고무줄이 사용되기 시작했는데, 교정 의사인 Calvin S. Case, H.A. Baker 등이 이를 처음 사용하였다. 초창기에는 탄성 고무줄이 자연 고무에서 생산되었으나, 폴리에스터나 폴리이써 우레탄으로부터 합성 고무 생산이 가능해지면서, 이를 이용한 탄성고무 체인이나 결찰 등이 생산되기 시작하였다. 쉬운 사용과 시간이 절약되는 장점으로 인해 탄성고무 결찰이 많이 사용되었지만, 여기에도 분명한 단점이 존재하였다. 우선, 와이어의 완전한 삽입이 불가능하다는 단점이 있었다. 이를 극복하기 위해 '8자 형태'로 탄성고무 결찰이 가능한 twin 브라켓이 등장하였지만, 마찰력의 증가라는 단점이 있었다. Khambay 등[2]은 최근 논문에서 철사와 탄성고무 결찰의 seating force를 정량화했는데, 철사로 견고하게 결찰하였을 때 더 높은 seating force를 보였다. 탄성고무 결찰의 두 번째 단점으로, 구강 내에서 탄성고무의 기계적 특성이 소실될 가능성(force relaxation)이 있다는 점이다. 탄성고무 체인에 관한 문헌 고찰[3]을 통해 이와 관련된 데이터가 수집되었고, 최근 논문들에서는 탄성고무의 기계적 특성이 소실되는 것에 대한 원인과 중요성에 대해 언급하고 있다.[4] In vitro 실험에서, 일반적으로 탄성고무 체인과 결찰은 초기 24시간 이내에 50% 정도의 힘 소실이 있다고 하며,[5] 구강 내에서는 높은 온도, 효소 활성, 폴리우레탄에 의한 지방 흡수 등의 요인들로 인하여 보다 빠르게 힘이 소실될 수 있다. 이러한 점들로 인해 탄성고무 결찰을 사용하는 경우 와이어의 완전한 삽입이 어려우며, 비슷한 원리로 공간폐쇄를 위해 탄성고무 결찰을 사용하였을 때 견치의 완전한 회전 조절이 어렵게 된다(그림 1.1). 그림 1.2에도 이러한 단점으로 인한 회전 조절의 실패가 나타나고 있는데, 이런 문제를 해결하기 위해 '8자 형태'의 결찰을 이용하는 twin 브라켓을 사용하면 도움이 될 수 있으나, 완전한 해결책은 되지 못한다.

임상적으로 중요한 또 다른 요소로서, 탄성고무 결찰재의 물성이 제품별로 차이남을 유의해야 한다. 이에 대해 Lam 등[6]은 서로 다른 제조회사, 그리고 같은 제조사에서 생산된 서로 다른 종류의 탄성고무 결찰재가 작용범위와 인장강도에 있어서 차이를 보인다고 보고하였다.

최근 in vitro 실험에서, 와이어 결찰에 비해 탄성고무 결찰이 브라켓과 와이어 사이의 마찰력을 증가시킨다는 보고가 있었는데, 이러한 임상적 결과는 30년 전부터 제기되었던 문제이다.[7] 최근 Hain 등[8]이 마찰력의 차이에 대해 연구했는데, 결찰의 형태와 마찰력과의 상관관계에 대해서는 아래에서 보다 자세히 논의하고자 한다.

와이어 결찰에 비해 몇 가지 단점을 가지고 있음에도 불구하고, 시간이 절약되고 쉽게 사용할 수 있다는 장점으로 인해 탄성고무 결찰은 지난 40년 간 널리 사용되었다. 이러한 사실을 통해서 볼 때 와이어 결찰의 장점을 가지면서도, 쉽고 빠르게 결찰이 가능한 자가결찰 브라켓을 개발하려는 노력이 지속된 것은 놀라운 일이 아니다.

BEGG PINS

1950년대에 Edward Angle의 제자였던 Raymond Begg는 Angle의 리본 아치 브라켓과 원형 와이어를 이용한 light wire technique을 개발하였다.[9] 이 기술의 핵심은 결찰을 위해 brass pin을 사용한 것인데, 이 pin은 구치부 튜브나 자가결찰 브라켓과 유사하게, 치은쪽 브라켓 slot에 견고한 금속 벽을 형성한다. 초기 배열 단계에서 와이어의 binding이 일어나지 않도록 pin에 숄더를 형성해 주었고, 치료 후기 단계에서 굵은 와이어나 보조 와이어가 수직적으로 보다 정확한 위치에 올 수 있도록 'hook-pin' 형태로 디자인 하였다. 저자는 수련 초기에 Begg와 edgewise 역학을 공부하면서 이러한 pin을 많이 사용하였는데, Begg pin은 탄성고무 결찰의 단점이 없으면서 와이어 결찰에 비해 보다 빠르게 삽입, 제거가 가능하다는 장점이 있었다. 이러한 pin technique은 마찰력과 관련된 문제없이 효율적으로 약한 힘을 적용할 수 있고, 빠른 초기 배열을 가능케 한다는 점에서 주목할 만하였다. 저자는 1970년대에 개발된 자가결찰 Begg bracket을 수차례 사용하였는데, 이 브라켓들은 결찰 과정을 단순화하고 삽입과 철거 속도를 높이기 위해, 와이어 위로 회전하여 삽입하는 pin으로 구성되어 있었다. 하지만 이 브라켓은 곧 1970년에 개발된 straight-wire appliance에 의해 대체되었다. Begg technique의 연장선 상에서 개발된 Tip-Edge appliance는 결찰 시의 마찰력을 줄이기 위해 사용되었던 금속 Begg pin 대신 탄성고무 결찰을 사용하였다.

자가결찰

자가결찰 방식을 사용한다고 장치주변에 미생물이 적게 부착된다는 증거는 없다. 하지만 탄성고무 결찰은 구강위생 관리 측면에서 문제가 있고, 또한 회전 조절이 적절하지 못하고 높은 마찰력을 보인다. 와이어 결찰이 여러 가지 측면에서 장점이 있지만, 상대적으로 결찰 시간이 많이 걸리고 힘의 작용이 일정하지 않으며, 철사 끝이 환자나 술자에게 외상을 가할 수 있다. 자가결찰 방식은 이러한 문제점을 개선하는 데 있어 많은 가능성을 제공했지만, 오랫동안 소수의 임상가들만이 이를 사용해 왔다.

자가결찰 브라켓은 탄성고무이나 와이어 결찰이 필요하지 않고, 브라켓 자체에 와이어를 결찰할 수 있는 개폐식 구조로 이루어져 있다. 대부분의 디자인이 손가락이나 기구를 이용하여 개폐할 수 있는 금속 면을 가지고 있으며, 이러한 형태의 브라켓은 교정학에서 오래 전부터 존재해 왔는데, 1935년에 Stolzenberg[11]에 의해 소개된 Russell Lock edgewise attachment가 그러한 것들이다. 이 장치는 와이어를 유지시키기 위해 순측 grub-screw를 가지는 구조였다. 그 이후 수많은 디자인이 개발되었고 그 중 소수의 제품들만이 상업적으로 성공을 거두었는데, 표 1.1에 1935년 이후에 상업적으로 이용된 브라켓들을 정리하였다. 새로운 디자인의 브라켓이 계속적으로 등장하였는데, 그 중 1980년에 등장한 SPEED 브라켓(Strite Industries Ltd, 298 Shepherd Avenue, Cambridge, Ontario, N3C 1V1 Canada)이 주목할 만 하였다. 1994년에는 Time 브라켓(Adenta GmbH, Gliching, Germany)이 등장하였고, 1996년에는 Damon SL 브라켓('A' Company, San Diego, California), 1998년에는 TwinLock 브라켓('A' Company, San Diego, California)이 소개되었는데, 이 세 종류의 브라켓이 그 당시의 가장 대표적인 디자인이었다. 21세기에 접어들면서 브라켓 개발의 속도가 급속도로 증가하여, 새롭게 16종의 브라켓이 등장하였고, 시장에서의 판매도 크게

표 1.1 자가결찰 브라켓 디자인의 종류.

Self-ligating bracket	Year
Russell Lock	1935
Ormco Edgelok	1972
Forestadent Mobil-Lock	1980
Forestadent Begg	1980
Strite Industries SPEED	1980
'A' Company Activa	1986
Adenta Time	1996
'A' Company Damon SL	1996
Ormco TwinLock	1998
Ormco/'A' Co. Damon2	2000
GAC In-Ovation	2000
Gestenco Oyster	2001
GAC In-Ovation R	2002
Adenta Evolution LT	2002
Forestadent lingual	2002
Ultradent OPAL	2004
Ormco Damon3	2004
3M Unitek Smartclip	2004
Ormco Damon 3 MX	2005
GAC In-Ovation L	2005
Ultradent OPAL metal	2006
Forestadent Quick	2006
Lancer Praxis Glide	2006
GAC In-Ovation C	2006
Clarity SL	2007
American Orthodontics Vision LP	2007

증가하였다.[12] 최근에도 브라켓 기술은 빠른 속도로 발전하고 있으며, 브라켓의 활용과 장점들에 대한 과학적 연구도 지속되고 있다.

자가결찰 브라켓의 주요 장점

지난 20년 간 자가결찰 브라켓의 주요한 장점들에 대한 논의가 있었는데, 다음과 같이 요약할 수 있다: 빠른 와이어 결찰과 제거, 와이어의 완전한 삽입, 진료 보조 인력의 필요성 감소 및 브라켓과 와이어 사이의 마찰력 감소.

빠른 결찰

와이어 결찰을 보다 빠르게 하기 위해 자가결찰 브라켓이 등장하였는데, 여러 연구에서 자가결찰 브라켓은 탄성고무나 와이어 결찰 방식에 비해 진료 시간을 줄여준다는 것이 밝혀졌다. 한 연구[13]에서는 상하악 전치부 12개 치아를 결찰하고 제거하는 데 총 10분 정도가 절약된다고 하였다.

와이어의 확실한 삽입

자가결찰 브라켓은 결찰력이 소실되거나 감소하지 않으면서, 견고하고, 믿을 만 하며, 탄탄한 결찰을 이룰 수 있다는 특징이 있다. 자가결찰 브라켓은 종류에 따라 견고함과 안전성의 차이가 있지만, 치아 위치 조절 능력면에서 우수한 특성을 보인다.

낮은 마찰력

와이어 결찰은 탄성고무 결찰에 비해 낮은 마찰력을 보이지만[1], 여전히 치아를 움직이는 데 필요한 힘보다 크게 작용할 수 있다.[2] In vitro에서 자가결찰 브라켓이 낮은 마찰력을 보인다는 연구 결과가 있었는데, 초창기의 연구는 대부분 브라켓이 와이어에 대해 수동적인 위치에 있을 때를 기준으로 한 것이었다. 이들 연구결과에서 자가결찰 브라켓에서의 마찰력이 상당히 감소하는 것이 관찰되었고, 수동적인 슬라이드를 가진 브라켓에서 마찰력의 감소가 더욱 두드러졌다. 대표적인 논문[14]이 1998년에 발표되었는데, 그림 1.3에 와이어 크기의 증가에 따른 4종류 브라켓의 마찰 저항이 나타나 있다. 수동적인 자가결찰 브라켓(Damon SL)에서는 0.019″/0.025″ 와이어가 들어갈 때까지는 마찰력이 관찰되지 않았고, 능동형 클립을 가지는 자가결찰 브라켓(Adenta Time)은 보다 높은 마찰력을 보였지만, 탄성고무로 결찰 되는 'A' company standard Straight-Wire 브라켓이나 TP Tip-Edge 브라켓보다는 낮은 마찰력을 보였다. 일련의 연구[15]에서 전통적인 브라켓과 결찰 방법을 사용하였을 때 브라켓 당 41-61g의 마찰력을 보였고(호선 크기에 따라 다

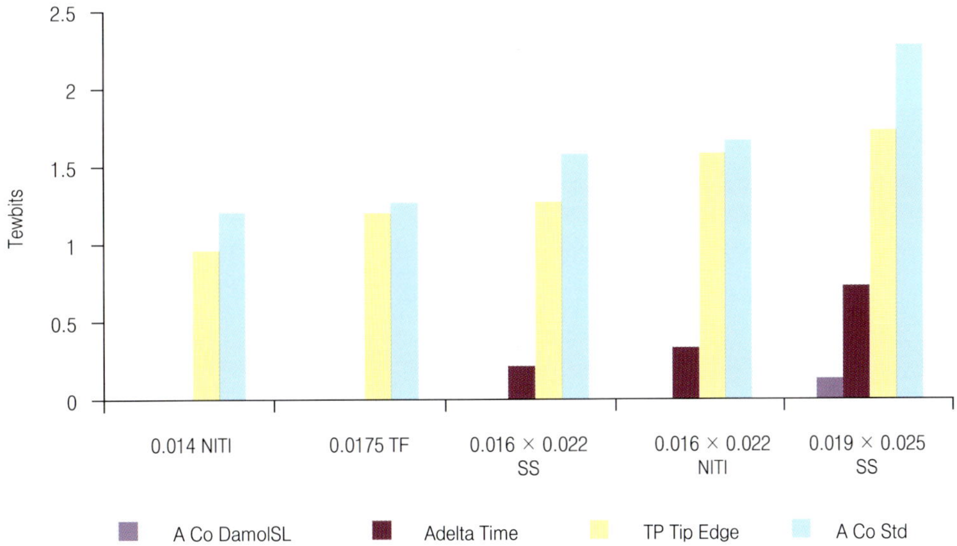

그림 1.3 Thomas 등의 자료(1998).[14] 전통적인 브라켓과 비교했을 때, 자가결찰 브라켓은 낮은 마찰력을 보인다.

표 1.2 0.018/0.025 와이어 사용 시 다양한 브라켓 각도에 따른 활주 저항(RS). 힘은 cN으로 나타나 있다. Thorstenson과 Kusy의 자료(2001).[16]

Angulation (degrees)	Damon SL	Conventional bracket
0	0	34
3.5	0	55
6.0	80	140

표 1.3 0.019/0.025 SS 와이어에서 경사이동 모멘트를 가했을 때 다양한 브라켓의 평균 운동 마찰력. 힘은 cN으로 나타나 있다. Mah 등의 자료(2003).[19]

Bracket	Minitwin	Transcend 600	In-Ovation	Damon2
RS in cN	379	455	238	99

름), Damon 브라켓 사용 시 3.6~15g의 마찰력을 보였다. 하지만 구강 내에서는 와이어의 활성화 정도와 방향이 다양하기 때문에, 와이어를 따르는 활주 이동에 대한 저항이 증가할 수 있다. 따라서 최근의 여러 연구들에서는 와이어의 활성화 정도가 활주 운동 저항에 미치는 영향에 대해 조사하고 있다.

Thorstenson과 Kusy는 2001년에 세 개의 논문을 발표하였는데,[16–18] 다양한 와이어 활성화 정도(각도)에 따른 활주 저항에 대한 연구들이었다. 와이어가 브라켓 슬롯의 모서리에 서로 닿을 정도의 각도로 위치하게 되면, 자가결찰 브라켓(Damon SL)과 전통적인 브라켓 모두 활주 운동의 저항이 증가함이 관찰되었다. 그러나 모든 각도에서 Damon 브라켓이 유의하게 낮은 활주 운동 저항값을 보였다(표 1.2). 임상적으로는 0.018″×0.025″ SS 와이어가 6°로 위치되었을 때, 브라켓에 따라 60g 정도의 마찰력 차이를 보였다. 두 번째 논문[17]은 활성화 각도에 따른 여러 가지 자가결찰 브라켓의 활주저항을 비교한 것인데, 수동적 자가결찰 브라켓이 활주 운동 시보다 낮은 마찰력을 보이고, 이러한 낮은 마찰력은 예상치 못한 치아이동을 야기할 수 있다고 밝혔다. 세 번째 논문[18]은 서로 다른 크기의 와이어에 대해 건조 상태에서 실험한 것인데, 능동형 자가결찰 브라켓에서 큰 사이즈의 와이어 사용 시 클립이 변형되어 마찰력이 증가하는 것을 정량화했고, SEM 관찰을 통해 와이어의 크기와 능동형 클립/수동적 슬라이드의 마찰력에는 명백한 상관관계가 있다는 것을 알아냈다. 표 1.3에는 다른 연구 결과[19]가 소개되어 있는데, 경사이동 모멘트(각도)가 가해져 브라켓에 20°

a 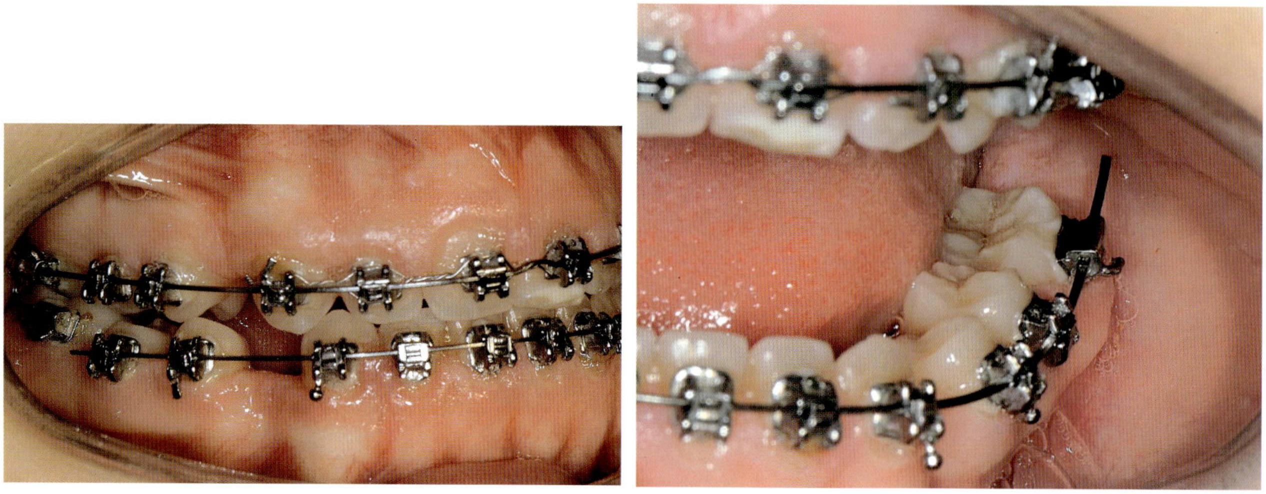 b

그림 1.4 (**a, b**) 0.018″/0.025″ NiTi 와이어가 환자의 왼쪽에서 변위되어 있다(Damon 2 브라켓). 이는 낮은 마찰력을 가지는 자가결찰 브라켓 사용 시, 와이어에 스탑이 없는 경우에 종종 나타나는 현상이다.

까지의 구부러짐이 일어날 때, 4종류의 브라켓에서 나타나는 활주 저항이 운동 마찰력의 형태로 표시되어 있다. 자가결찰 브라켓 모두에서 마찰력의 감소가 관찰되었고, Inovation(능동형 클립)과 Damon 2(수동적 슬라이드)의 차이는 임상적으로나 통계학적으로 의미 있는 수준이었다. 이 연구 결과를 통해 구강 내에서 와이어의 추가적인 활성화가 있더라도 자가결찰 브라켓–특히 수동적 자가결찰–에서 치아이동 시 낮은 저항을 보이는 것이 관찰되었다. 임상적으로 자가결찰 브라켓 사용 시 와이어가 브라켓을 따라 주행하여 후방 점막에 외상을 가할 수 있기 때문에 자가결찰 브라켓 사용 시 와이어에 스탑을 부여할 필요가 있다(그림 1.4).

대부분의 치아이동 시 마찰력 이상의 힘이 가해져야 한다. 마찰력을 고려해야 하는 치아이동의 종류에는 배열, 협설 이동, 회전, 각도의 수정, 활주 운동을 통한 공간 획득 및 공간폐쇄 등이 있다. 결찰 방법의 차이는 와이어와 브라켓 사이에서 마찰력을 증가시키는 요인이 될 수 있는데, 결찰에 의해 증가된 마찰력을 극복하기 위해서는 보다 큰 힘을 적용시켜야 한다. 이는 치아이동을 방해할 수 있는 잠재적인 두 가지 효과를 발생시킨다. 첫째, 적절한 조직학적 반응을 일으키기 위한 힘보다 큰, 과도한 힘의 작용은 바람직하지 못한 결과를 낳게 된다. 둘째, 브라켓과 와이어 사이의 binding force와 인접치 사이에서 접촉각이 증가하게 된다. 이러한 binding force는 브라켓과 와이어 사이에서 필요한 운동을 제한하는 결과를 낳는다. 공간 사이에 놓인 폐쇄 루프를 이용한 공간폐쇄, 잘 배열된 악궁의 확장, 토크(inclination) 변화와 같은 몇몇 운동만이 결찰에 따른 마찰력의 영향을 받지 않는 치아이동이다.

구강위생 관리에 도움이 되는가?

탄성고무 결찰 사용 시 세균의 증식이 증가한다는 몇몇 증거들이 있지만, 이는 아직 확실히 입증된 사실이 아니다.[20] 와이어 결찰을 사용하면, 탄성고무 결찰을 사용할 때보다 치주탐침 시 출혈이 감소된다는 증거[21]들이 있었지만, SEM 관찰[22]에서는 탄성고무 결찰과 와이어 결찰 시 세균의 형태발현 차이가 보이지 않았다. 보다 많은 연구가 진행되고 있지만, 이러한 미생물학적 장점에 대한 증거가 아직 부족한 상황이다.

보다 편안한가?

보다 낮은 힘과 마찰력이 가해졌을 때 환자가 느끼는 불편감이 감소된다고 알려져 있다. 이를 밝히기 위해 최근 두 가지 연구가 시행되었는데, 첫 번째 연구[23]에서는 Damon 3 브라켓 사용 시 환자가 느끼는 불편감은 전통적인 결찰 방식의 Synthesis 브라켓을 사용하였을 때와 차이가 없다고 하였다. 또 다른 연구[24]에서는 SmartClip과 전통적 결찰 방식의 Victory 브라켓의 환자 내원 횟수에는 차이가 없지만, SmartClip 사용 시 와이어를 제거할 때 환자가 느끼는 불편감이 증가하는 것이 관찰되었다. 자가결찰 브라켓의 디자인에 따라 결과가 차이 날 수 있는데, Miles 등[25]은 Damon 2 브라켓 사용 시 초기 불편감은 적지만, 나중에는 불편감이 더 크게 나타난다고 하였고, 전반적으로 볼 때, 자가결찰 브라켓이 보다 적은 불편감을 준다는 것에 대한 근거는 미흡한 실정이다.

이제 언급하게 될 자가결찰 브라켓의 주요 장점들은 공정한 실험적 연구와 입증된 사실들을 바탕으로 한 결과들이며, 브라켓의 형태에 따라 실제로 적용되는 양상은 다를 수 있지만, 모든 자가결찰 브라켓에 적용할 수 있는 원리들이다.

와이어의 완전한 삽입과 낮은 마찰력

다른 여러 브라켓(대표적으로 Begg 브라켓)은 둥근 와이어와 좁은 브라켓의 느슨한 결찰을 통해 낮은 마찰력을 얻을 수 있었지만, 치아의 위치 조절이 어렵다는 문제가 있었다. 몇몇 edgewise 슬롯을 가진 브라켓들은 마찰력을 줄이기 위해, 탄성고무가 와이어에서 어느 정도 떨어지도록 브라켓 내에 턱(shoulder)을 가지고 있도록 설계되었지만, 이러한 형태의 디자인 역시 치아이동의 조절을 보다 어렵게 하는 요소로 작용하였다. Matasa[26]는 Tie-wing 브라켓의 경우 탄성고무 결찰을 사용하여 치아이동 조절 능력은 향상시켰지만, 마찰력이 증가되는 결과를 가져 왔다고 언급하였다. Edgewise-type 슬롯에서 아주 낮은 마찰력을 가지면서도 최대 크기의 와이어가 완전히 삽입되는 것은 오로지 자가결찰 브라켓만이 가능하다(또는 구치부 튜브). 자가결찰 브라켓을 사용하면, 낮고 예측 가능한 힘을 적용시킬 수 있어 와이어를 따르는 치아이동이 용이하고, 탄성고무 결찰이 변형되었을 때 관찰되는 바람직하지 못한 치아의 회전을 방지함으로써 완전한 치아이동의 조절이 가능하다[12].

낮은 마찰력과 완전한 와이어 삽입을 통한 고정원 확보

비글견에서의 실험 결과, 치아이동과 가해진 힘의 정도는 부분적으로만 관련이 있음이 밝혀졌다.[27] 한 임상 연구는,[28] 견치 후방 견인 시 다른 악궁이 고정원 단위로 작용하였을 때 최상의 고정원 유지를 얻을 수 있었다고 하였다. 전통적인 브라켓을 사용한 이 연구 결과는 차등 힘 이론(differential force theory)의 임상적 적용을 뒷받침해 주었지만, 전통적인 결찰 방법을 사용하여 치아를 호선에 따라 견인을 시도하는 경우, 개개의 치아가 회전하려는 경향이 발생하기 때문에 고정원이 잘 유지되지 않고, 추가적인 재배열이 필요하게 된다. 그림 1.5는 Damon SL 브라켓을 사용하여 견치를 후방 견인 했을 때, 고정원 소실이 발견되지 않았음을 보여주는 사진이다. 자가결찰 브라켓을 사용하였을 때 고정원의 보강이 일어난다는 가설은 다음과 같은 세 가지 가능성을 바탕으로 하고 있다: 첫째, 낮은 마찰력에 의해 낮은 힘을 가할 수 있게 되어, 차등 힘 이론에서 제안하는 고정원 유지의 증가 효과가 나타날 수 있다; 둘째, 견치 같은 개개 치아에서 회전 조절 능력의 소실 없이 이동을 가능하게 한다. 마지막으로 빠른 치료는 보다 적은 근심 유동을 의미하고, 따라서 보다 나은 환자의 협조를 얻을 수 있다는 것인데, 현재 자가결찰 브라켓이 보다 치료 속도가 빠르다는 것에 대한 증거가 부족한 상황이므로 이에 대한 내용은 아직 확실하지 않다.

위에 언급한 세 가지 가능성은 모두 타당하면서도 일반적인 고정원 이론의 연장선상에 있는 내용들이지만, 현재로써는 이에 대한 명백하면서도 직접적인 증거는 부족한 실정이다. 이러한 원리는 호선에 따르는 단일 치아의 이동이 빈번한 부분 무치증(hypodontia) 환자에서, 전치부 고정원을 보

a 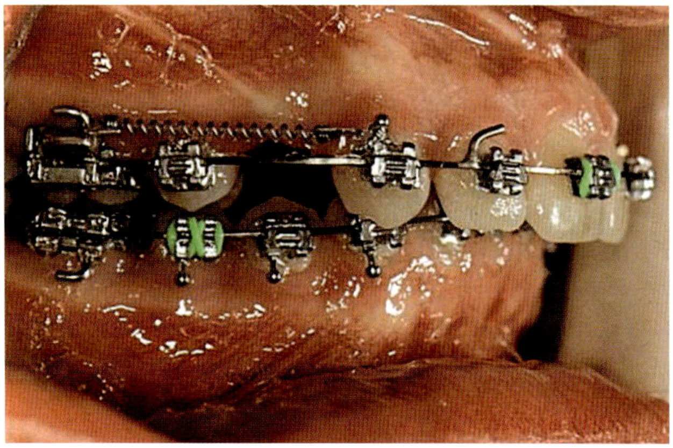 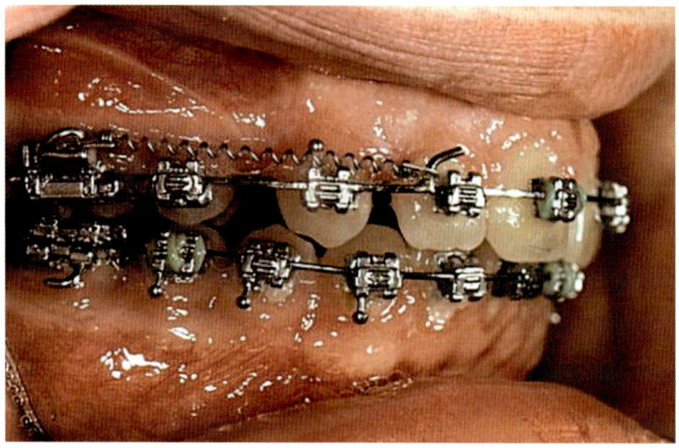 b

그림 1.5 (**a**, **b**) 0.019″/0.025″ SS 와이어에서 Damon SL 자가결찰 브라켓을 사용하여 견치의 후방이동을 하는 모습. 고정원의 소실이나 조절 상실로 인한 견치의 회전이 관찰되지 않는다.

존하고자 할 때도 똑같이 적용할 수 있다.

심하게 불규칙한 치아의 배열

총생이 있는 치아를 배열하고자 할 때는, 와이어를 따라 치아들끼리 서로 미는 힘이 발생해야 한다. 자가결찰 브라켓이 가지고 있는 낮은 마찰력과 와이어의 완전한 삽입이라는 특징은 와이어의 binding을 감소시켜주고, 브라켓을 따라 활주 운동이 가능하게 하여 이러한 운동에 유용하게 사용될 수 있다. 이러한 binding의 해소 효과는 불필요한 치아의 상호 이동을 최소화 해준다는 장점도 있다(그림 1.6). 마찰력과 회전 조절과의 관계에 대한 연구[29]가 이루어졌는데, 마찰력이 큰 경우 잠재적으로 해로운 힘이 매우 큰 것으로 나타났다. 그림 1.7은 한 번의 내원으로 회전 조절이 된 치아이며, 낮은 마찰력으로 인해 빠른 치아배열이 가능하였고, 와이어의 완전한 삽입으로 심하게 변위된 치아이동 조절이 가능하였다. 자가결찰 브라켓과 치아배열 속도와의 관계에 대한 내용은 이번 장의 후반부에서 논의하고자 한다.

자가결찰의 사용을 방해하는 요소들

자가결찰 브라켓의 여러 장점들에도 불구하고 왜 오랫동안 교정학 분야에서 큰 비중을 차지하지 않았는지에 대해 고려해 보는 것은 흥미로운 일이다. 그 이유의 일부는 브라켓으로서의 기능이 불완전하기 때문이다.

이상적인 자가결찰 브라켓은 이전에 언급되었던 주요 장점들을 가지고 있으면서 추가적으로 다음과 같은 특징들을 포함하고 있어야 한다.

- 브라켓 개폐 시 치아에 적은 힘을 가해야 하고, 이는 어떤 와이어나 재료를 사용했을 때에도 똑같이 적용되어야 한다.
- 치아이동의 조절이 가능하도록 저절로 열리지 않아야 한다.
- 치료기간 동안에 변형되거나 부서지지 않아야 한다.
- 클립/슬라이드가 개방된 상태여야 하는데, 이는 클립이나 슬라이드가 브라켓 슬롯이나 와이어의 실제적인 위치를 관찰하는 데 방해가 되지 않도록 한다.
- 여분의 레진이 있더라도 클립/슬라이드의 작용에 방해가 되어서는 안 된다.
- 고무 체인, 하부 결찰, laceback 결찰 등과 같은 보조적인 장치들이 쉽게 부착되고 제거되어야 하며, 이들 장치가 클립/슬라이드의 작용에 방해가 되어서는 안 된다.
- 브라켓에 훅이나 포스트와 같은 보조장치들이 쉽게 부착되고 제거되어야 하며, 자가결찰이 안정성을 가지면서, 브라켓에 탄성고무를 쉽게 적용할 수 있어야 한다.
- 넓은 브라켓 간 간격을 제공하면서 와이어의 완전한 삽입이 이루어질 수 있도록 적당한 정도로 좁은 근원심 폭을 가져야 한다.

a
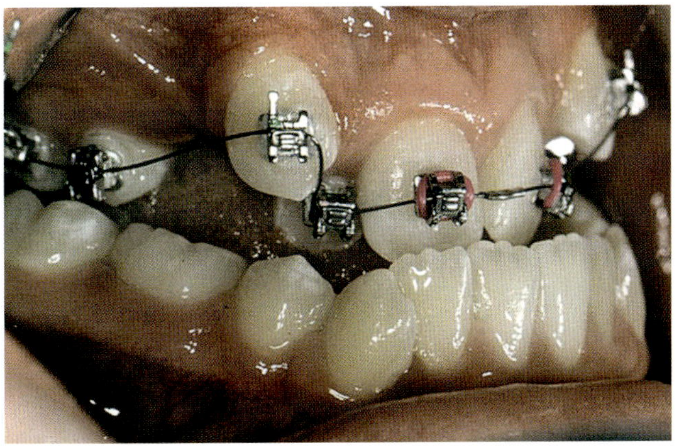
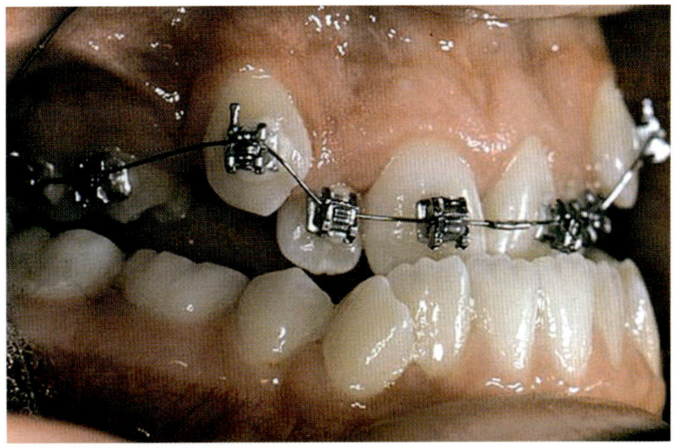
b

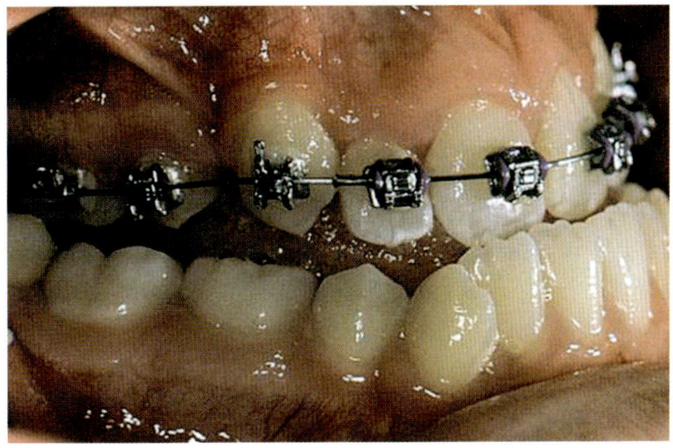
c

그림 1.6 (**a-c**) Damon 2 브라켓과 0.012″ 와이어를 사용하여 2번의 내원으로 배열(주로 수직적)이 이루어지고 있는 모습. 상악 중절치의 불필요한 수직이동이 거의 관찰되지 않는다.

a
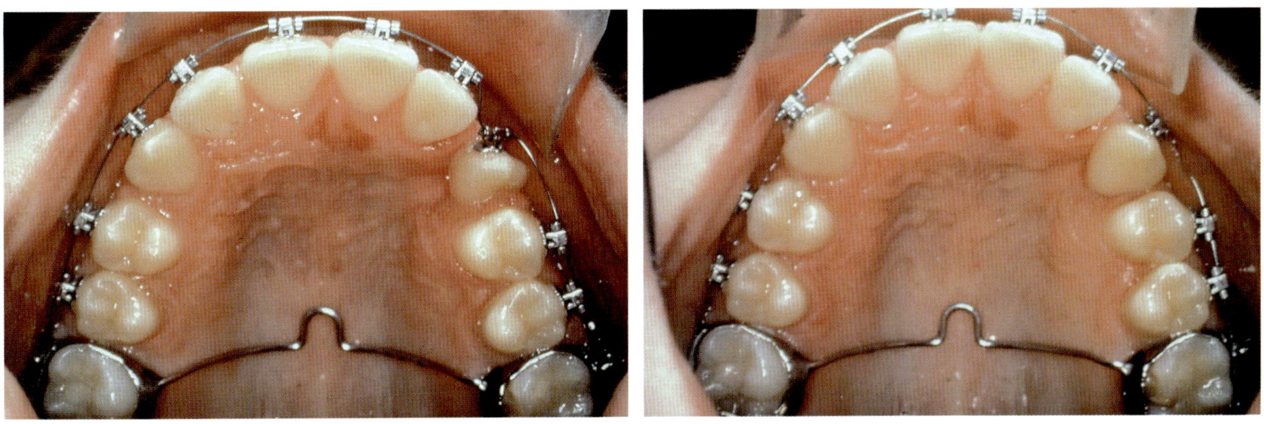
b

그림 1.7 (**a, b**) 0.012″ 와이어와 Activa 자가결찰 브라켓으로 상악 견치의 회전을 수정. 초기 브라켓 binding이 해소되었고, 치아의 회전이 해결됨에 따라 인접 브라켓을 통해 와이어가 지나가고 있다.

- 적절한 결합 강도를 가지면서도 부드러운 형태를 가지고 있어야 한다.

많은 브라켓들이 이러한 요건들을 만족시키지 못하였는데, 몇몇 사례들을 통해 이상적인 브라켓의 생산이 어려운 이유에 대해 설명하고자 한다.

Edgelok brackets[30](Ormco Corporation, 1717W. Collins Ave., Orange, CA 92867)은 처음으로 대량 생산되었던 자가결찰 브라켓으로, 부적절한 회전 조절, 큰 부피, 슬라이드 개폐의 불편함 등의 단점으로 인해 널리 사용되지

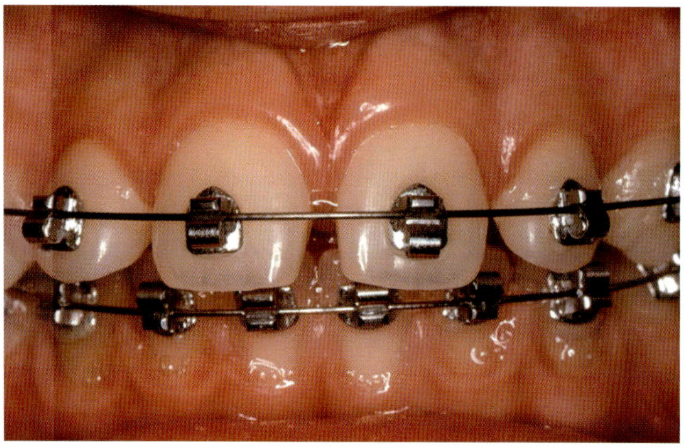

그림 1.8 초창기의 SPEED 브라켓. 스프링의 변형과 와이어 조절의 상실을 방지하는, 스프링 클립을 위한 유지 슬롯이 포함되어 있지 않다. 유지 슬롯은 나중에 포함되었다.

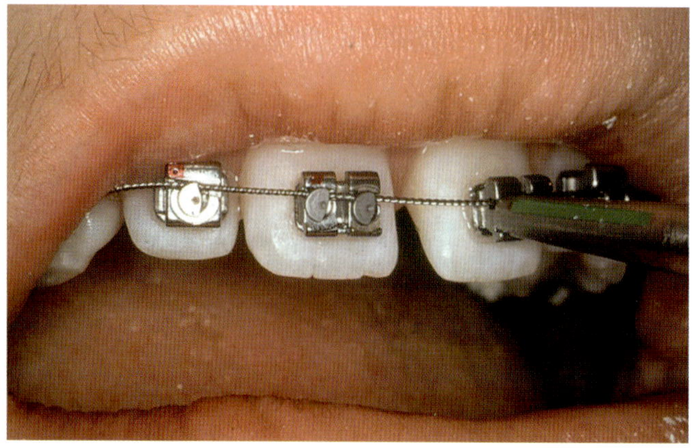

그림 1.9 상악 중절치의 순측 슬롯면을 형성하기 위해, 이중 cam을 가지는 Mobil-lock 브라켓으로, 측절치의 순측면이 불완전한 형태이다. 스크류 드라이버를 협측에서 사용하기 어려웠다.

는 못하였다.

1980년 이후 **SPEED bracket**[31]이 성공적으로 사용되었는데, 이 브라켓은 초기 디자인들의 장점들을 잘 살린 것이 특징이다. 초창기의 브라켓(그림 1.8)은 클립이 변위되거나 변형되는 단점이 있었지만, 이러한 단점들은 브라켓 몸체와 클립 부분의 개선을 통해 성공적으로 극복되었다. 하지만, 결찰 wing이 없는 브라켓이 임상가들에게 익숙하지 않았기 때문에 초기에 SPEED 브라켓은 많은 인기를 얻지 못하였다.

Mobil-Lock brackets(Forestadent Bernhard Foerster GmbH, Westliche 151, 75173 Pforzheim, Germany)은 드라이버로 열리는 회전 cam이 달려 있어 슬롯의 순측면을 덮을 수 있는 형태였다. 와이어는 회전 cam의 회전 정도에 따라 약하게 혹은 강하게 삽입될 수 있었다. 이 브라켓은 그 당시 표준에 의해 잘 설계되었지만, 슬롯의 순측면이 좁다는 큰 단점이 있었기 때문에 회전 조절이 상당히 불량하였고, 이를 극복하기 위해 상악 전치 브라켓에는 브라켓 유효 폭경의 증가를 위한 twin cam을 부착하였다(그림 1.9). 또 다른 문제점으로 직선의 드라이버로는 소구치 브라켓을 개폐하기 위한 접근이 어려웠다는 점이다.

Activa brackets[32]('A' company, San Diego, California)은 슬롯의 순측면에 오목한 내부 공간을 부여할 수 있는 회전 슬라이드로 구성되어 있었다. 이는 작은 직경의 와이어에 대해 유효 슬롯 깊이를 증가시키는 효과를 가져왔다. 슬라이드는 슬롯의 근원심 끝부분에 부착되었고, 이는 브라켓 폭경을 증가시키는 효과가 있어, 다른 브라켓들에 비해 브라켓 간 거리가 좁아지는 문제가 발생하였다(그림 1.10). 또한 슬라이드가 부서지기 쉬었으며, 결찰 wing이 없어 고무 체인 삽입 시 문제가 되었고, 익숙하지 못한 형태의 베이스로 인해 브라켓을 위치시키는 것이 보다 어려웠다. 그리고 결합 강도가 감소하는 문제가 발생하였다. 이러한 단점에도 불구하고, 자가결찰 브라켓을 사용해 여러 환자들을 성공적으로 치료할 수 있었다. 하지만 디자인의 결함으로 인해 소수의 지지자들만 사용한 브라켓이었다.

The Time2 bracket(Adenta GmbH, Gliching, Germany)은 외형상으로 SPEED 브라켓과 유사하였다. 하지만 SPEED 클립과는 달리, Time 클립은 치은쪽 결찰 wing 쪽에 회전축이 있고, 슬롯의 치은 벽 대신 교합면 쪽으로 회전되어 들어가는 형태였다. 초창기 모델은 클립이 변위되는 문제가 있어 클립 디자인을 바꿀 필요가 있었고, 이러한 초기 문제들이 자가결찰 브라켓의 대중적인 인기를 가로막는 요인으로 작용했다.

Damon SL brackets[33,34]('A' company, San Diego, Cal-

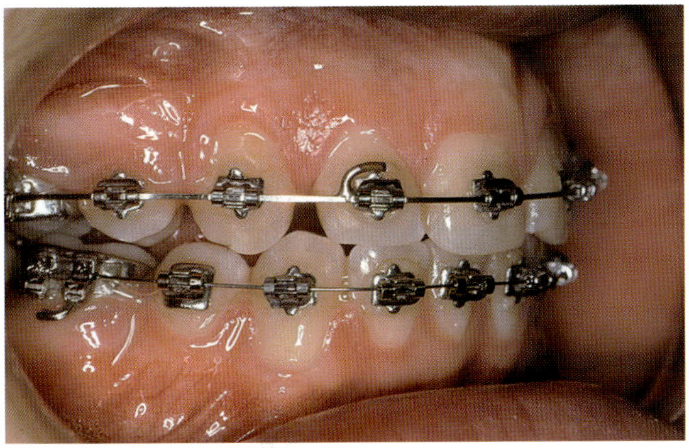

그림 1.10 부적절한 브라켓 폭을 가지는 Activa 브라켓으로, 와이어 뒤에 탄성고무를 위치시키기 위한 결찰 wing이 없고, 치아의 장축을 나타내기 위해 독특한 브라켓 베이스 형태를 가지고 있었는데, 이로 인해 결합 강도가 저하되었다. 소구치에서는 전통적인 브라켓 베이스 형태에 가까웠다.

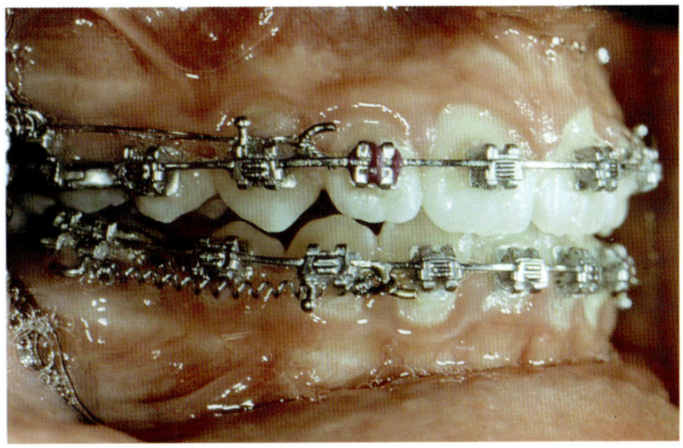

그림 1.11 상악 측절치에서 개폐슬라이드가 소실된 Damon SL 브라켓. 결찰 wing으로 인해 탄성고무 결찰이 가능했지만, 자가결찰의 장점이 사라졌다.

ifornia)이 1990년대에 등장하였는데, 브라켓의 순면을 덮는 슬라이드로 구성되어 있다. 이 브라켓은 보다 진보된 형태의 브라켓이었지만 두 가지 중요한 문제점이 있었다. 슬라이드의 유동으로 인해 저절로 열리는 현상이 발생하였고, 슬라이드의 냉간 가공으로 인해 파손이 잘 생긴다는 것이었다(그림 1.11). Harradine(2001)[39]은 1년 이상 치료한 25개의 케이스를 대상으로 이에 대한 연구를 시행하였다. 그 결과, 파손된 슬라이드는 31개, 저절로 열려버린 슬라이드는 11개였다. 통상의 브라켓 사용 시에는 15개의 브라켓에서 파손, 탄성고무 결찰재가 탈락한 것이 15개였다. 결론적으로 결찰 방법에 따른 브라켓의 취약성 차이는 그리 크지 않았고, 술자가 견고하지 못한 디자인을 가진 브라켓을 사용하거나, 경험이 적은 술자가 사용한 경우에 부정적인 결과가 나타나는 경우가 많았다.

Damon 2 brackets(Ormco Corporation, 1717W. Collins Ave., Orange, CA 92867)은 Damon SL의 단점을 극복하기 위해 소개되었는데, 수직으로 작동하는 슬라이드와 개폐를 조절하기 위한 U-형태의 스프링을 가지고 있다. 기존 제품과의 차이는 결찰 wing 내에 슬라이드를 위치시켰다는 점이다. 보다 정확한 금속 주입 주조 제조법의 등장과 더불어, 저절로 슬라이드가 열려버리거나 혹은 부서지는 현상이 완전히 사라졌고, 이로 인해 자가결찰 브라켓의 사용이 급속도로 증가하였다. 그러나 이 브라켓은 열기가 쉽지 않았고, 슬라이드가 반쯤 열린 상태에서는 와이어의 제거나 삽입을 방해하기도 하였다.

Damon 3 and Damon 3 MX brackets(Ormco Corporation, 1717W. Collins Ave., Orange, CA 92867)은 유지 스프링의 위치와 작용이 달라졌는데, 개폐 방식이 매우 간단하였고, 유사-심미적인 형태였다. 하지만 초창기의 Damon 3 브라켓은 세 가지 중요한 문제가 있었다: 높은 접착 실패율, 금속과 강화 레진 구성요소의 분리(그림 1.12), 레진 결찰 wing의 파손(그림 1.13). 이 세 가지 문제들에 대해 개선이 이루어지긴 했지만, 제조사는 계속적으로 수정, 보완을 시행해야만 했다. 보다 최근에 개발된 Damon D3 MX 브라켓은 기존의 Damon 브라켓에서의 노하우를 바탕으로 제작되었으며, SPEED나 In-Ovation(GAC International INC., 355 Knickerbocker Avenue, Bohemia, NY 11716) 같이 혹을 삽입할 수 있는 슬롯 형태를 가지고 있다.

In-Ovation R은 처음에는 In-Ovation 브라켓으로 불렸는데, 디자인이나 개념이 SPEED 브라켓과 유사하였다. 하지만 결찰 wing이 한 쌍으로 이루어져 있다는 차이가 있었다. 2002년에는 전치부 전용의 보다 작은 브라켓의 생산이

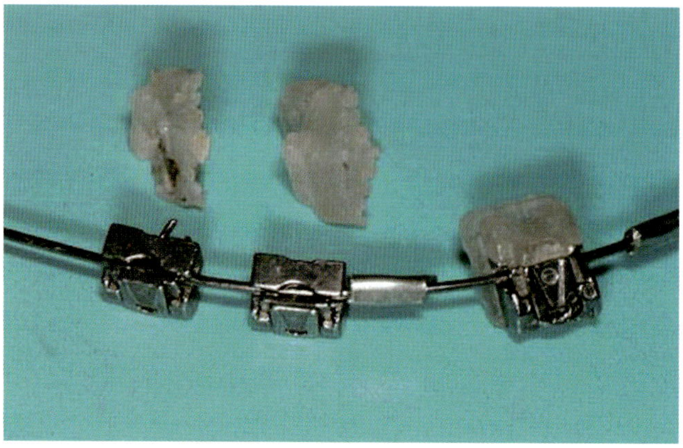

그림 1.12 초창기의 Damon 3 브라켓. 레진과 금속 사이에서의 기계적 유지만이 서로 분리되는 것을 방지하였다.

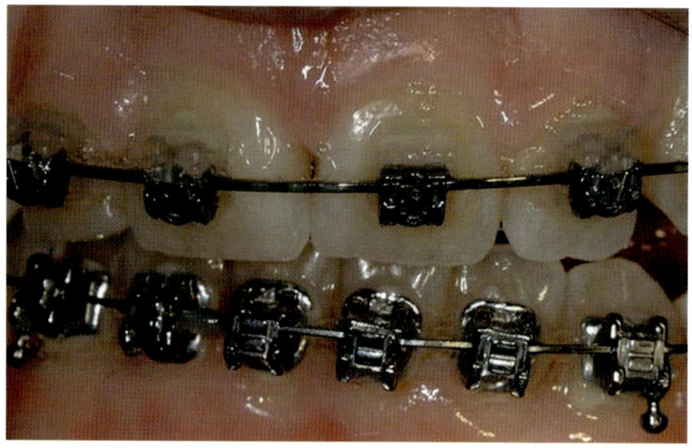

그림 1.13 초창기 Damon 3 브라켓에서 레진 결찰 wing이 소실된 모습. 금속의 추가로 이 문제를 해결하였는데, 유한 요소 분석에서 반복적으로 간접적인 교합력이 작용하는 것을 볼 수 있었다.

기술적으로 가능해졌다. 작은 브라켓 폭을 가지는 In-Ovation R(R은 감소된 브라켓 폭경을 의미한다)은 브라켓 간 간격을 증가시켜주는 효과를 가져왔다. In-Ovation R이라는 이름으로 바뀌기 이전에는 System R이라는 이름으로 불렸는데, 이 브라켓의 디자인은 성공적(그림 1.14)이었으나 몇가지 단점들이 있었다(그림 1.15). 슬롯 뒤에서 수직적으로 움직이는 클립은 열기가 어려웠고, 특히 스프링 클립의 치은측 말단이 잘 안 보이는 하악에서 심했다. 게다가 하악 브라켓 치은쪽에 접착레진의 잉여분이 남아 있을 경우, 클립이 잘 보이지 않게 되고, 더욱 클립을 열기가 어렵게 된다. 또한 laceback, 하부 결찰(under-ties), 탄성고무와 같이 와이어 아래쪽에 위치하는 장치를 사용할 경우, 클립을 위한 공간이 제한되어 개폐에 문제가 있다. SPEED와 System R 그리고 보다 더 최근에 나온 Quick brackets(Forestadent Bernhard Foerster GmbH, Westliche 151, 75173 Pforzheim, Germany)은 클립을 열 때 탐침이나 기구가 들어갈 수 있도록 클립에 순측 구멍이나 홈을 형성함로써 이러한 문제를 해결하였다. 브라켓 개폐 방식의 수정으로 인해 브라켓을 여는데 어려움이 있었던 자가결찰 브라켓 사용자들이 보다 쉽게 장치를 사용할 수 있게 되었다.

SmartClip(3M Unitek 3M Center, St Paul, MN 55144-1000)은 브라켓 슬롯의 양쪽 끝에 있는 2개의 C 형태 스프링 클립이 와이어를 유지한다. 클립이 와이어에 힘을 가하는 것이 아니라, 와이어에 힘을 가하여 클립을 변위시킴으로써 와이어의 삽입과 제거가 가능한 방식이다. 와이어의 삽입과 제거가 용이하다는 장점이 있지만, 작고 유연한 와이어, 혹은 크고 견고한 와이어 사용 시 결찰이 잘 되지 않는다는 문제가 있었다(그림 1.16). SPEED나 System R과 같은 브라켓은 결찰이 풀리는 것을 방지하고, 와이어의 삽입과 제거와는 상관없이 수직적으로 개폐될 수 있는 스프링 클립을 가지고 있다. 때문에 굵은 SS 와이어의 삽입과 제거 시 불편감이 큰 SmartClip에 비해 널리 사용되었다. 최근의 SmartClip은 스프링 클립의 탄성을 감소시킴으로써 이러한 문제를 해결하였다.

제조사들은 이상적인 결찰 시스템을 만들기 위해 많은 시행착오를 거듭해 왔다. 이러한 과정에서 만들어진 불완전한 디자인 형태는 결과적으로 자가결찰 브라켓이 널리 사용되는 것을 늦추게 되었다. 현재의 자가결찰 브라켓 디자인은 이전의 임상적 경험들과 금속 주입 주조, 레이저 가공, CAD/CAM 기술과 같은 제조 기술의 진보를 바탕으로 많은 개선이 이루어졌다.

자가결찰 브라켓 디자인의 불완전성 외에도, 몇 가지 요

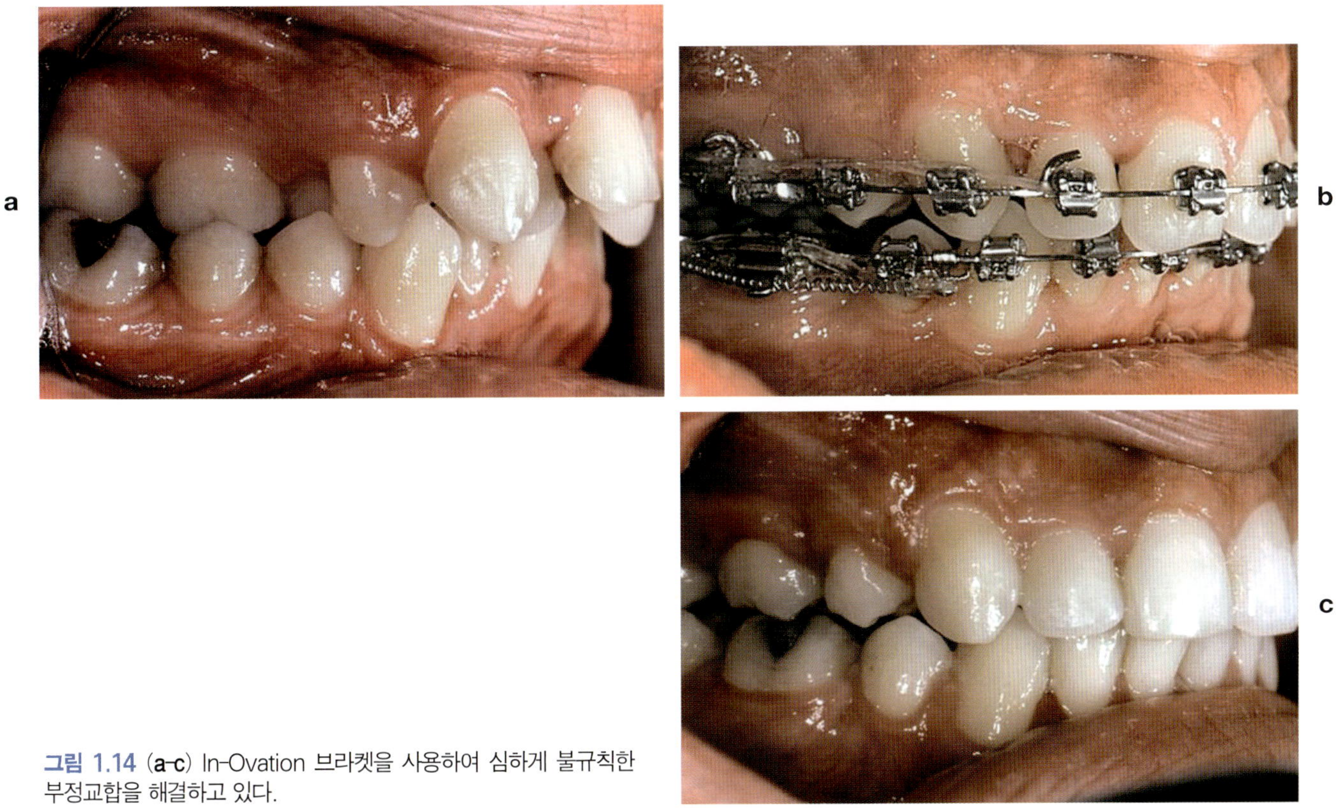

그림 1.14 (a-c) In-Ovation 브라켓을 사용하여 심하게 불규칙한 부정교합을 해결하고 있다.

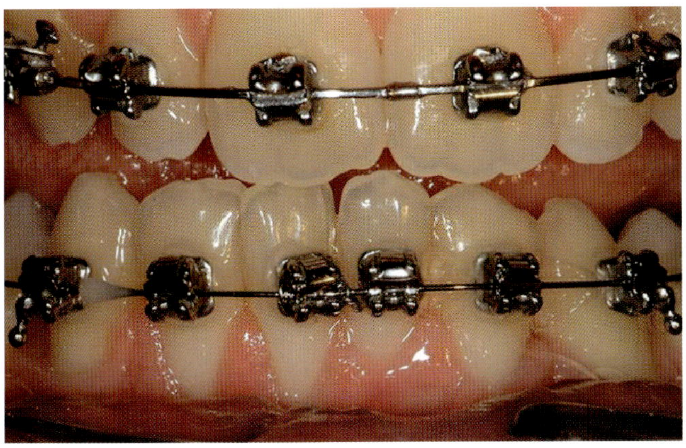

그림 1.15 In-Ovation R 브라켓으로, 작고 유연한 클립으로 인해 와이어를 삽입된 상태로 유지하는 데 실패한 모습이다.

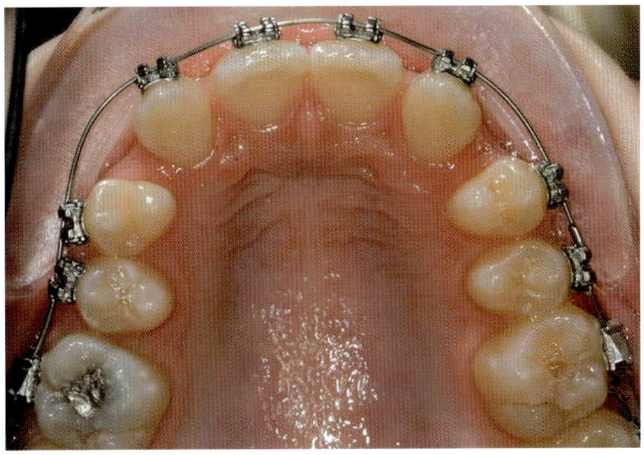

그림 1.16 초창기의 SmartClip 브라켓으로, 0.018 NiTi 와이어를 소구치에 삽입 시 환자가 느끼는 불편감이 상당히 크다. 보다 최근에 개발된 스프링 클립은 견고함이 감소하여 이러한 문제를 해결하였다.

소들이 자가결찰의 개발과 도입에 방해 요소로 작용한다. 임상가들은 본인의 수련과정에서 사용했던 장비나 치료개념을 그대로 유지하려는 경향이 강하며, 새로운 장치의 장점에 대한 의심을 버리기 힘들어 한다.

심미적인 자가결찰 브라켓

보다 심미적인 자가결찰 브라켓을 생산하기 위한 세 가지의 노력이 있었다. 첫째, 설측 자가결찰 브라켓으로, 현재 최소한 세 종류의 설측 자가결찰 브라켓이 사용되고 있다.

Forestadent(Bernhard Foerster GmbH, Westliche 151, 75173 Pforzheim, Germany)는 Philippe 브라켓[35]이라고 불리는 설측 시스템 기술을 보유하고 있는데, 변형 가능한 두 개의 유지 wing을 포함하는 결찰 방식을 사용하였다. 브라켓을 열 때는 전용의 기구를 사용하며, 닫을 때는 Weingart 플라이어를 사용한다. 이러한 방식은 기구가 미끄러지는 경우 법랑질이 손상될 수도 있고, wing이 잘 안 열리는 경우 브라켓의 탈락을 유발할 수도 있기 때문에 사용 시 주의가 필요하였다. Adenta(Adenta GmbH, Gliching, Germany)는 Time 브라켓의 설측 형태인 Evolusion 브라켓을 생산하였고, GAC도 설측 브라켓인 In-Ovation L을 생산하였다. 설측 장치는 결찰이 보다 어려웠지만, 브라켓 간 간격이 좁은 설측 교정의 특징을 고려해 볼 때, 낮은 마찰력과 와이어의 완전한 삽입이라는 자가결찰 브라켓의 장점은 설측 브라켓에서 보다 유리하게 작용할 수 있었다. 쉬운 와이어 삽입이 필요한 설측 교정에 자가결찰 시스템을 적용하기 위해서는 일부 치아에 bite ramp를 부착해야 하고, 더 좁은 브라켓 폭이 요구되기 때문에 이를 위한 개발이 필요할 것이다.

협측 교정에서는 Oyster(Gestenco Inc., PO Box 240, Gothenburg, Sweden), OPAL(Ultradent Inc., 505W, 1200S, South Jordan, UT 84095), Damon 3(partially)와 같은 레진 브라켓이 소개되었고, Clarity SL(3M Unitek), In-Ovation C(GAC)와 같은 금속 클립을 가지는 세라믹 브라켓이 생산되었다. 교정용 브라켓 재료로 레진 중합체를 사용하는 것의 한계에 대해서는 여러 연구가 있어 왔는데, Oyster 브라켓은 견고성이 부족하여, 최근 이를 해결하기 위한 금속 경첩이 추가되었다. OPAL 브라켓은 후반에 소개되었는데, 상대적으로 견고한 브라켓 슬롯과 안정성 있는 클립으로 구성되었다. 결과적으로는 이러한 노력들이 성공적이지 못하였지만, 현재 중합체 재료의 사용을 위한 연구는 지속적으로 진행되고 있다. 몇몇 연구에서 개선된 결과가 얻어지긴 했지만, 견고성이나 제품 수명 등은 여전히 해결해야 하는 문제들이며, 반투명한 순측 클립을 가지는 브라켓은 클립 뒤쪽으로 음식물 잔사가 남을 수 있어 심미적 문제를 유발시킨다는 단점이 있다(그림 1.17).

세라믹 브라켓은 약한 강도에도 불구하고, 교정학 분야에서 오랫동안 사용되어 왔다. Clarity SL, In-Ovation C와 같은 브라켓은 금속 브라켓의 특성을 포함하면서도 심미적이다. In-Ovation C는 로듐으로 코팅된 클립을 사용하였고, 코팅 금속 브라켓 기술을 통해 자가결찰 방식과 심미적 문제를 동시에 만족시키는 것이 가능해졌다.

a

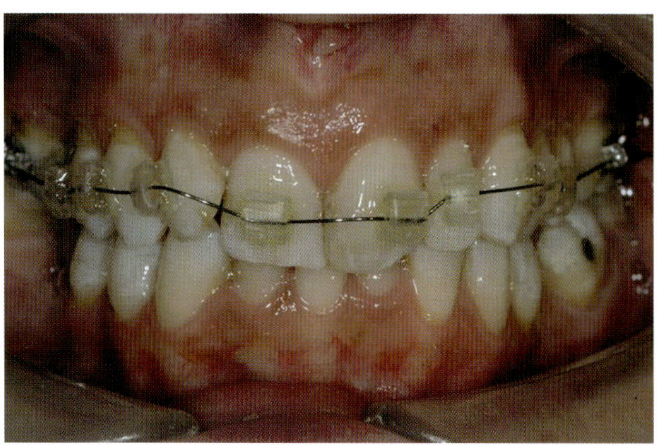

b

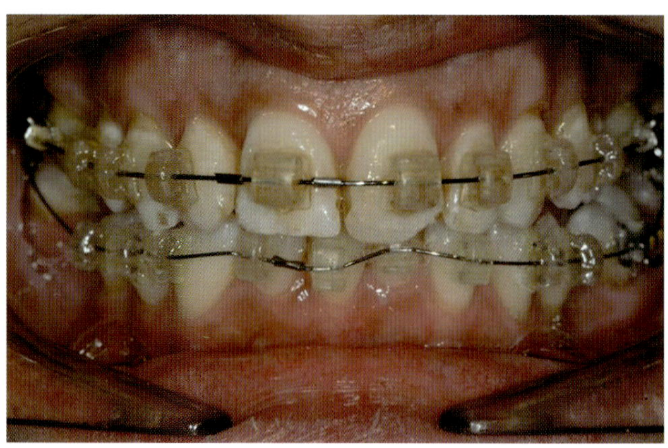

그림 1.17 (**a**) OPAL 브라켓을 부착 후 처음 상악에 와이어를 삽입한 모습, (**b**) 다음 내원 시 하악에 브라켓을 부착한 모습으로, 반투명한 순측 클립 뒤로 음식물 잔사가 존재하여 심미적인 문제를 야기한다.

능동형 클립 또는 수동형 슬라이드

이 내용은 많은 논쟁[26,36]이 이루어지고 있는 부분인데, 많은 제조사와 특정 브라켓을 옹호하는 사람들에 의해 그 중요성이 계속적으로 강조되어 왔다. 현재 사용되고 있는 표 1.1의 브라켓들 중에서 SPEED, In-Ovation R, Quick 브라켓은 와이어에 능동적인 힘을 가하는 순면의 슬라이드 스프링 클립을 가진다. Time2 브라켓 역시 비슷한 클립을 가지고 있지만, 슬라이드 대신 결찰 wing 주위로 회전하여 브라켓이 닫히는 방식이다. 이들 네 가지의 브라켓은 능동형 클립을 포함하고 있는 것들이라고 볼 수 있다. 반대로, Damon 브라켓은 금속 클립의 변형에 의해 힘이 발휘되는 형식이 아니라, 수직적인 개폐가 이루어져, 수동적으로 슬롯의 순면을 형성하는 슬라이드를 가진 형태이다. SmartClip, Praxis Glide(Lancer, 253 Pawnee St, San Marcos, California 92069), Carrière LX brackets(Ortho Organisers, 1822 Aston Avenue, Carlsbad, California 92008-7306), Vision LP(Appendix American Orthodontics, 1714 Cambridge Avenue, Sheboygan, Wisconsin 53081) 역시 수동적 시스템이라고 할 수 있다.

클립이나 와이어에 힘이 저장되는 방식은 순설 운동 범위가 확장되는 효과를 얻을 수 있고, 수동적 슬라이드를 갖는 경우보다 같은 크기의 와이어에 대해 보다 많은 배열을 할 수 있다는 장점이 있다. 0.018″ 이하의 가는 와이어에서, 와이어가 클립의 내면에 닿을 정도로 치아(또는 치아가 회전되어 있는 경우 치아의 일부분이)의 변위가 심하지 않은 경우, 능동형 스프링 클립도 수동적으로 작용하고, 클립의 작용은 제한적이다. 하지만 치아의 변위가 심한 경우, 능동형 클립은 수동형 슬라이드에 비해 더 높은 힘을 발휘하게 된다. 능동형 클립은 슬롯의 깊이를 0.027″(Damon 슬롯의 깊이)에서 0.018″까지 다양하게 선택할 수 있다. 얕은 슬롯은 주어진 와이어에 보다 많은 힘을 가할 수 있고, 작은 직경의 와이어에서 큰 순설측 작용 범위를 제공할 수 있다. 큰 직경의 와이어에서, 능동형 클립은 와이어가 수동적으로 위치해 있어도 지속적으로 순설 방향의 힘을 가하게 된다. 순설 방향의 작용 범위는 이러한 와이어 크기에서는 차이가 크지 않지만, 수동적인 Damon 시스템에서는 배열의 중간 단계에 0.016″×0.025″나 0.014″×0.025″ NiTi 와이어를 사용해야 한다. Thorstenson과 Kusy[18]의 연구에서, 능동형 클립을 사용할 경우 낮은 크기의 와이어에서도 추가적인 토크를 부여하는 것으로 나타났다. 와이어에 의한 힘이 비스듬하게 가해질 경우, 와이어의 모서리와 브라켓 슬롯끼리의 상호작용에 추가적인 기여를 하지는 않았다. 따라서 대부분의 능동형 자가결찰 브라켓은 'torquing rail'로 작용할 수 있도록 슬롯의 위아래 벽을 더 넓힘으로써 이를 개선하고 있다. 능동형 자가결찰 장치를 사용할 경우 지속적으로 가해지는 순설측 힘이 마무리 단계에서의 정확성을 높인다는 주장이 있지만, 이는 확인된 바 없다.

능동형 클립의 장단점

능동형 클립은 초기 배열을 보다 완전히 이룰 수 있다는 임상적 장점이 있다. 하지만 높은 탄성률을 가지는 와이어의 개발로 인해 수동형 슬라이드를 갖는 브라켓에서도 초기에 굵은 와이어의 삽입이 가능해 졌고, 능동형 클립을 사용했을 때와 같은 횟수의 내원으로도 원하는 크기의 와이어를 사용할 수 있게 되었다. 스프링 클립의 견고함(stiffness)에 대한, 최근의 연구[37]에서는 In-Ovation R과 SPEED 브라켓에 대해 조사하였다. In-Ovation R 브라켓의 경우 치료 과정에서 스프링 클립의 견고함이 절반으로 감소하였고, 이러한 변화는 생역학적인 문제를 유발하였다. 클립이 부서지거나 변형되기 쉬우며, 저절로 열려버리는 등에 대한 문제는 추가적인 연구가 이루어져야 할 것이다.

자가결찰 브라켓의 추가적 장점

더욱 효과적인 치료

자가결찰 브라켓은 치아이동에 대한 마찰이 적고 와이어가 확실히 결찰된다. 때문에 치료가 더욱 빠르게 진행될 것이라는 예측이 가능하다. 몇몇 연구[13,38]에서 진료시간의 감소와 치료기간 및 방문횟수를 기준으로 자가결찰 브라켓의 효율성을 평가하였다. 환자도 진료시간이 줄어들고 내원횟수가 감소된다면 이를 반길 것이다. 현재 시장에 출시된 자가결찰 브라켓은 대부분의 전통적인 브라켓보다 훨씬 비싸다. 그러나 자가결찰 브라켓 사용 시 시간이 절약되므로, 시간이 상당히 값비싼 자원이라는 것을 고려하여 재평가해야 한다. 여기서 제기되는 질문은 자가결찰 브라켓을 사용했을 때 정말 치료기간이 짧아지는가이다.

Harradine[39]이 시행한 자가결찰 장치의 치료 효율성에 관한 연구는 다음과 같이 밝히고 있다: 와이어를 교환하는 데 절약되는 평균적인 시간은 한 악궁 당 24초이다; 치료기간은(active treatment time) 23.5개월에서 19.4개월로 평균 4개월 감소하였다; 치료 중 방문횟수는 평균 16회에서 12회로 4회 감소하였다; 대응되는 증례에 대한 동등성 평가(peer assessment rating, PAR)에서도 평균적으로 같은 감소를 보였다. 이 증례들은 1990년도에 각기 대응되는 전통적인 브라켓을 이용한 증례와 발치나 치료목표에서 차이가 없었다.

Eberting 등[40]은 Damon SL과 전통적인 브라켓을 비교하였을 때 평균적으로 7개월의(30개월에서 25개월) 치료기간 감소와 7회의(28회에서 21회) 방문 횟수 감소가 있었다고 하였다. Damon SL 브라켓 사용 시, 3개의 센터 중 2개에서 미국 교정 학회(American Board of Orthodontics) 치열 불규칙 점수(irregularity score)의 개선이 통계학적으로 유의한 수준으로 나타났다. 이러한 2가지 연구결과는 수동형(passive) 자가결찰 브라켓 사용 시 치료 효율이 상당히 개선된다는 주장을 뒷받침한다. 최신의 브라켓은 클립(clip), 슬라이드(slide)나 브라켓이 더욱 견고하고, 여닫기가 용이하고, 슬롯(slot) 크기가 치료에 더욱 효과적이다. 또한 최근에는 적절한 와이어의 선택이나 방문기간(appointment interval)에 관한 더 많은 지식을 바탕으로 치료를 진행하기 때문에, 최신의 자가결찰 브라켓을 통한 치료는 더욱 향상된 치료 효율성을 보일 것으로 예상된다.

그러나 모든 연구에서 치료 효율성의 향상이 보고된 것은 아니다. 5개의 무작위적 연구에서 자가결찰 브라켓(Damon과 Smartclip)을 사용한 경우와 전통적인 브라켓을 사용한 경우의 치아배열을 비교, 평가하였다.[25,41-44] Pandis 등[42]은 총생이 경미한 경우에, Damon 2를 사용하는 것이 전통적인 브라켓을 사용한 경우보다 총생을 더욱 빠르게 해소한다고 하였다. 하지만 앞서 언급한 5개의 연구 모두에서 자가결찰 브라켓 사용 시 치아배열이 더욱 빨라진다는 것을 입증하는 것에는 실패하였다. Miles[45]의 연구에서도 자가결찰 브라켓을 이용한 en masse 공간폐쇄가 더 빠르지 않다고 하였다. 따라서 자가결찰 브라켓이 언제나 더 나은 치료효율을 보이는 것은 아니고, 치료기간이나 와이어 순서(wire sequence), 발치 유형, 증례 종류 등의 요인이 중요한 영향을 미치는 것으로 보인다. 다양한 종류의 브라켓에 대한 연구가 진행 중이며 치료 완료된 증례에 관한 연구는 아직 출간되지 않았다.

자가결찰 브라켓 이용 시 치아이동의 질적인 차이

자가결찰 시스템을 연구할 때 질적인 차이에 관한 가설들도 살펴봐야 한다. 이러한 가설들은 특히 자가결찰 브라켓–특히 수동형인(passive) 자가결찰 브라켓을 이용한 치아이동 시에 약한 힘이 가해지며 이러한 약한 힘은 연조직의 힘과 상호작용할 수 있다고 제안한다. 앞서 말한 약한 힘은 다음과 같은 결과를 가능하게 한다: 더욱 심미적인 넓은 악궁, 치주적으로 더욱 유리한 넓은 악궁, 더욱 안정적인 넓은 악궁, 총생 양에 비해 덜 순측 경사된 절치, 발치 필요성의 감소, 소위 '립범퍼(lip bumper)' 효과를 통한 더 용이한 Ⅱ급 부정교합의 수정.

이러한 생각은 보고된 증례들을 기반으로 하며, 많은 논란과 후속연구를 야기했다. 그러나 어떤 연구도 발표될 정도로 진행되지는 않았다.

자가결찰 브라켓은 긴 역사를 가지고 있으며, 최근에는

다양한 종류의 브라켓이 출시되고 있다. 자가결찰 브라켓이 교정용 브라켓의 일종으로 소개된 지 오랜 시간이 지나, 이제는 자가결찰 브라켓의 디자인, 브라켓에 대한 이해, 인기에 대해 논하는 시대가 왔다. 다양한 종류의 자가결찰 브라켓 개발의 원동력은 '보다 빠른 결찰에 대한 열망'에서 '낮은 마찰력과 완전한 결찰을 함께 달성할 수 있는 방법의 모색'으로 변화해 왔다. 자가결찰 브라켓이 치료기간의 단축과 질적으로 다른 치료결과를 가능하게 한다는 주장은 의미가 있지만, 아직은 이를 지지할 연구결과가 충분치 못하다. 자가결찰 브라켓을 잘 활용하기 위해서는 아직도 많은 연구가 필요하다. 그러나 자가결찰 브라켓이 가까운 미래에 교정치료에서 주도적인 역할을 하게 될 것은 확실하다.

참고문헌

1. Shivapuja PK, Berger J. A comparative study of conventional ligation and self-ligation bracket systems. Am J Orthod Dentofac Orthop 1994; 106: 472–480
2. Khambay B, Millett D, McHugh S. Evaluation of methods of archwire ligation on frictional resistance. Eur J Orthod 2004; 26: 327–332
3. Baty DL, Storie DJ, von Fraunhofer JA. Synthetic elastomeric chains: a literature review. Am J Orthod Dentofac Orthop 1994; 105: 536–542
4. Eliades T, Bourauel C. Intraoral aging of orthodontic materials: the picture we miss and its clinical relevance Am J Orthod Dentofac Orthop 2005; 127: 403–412
5. Taloumis LJ, Smith TM, Hondrum SO, Lorton L. Force decay and deformation of orthodontic elastomeric ligatures. Am J Orthod Dentofac Orthop 1997; 111: 1–11
6. Lam TV, Freer TJ, Brocklehurst PJ, Podlich HM. Strength decay of elastomeric ligatures. J Orthod 2002; 29: 37–42
7. Thurow RC. Letter: Elastic ligatures, binding forces, and anchorage taxation. Am J Orthod. 1975; 67: 694
8. Hain M, Dhopatkar A, Rock P. The effect of ligation method on friction in sliding mechanics. Am J Orthod Dentofac Orthop 2003; 123: 416–422
9. Begg PR. Orthodontic Theory and Technique, 3rd ed. Philadelphia: W.B. Saunders Co, 1977
10. Andrews LA. The straight-wire appliance: ex - plained and compared. J Clin Orthod 1976; 10: 174–195
11. Stolzenberg J. The Russell attachment and its improved advantages. Int J Orthod Dent Child 1935; 21: 837–840
12. Harradine NWT . Self-ligating brackets: where are we now? J Orthod 2003; 30: 262–273
13. Maijer R, Smith DC. Time saving with self-ligating brackets. J Clin Orthod 1990; 24: 29–31
14. Thomas S, Birnie DJ, Sherriff M. A comparative in vitro study of the frictional characteristics of two types of self ligating brackets and two types of preadjusted edgewise brackets tied with elastomeric ligatures. Eur J Orthod 1998; 20: 589–596
15. Kapur R, Sinha PK, Nanda RS. Frictional resistance of the Damon SL bracket. J Clin Orthod 1998; 32: 485–489
16. Thorstenson BS, Kusy RP. Resistance to sliding of self-ligating brackets versus conventional stainless steel twin brackets with second-order angulation in the dry and wet (saliva) states. Am J Orthod Dentofac Orthop 2001; 120: 361–370
17. Thorstenson BS, Kusy RP. Comparison of resistance to sliding between different self-ligating brackets with second-order angulation in the dry and saliva states. Am J Orthod Dentofac Orthop 2002; 121: 472–782
18. Thorstenson BS, Kusy RP. Effect of archwire size and material on the resistance to sliding of self-ligating brackets with second-order angulation in the dry state. Am J Orthod Dentofac Orthop 2002; 122: 295–305
19. Mah E, Bagby M, Ngan P, Durkee M. Investigation of frictional resistance on orthodontic brackets when subjected to variable moments. Am J Orthod Dentofac Orthop 2003;123: (abstract) A1
20. Forsberg C, Brattström V, Malmberg E, Nord CE. Ligature wires and elastomeric rings: two methods of ligation, and their association with microbial colonization of Streptococcus mutans and lactobacilli. Eur J Orthod 1991; 13: 416–420
21. Türkkahraman H, Sayin MO, Bozkurt FY, Yetkin Z, Kaya S, Onal S. Archwire ligation techniques, microbial colonization, and periodontal status in orthodontically treated patients. Angle Orthod 2005; 75: 231–236
22. Sukontapatipark W, El-Agroudi MA, Selliseth NJ, Thunold K, Selvig KA. Bacterial colonisation associ ated with fi xed orthodontic appliances. A scanning electron microscopy study. Eur J Orthod 2001; 23: 475–484
23. Scott P, Sherriff M, Dibiase AT, Cobourne MT. Perception of discomfort during initial orthodontic tooth alignment using a self-ligating or conventional bracket system: a randomized clinical trial. Eur J Orthod (in press)
24. Fleming PS, DiBiase AT, Sarri G, Lee RT. Pain Experience during initial alignment with a self-ligating and a conventional fi xed orthodontic appliance system: a randomized controlled clinical trial. Angle Orthod (in press)
25. Miles PG, Weyant RJ, Rustveld L. A clinical trial of Damon2 versus conventional twin brackets during initial alignment. Angle Orthod 2006; 76: 480–485
26. Matasa CG. Self-engaging brackets: passive vs active. The Orthodontic Materials Insider 1996; 9: 5–11
27. Pilon JGM, Kuijpers-Jagtman AM, Maltha JC. Magnitude of orthodontic forces and rate of bodily tooth movement. An experimental study. Am J Orthod Dentofac Orthop; 1996; 110: 16–23
28. Rajcich M, Sadowsky C Effi cacy of intra-arch mechanics using differential moments for achieving anchorage control in extraction cases. J Orthod Dentofac Orthop 1997; 112: 441–448
29. Koenig HA, Burstone CJ. Force systems from an ideal arch – large defl ection considerations. Angle Orthod 1989; 59: 11–16
30. Wildman AJ. Round table – the Edgelok bracket. J Clin Orthod 1972; 6: 613–623
31. Hanson GH. The SPEED system: a report on the develop-

ment of a new edgewise appliance. Am J Orthod 1980; 78: 243–265
32. Harradine NWT, Birnie DJ. The clinical use of Activa self-ligating brackets. Am J Orthod Dentofac Orthop 1996; 109: 319–328
33. Damon DH. The rationale, evolution and clinical application of the self-ligating bracket. Clin Orthod Res 1998; 1: 52–61
34. Damon DH. The Damon low friction bracket: a biologically compatible straight-wire system. J Clin Orthod 1998; 32: 670–680
35. Macchi A, Tagliabue A, Levrini L, Trezzi G. Philippe self-ligating lingual brackets. J Clin Orthod 2002; 36: 42–45
36. Rinchuse DJ, Miles PG. Self-ligating brackets: present and future. Am J Orthod Dentofac Orthop 2007; 132: 216–222
37. Pandis N, Bourauel C, Eliades T. Changes in the stiffness of the ligating mechanism in retrieved active self-ligating brackets. Am J Orthod Dentofac Orthop 2007; 132: 834–837
38. Turnbull NR, Birnie DJ. Treatment effi ciency of conventional versus self-ligating brackets: the effects of archwire size and material. Am J Orthod Dentofac Orthop 2006 131: 395–399
39. Harradine N. Self-ligating brackets and treatment effi ciency. J Clin Orthod Res 2001; 4: 220–227
40. Eberting JJ, Straja SR, Tuncay OC. Treatment time, outcome and patient satisfaction comparisons of Damon and conventional brackets. Clin Orthod Res 2001; 4: 228–234
41. Miles PG. Smartclip versus conventional twin brackets for initial alignment: is there a difference? Aust Orthod J 2005; 21; 123–127
42. Pandis N, Polychronopoulou A, Eliades T. Self-ligation vs conventional brackets in the treatment of mandibular crowding: a prospective clinical trial of treatment duration and dental effects. Am J Orthod Dentofac Orthop 2007; 132: 208–215
43. Scott P, DiBiase AT, Sherriff M, Cobourne M. Alignment effi ciency of Damon3 self-ligating and conventional orthodontic bracket systems: a randomized clinical trial. Am J Orthod Dentofac Orthop (in press)
44. Fleming P, DiBiase AT, Sarri G, Lee RT. A comparison of the effi ciency of mandibular arch alignment with two preadjusted edgewise appliances. Am J Orthod Dentofac Orthop (in press)
45. Miles PG. Self-ligating versus conventional twin brackets during en-masse space closure with sliding mechanics. Am J Orthod Dentofac Orthop 2007; 132: 223–225

제 1 부

자가결찰의 재료학과 생역학

제 2 장

교정 역학에서 브라켓 재료 물성의 중요성

Theodore Eliades, Spiros Zinelis and William A. Brantley

서론

와이어의 힘을 치아로 전달하기 위한 교정장치는 수많은 변화를 거치며 진화되어 왔다. 지속적이고 약한 힘을 적용할 수 있는 낮은 모듈러스(low modulus) 와이어의 도입으로 인해 교정학의 주된 관심사가 와이어로부터 브라켓으로 바뀌고 있다. 브라켓은 기능적(윙, 슬롯 wing, slot) 부분과 비기능적(베이스-윙 접합부 base-wing joint) 부분으로 나뉘는데, '기능적' 인 부분은 와이어가 슬롯에 삽입되는 것과 치아에 가해지는 힘, 치료기간 동안 브라켓의 탈락에 영향을 미친다. 한편, 비기능적 부분인 메쉬(mesh)나 베이스-윙 접합부는 치료에 적극적으로 이용되지는 않지만, 브라켓의 접착강도와 구조적 견고성 면에서 중요하다.

브라켓 재료의 성질은 전통적 브라켓과 자가결찰 브라켓 모두에서 구강 내에서 장치의 성능을 조절하는 수단이 된다. 자가결찰 브라켓이 움직이는 부분(슬롯의 네 번째 벽)을 가지고 있기는 하지만, 나머지 벽(치은쪽, 절단쪽, 장축방향)은 전통적인 브라켓과 기본적으로 같다. 그러므로 활성화된(activated) 와이어를 삽입했을 때 브라켓의 반응을 예측하는 데 있어 재료적 측면이 중요 변수가 된다. 다양한 물성이 임상에 어떤 영향을 미치는지가 표 2.1에 제시되어 있다.

이러한 주제에 대해 대부분의 교과서는 활주역학에서 발생하는 마찰력을 재현한 실험결과를 이용하고 있다. 그러나 Eliades 등은 *Orthodontic Materials*[1]에서 이러한 접근법이 과학적 모순을 가지고 있으며 임상과의 관련성이 결여되어 있다고 비판하였다. 그러나 브라켓 구성요소의 성질이 임상에 미치는 영향에 대한 자료는 부족하고, 존재하는 제한된 자료도 여러 논문에 흩어져 있는 실정이다.

이 장(chapter)의 주요 목적은 베이스, 메쉬, 윙, 슬롯과 같은 브라켓 구성요소 각각의 역할에 대해 기술하고, 제조과정과 물성을 장치의 임상적인 성능과 관련하여 검토하는 것(이는 '응용임상금속학' (applied clinical metallurgy)이라고 일컬을 수도 있다)이다. 비금속 브라켓의 기본적인 성질에 대해서는 그간 발간된 많은 책에서 다루어졌으며, 비금속 브라켓은 수십 년 간 재료나 디자인 면에서 큰 변화가 없었다. 따라서 플라스틱이나 콤포지트, 세라믹과 같은 비금속 브라켓에 대해서는 언급하지 않을 것이다.

표 2.1 브라켓 구성요소의 이상적인 성질 및 이러한 성질이 치료과정에 미치는 영향

브라켓 구성요소	성질	치료역학/성능에 대한 영향
베이스(base)	낮은 탄성계수(E)	베이스의 소성 변형으로 장치제거가 용이(peel-off effect)
	잘 디자인된 메쉬	충분히 맞물려서(interlocking) 결합강도의 증가 및 생체 내에서(*in vivo*) 브라켓 탈락률의 감소
윙(wing)	높은 탄성계수	와이어 삽입 시에 변형에 저항(특히 토크에 대해)
베이스-윙 접합부	충분한 강도, 적은 부식	합착부에서 이온 방출이 일어날 수 있다. 금속사출성형 장치는 다공성을 보이며, 한 가지 합금으로 만들어지기 때문에 장치제거가 어렵거나 와이어 장착 시 소성 변형을 일으킬 수 있다. 레이저 등을 이용한 납착은 구성요소의 표면만 결합시킬 수 있기는 하지만 현재로서는 가장 좋은 제작법이다.
슬롯(slot)	높은 강도, 탄성계수	적용된 힘에 대해 거시적으로(E), 미시적으로(경도) 구조적 견고성을 나타냄.
	낮은 거칠기	와이어가 슬롯에 완전히 장착, 슬롯과 와이어의 접촉이 적기 때문에 강한 힘이 가해지는 것을 막아준다.
	크기, 처방(prescription), 형태의 정확성	과도한 플레이(play)없이 와이어가 브라켓에 완전히 장착되어 브라켓에 내재된 정보대로 협-설, 근-원심 경사력이 전달됨.
메쉬(mesh)	메쉬의 정도	미세기계적 결합(접착제의 interlocking)
전체(overall)	작은 두께	심미성, 불편감 최소화

브라켓 베이스

브라켓 베이스는 금속사출성형(metal injection molded)으로 일체로 제작할 수도 있고, 레이저 납착이나 합착을 이용해서 윙과 결합시킬 수도 있다. 임상에서 베이스의 중요한 성질은 2가지가 있다; 메쉬(mesh)와 강성(stiffness; 탄성계수[modulus of elasticity]).

메쉬

메쉬(mesh) 디자인은 접착제가 메쉬의 홈으로 스며들어 브라켓과 접착제 간 접착력을 증가시키는 데 중요한 역할을 한다. 최대의 결합강도를 위한 최적의 메쉬 크기는 이미 연구된 바 있다[2]. 너무 촘촘하거나 성긴 메쉬는 접착제가 충분히 침투될 수 없으므로 바람직하지 않다. 대부분의 브라켓은 베이스의 유효 표면적을 증가시켜 기계적 결합강도를 높이기 위한 포일(foil) 메쉬 패드(pad)로 구성된다. 유효 표면적을 증가시키기 위해 다양한 메쉬 형태가 소개되었으며(그림 2.1), Gwinnett의 1970년 연구[3] 등에서 결합강도 증가를 위한 최적의 브라켓 크기가 제시된 바 있다.

다른 형태의 메쉬 또는 '유사 메쉬(pseudomesh)' 디자인으로 플라즈마 분사(plasma sprayed) 베이스와 레이저로 홈을 만든 레이저 부식(laser etching) 베이스가 있다. 레이저 부식은 금속을 용융, 기화시켜 베이스에 구멍모양의 유지구조를 만든다. 이러한 처리는 결합강도를 증가시키는데, 레이저 처리한 SS 브라켓은 포일 메쉬 브라켓보다 2배 강한 결합강도를 보이는 것으로 알려져 있다.[4]

강성

베이스의 강성(stiffness)은 브라켓의 제거(debonding)와 관련 있는 성질이다(그림 2.2). 바람직한 껍질 벗기기 효과

a b c d e f

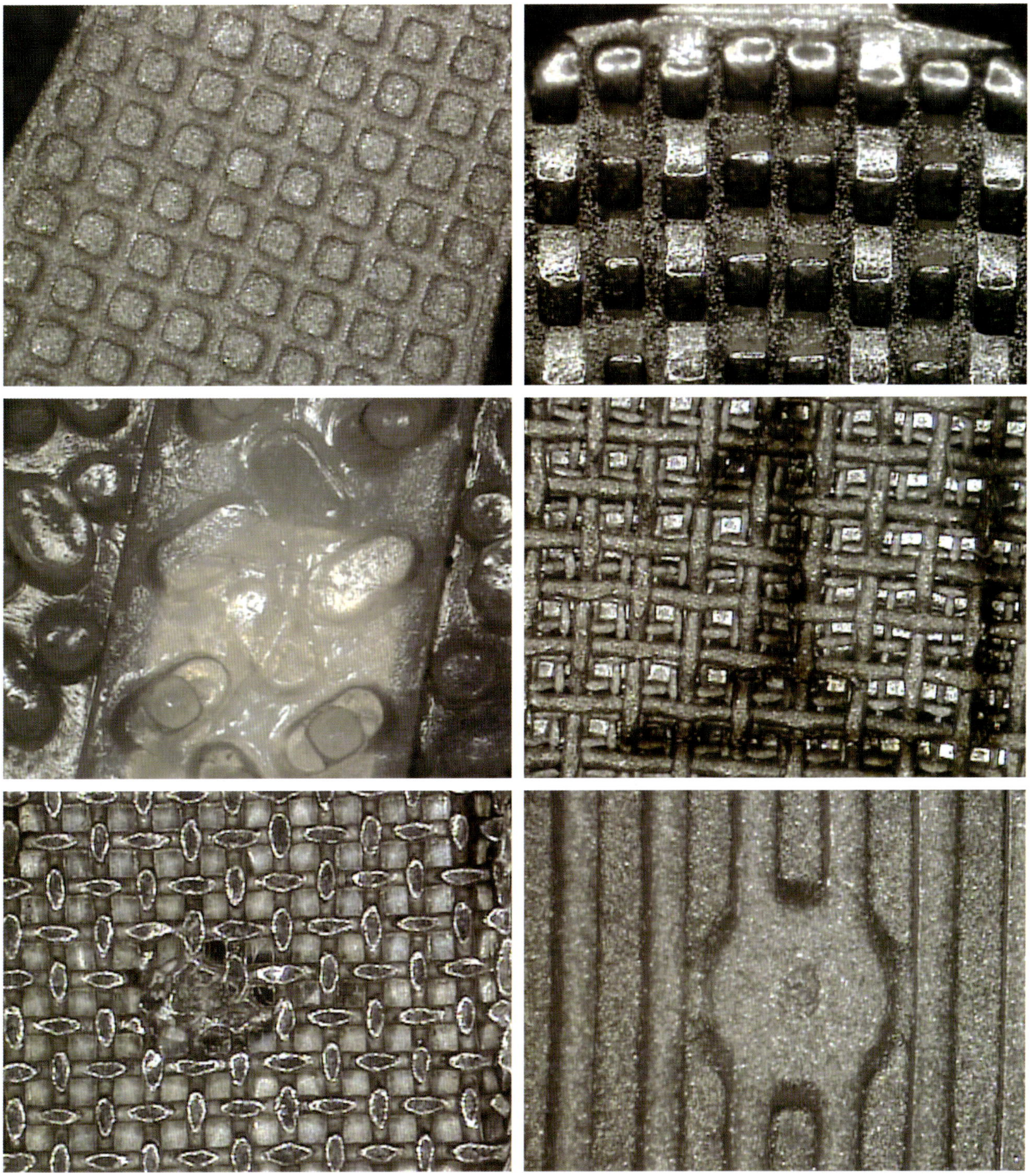

그림 2.1 (a–h) 자가결찰 브라켓에 사용하는 다양한 베이스 메쉬(mesh) 디자인의 반사 현미경 상(reflected light microscopic image). *(계속)*

g

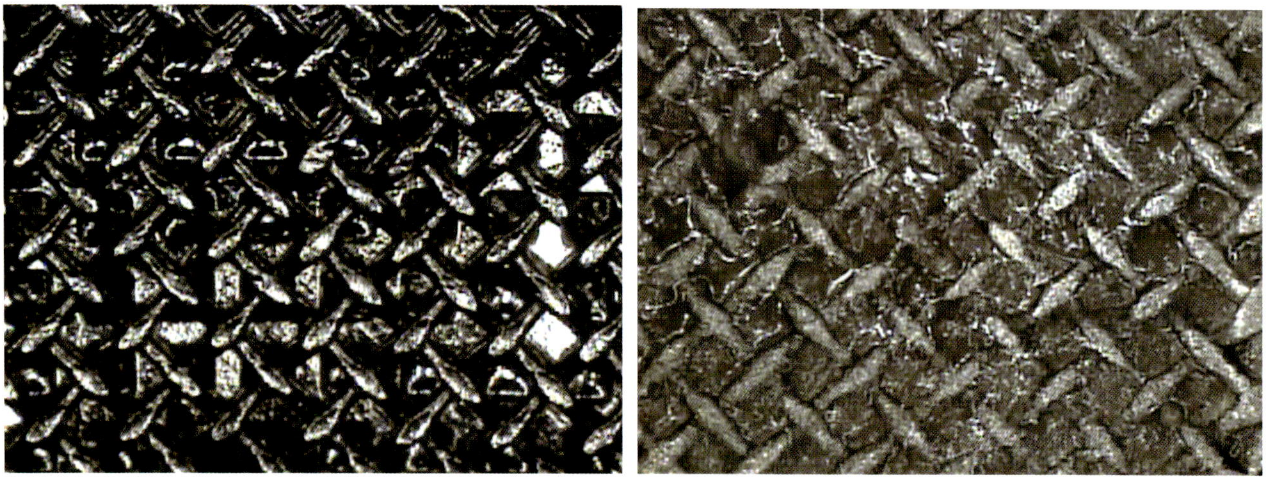

h

그림 2.1 *(계속)*

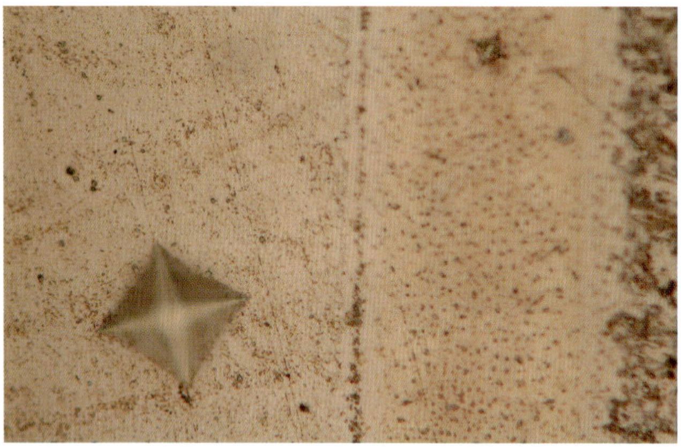

그림 2.2 부식된(etched) 베이스와 윙의 반사 현미경(reflected light microscopy)상. 장치의 경도 차이로 인해 패인 자국의 크기가 달라짐(더 큰 자국은 합금이 더 무르다는 것을 의미한다).

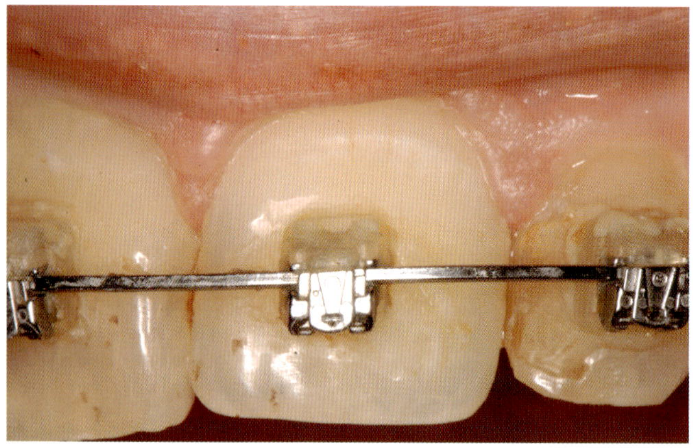

그림 2.3 금속-플라스틱 자가결찰 브라켓에서 마모된 플라스틱 윙.

(peel-off effect)는 브라켓이 소성변형 되어야 가능하다. 베이스의 변형이 일어나면 접착제 층이 파절되고, 브라켓 베이스와 법랑질 사이에서 대부분의 파절은 응집파절(cohesive failure)이 된다. 소성변형은 연한 합금으로 제조한 브라켓에서 많이 나타나는데 이러한 변형은 민감하거나 동요도가 있는 치아, 특히 하악 절치에서 브라켓 제거 시 가해지는 과도한 응력을 차단해 줄 수 있다.

윙

브라켓 윙(wings)은 슬롯과 마찬가지로 치료 중 힘을 받게 되는 구성요소이기 때문에 장치의 중요한 기능적 부분에 해당된다. 윙이 파절되면 결찰할 수 없게 되기 때문에 임상적으로 중요한 성질은 파절에 대한 저항성이다. 금속의 연성(ductility) 때문에 윙의 파절은 금속 브라켓에서는 거의 일어나지 않는다; 대신에 윙은 소성변형 된다(그림 2.3). 반대로 세라믹이나 플라스틱 브라켓에서 윙의 파절은 흔하며, 이는 세라믹의 경우에는 취성(brittle) 때문이고, 플라스틱 브라켓의 경우 온도나 변형에 의한 물성저하(temperature and deformation induced softening) 때문이다.[5]

윙의 소성변형을 막기 위해 탄성계수가 높은 합금을 사용하여야 한다. 이로써 브라켓에 적용된 힘이 장치의 영구변형으로 분산되는 것을 막아, 치아에 원치 않는 힘이 작용하는 것을 방지할 수 있다.

베이스-윙 접합부

베이스와 윙을 결합시킬 때는 통상 접합제 합금(brazing alloy)을 사용한다. 하지만 이러한 합금 중 일부에는 녹는점을 낮추고 젖음성(wettability)을 증가시키기 위해 카드뮴(Cd)을 첨가한다. 게다가 은 기반의 접합제 합금(brazing alloy)은 구리(Cu)나 아연(Zn)과 갈바닉 전류를 형성하여 이온 방출을 일으킬 수 있다. 근래의 금속에서는 상당히 감소하였지만, 부식 또한 교정치료 중이거나 장치 제거 시 윙의 탈락을 일으키는 원인이 된다. 이러한 문제점들을 극복하기 위하여 몇몇 제조사에서는 금 기반의 접합제 합금을 도입하였으나, 이 경우 SS의 부식이 일어난다. 결국, 접합제 합금의 사용은 다양한 금속으로 브라켓을 제조할 수 있다는 장점(예, 활성화된 와이어의 응력에 버티기 위해 윙에는 강성이 큰 합금을 사용하고 장치제거를 용이하게 하기 위해 베이스에는 연한 합금은 사용)이 있지만, 문제점 또한 있다.

합금합착

합착은 베이스와 윙, 베이스와 메쉬 같은 두 가지 구성요소를 결합하는 데 쓰인다. 첫 번째 증례에서 브라켓 베이스와 윙 계면에 특별한 접합제 합금(brazing filler alloy)을 적용하였다(그림 2.4). 합착 가능성은 합금의 조성에 따라 달라지며 합착부의 질은 합착 과정, 온도, 충전 금속(filler metal), protective atmosphere, 사용된 융제(flux)에 따라 달라진다.[1] 대부분의 SS 합금은 은(Ag), 니켈(Ni), 구리(Cu), 금(Au)을 포함한 다양한 합금을 사용하여 합착이 가능하다.[6-9]

SS 브라켓은 은 기반의 합금으로 합착하는데, 은 기반 합금은 산업에서도 합착용으로 가장 많이 사용된다.[9] 그러나 교정에서 은 합금 이용 시 녹는 점을 낮추고 젖음성 향상을 위해 카드뮴(Cd)을 첨가하게 된다.[5] 게다가 은 합금은 SS과 갈바닉 쌍(galvanic couple)을 형성하여 은 합금에서 구리(Cu)및 아연(Zn)이온이 방출되게 된다.[11] 구리(Cu)와 아연(Zn)을 포함한 합금은 다른 교정용 합금보다 큰 세포독성을 보인다고 알려져 있다.[11] 이러한 갈바닉 부식에 의해 합착용 금속이 점차 용해되어 교정치료 중이거나 장치 제거 시에 브라켓 베이스에서 윙이 탈락하게 된다.[1] 주로 두 가지의 합착용 은합금이 사용되고 있는데 이들의 합착 온도는 베이스와 윙의 재료로 사용되는 오스테나이트(austenite) SS의 예민화(sensitizing) 온도범위(540~870℃) 안에 있다. 예민화(sensitzing) 온도범위에서는 chromium carbide 침전이 생겨 비귀금속(base metal)의 부식 저항성이 저하된다.

이러한 문제점을 극복하기 위하여 몇몇 제조사에서 금 기반의 합착용 금속을 도입하였다. 그러나 이는 금합금에 비해 반응성이 큰 SS의 용해를 야기하며, 생체 내에서 브라켓 베이스의 부식,[12] 니켈(Ni)의 용출[13]이 일어나게 된다. 브라켓 등 교정장치에서 금속 이온이 방출되면 알레르기 반응이나 세포독성 효과와 같은 부작용을 일으키게 된다.[14,15] 교정용 합금의 부식 저항성과 생물학적 성질을 조절하는 데 있어 이러한 중요한 문제에 대해 문서화된 자료가 아직은 부족하다.

제조사마다 다른 합착용 합금을 사용하는데, 니켈(Ni) 합금이나 철(Fe), 니켈(Ni), 크롬(Cr)을 포함하는 금(Au) 합금을 사용한다. 금(Au) 합금을 사용한 경우 SS과 가장 적게 반응하여 접합부에서 높은 연성과 강도, 부식저항성을 보였다.

합금의 전기화학적 성질은 브라켓의 부식저항성에 결정적인 영향을 미친다.[14,15] 합착용 합금이 SS과 갈바닉 쌍을 형성하면 반응성이 더 큰 합금의 점진적인 용해가 일어난다.

합착에 다양한 합금이 사용된다는 것은 브라켓 합착이 아직 표준화된 단계에 이르지 못했음을 뜻한다. SS 합착을 위

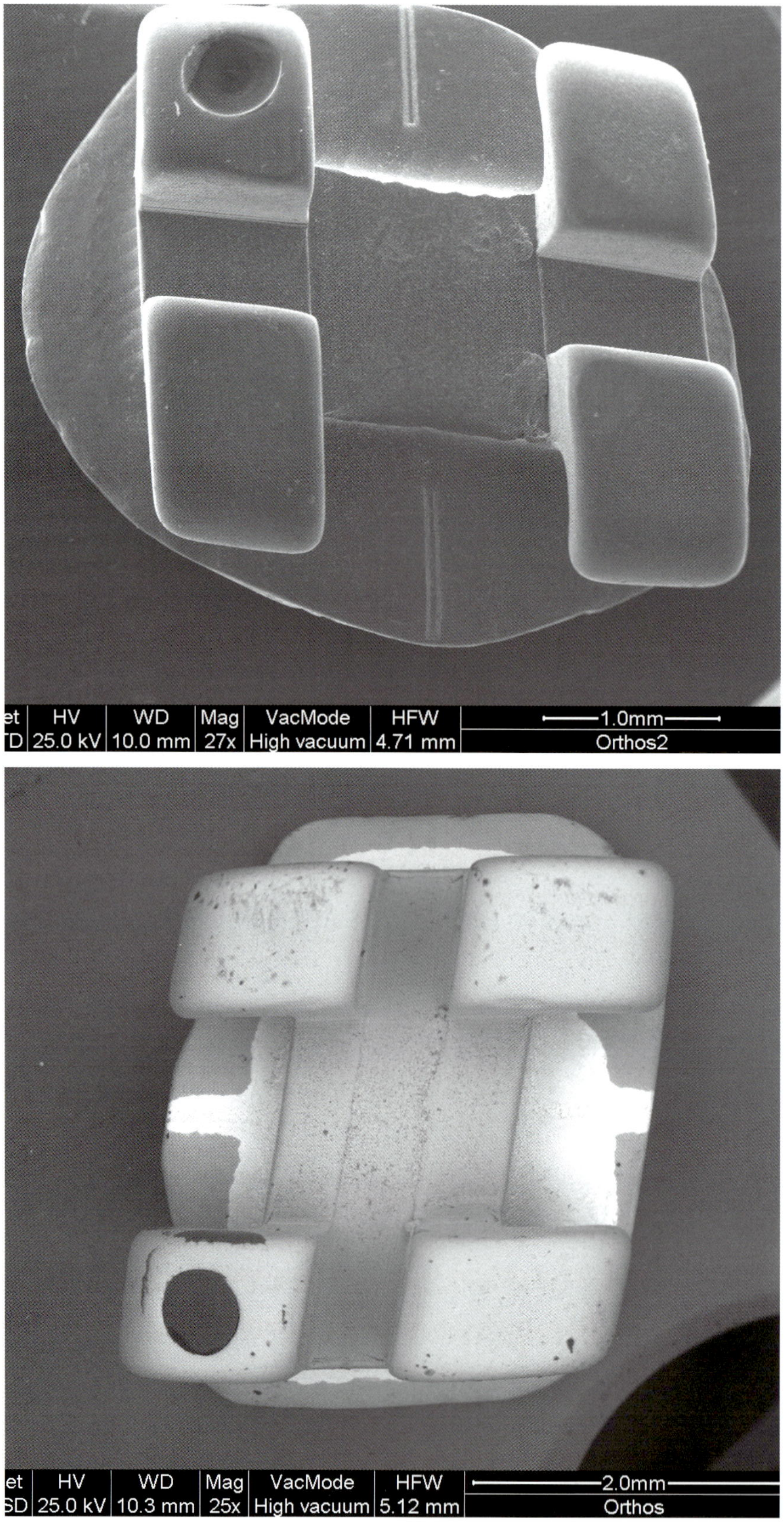

a

b

그림 2.4 브라켓의 주사전자현미경 상. (**a**) 레이저 납착 브라켓의 이차전자상(secondary electron image). (**b**) 합금으로 접합한 장치의 반사전자상. 레이저 납착과 Au 접합용 합금(**b**)에 의한 형태에 주목하라.

한 모든 합착용 금속은 나름의 단점을 가지고 있다. 은 합금은 사용에 상당한 제한이 있고, 니켈(Ni) 합금은 생체적합성 면에서 불리하다. 금 합금은 값비싸고 생체 내에서 SS의 용해나 니켈(Ni) 방출을 야기할 수 있다. 다음의 광범위한 금속학적인 성질, 부식 저항성, 생물학적 기준을 만족시켜야 하기 때문에 최적의 합착용 금속을 선택하는 것은 어려운 일이다. (a) SS과의 적합성, (b) SS의 예민화 온도범위를 벗어난 합착 온도, (c) 접합부의 기계적 강도, (d) 생물학적 부작용을 일으키는 원소를 포함하지 않을 것(Cd, Ni, Cu, Zn 등), (e) 베이스와 윙의 재료로 쓰인 SS과 갈바닉 작용을 일으키지 않을 것. 위의 모든 조건을 만족하는 납착용 합금은 존재하지 않는 것 같다. 교정영역에 적용하기 위한 새로운 합착용 금속을 개발하는 것은 향후 연구에서 중요한 영역이 될 것이다.

금속 사출성형

금속 교정용 브라켓은 대개 주조와 삭제(casting and milling) 방법으로 제작한다.[1] 그러나 지난 몇 년 사이에 금속 브라켓 제작에 금속 사출성형(metal injection molding-MIM)이라는 새로운 방법이 도입되었다.[16] MIM 방법은 미국에서 1980년대 초반에 개발되었고, 소형 부품을 제작하는 데 적당한 방법이다.[17,18] MIM 과정에서는[19] 수 마이크론 수준의 금속 분말(powder)을 유기 접합제(organic binder-왁스, 열가소성 레진 등), 윤활제, 분산제와 균일한 혼합물이 얻어질 때까지 섞는다. 플라스틱 산업에 쓰이는 것과 유사한 사출성형기계(injection molding machine)를 통해 혼합물을 주입한다. 사출된 것을 'green part' 라 부르는데 소성 후 수축을 보상하기 위해 18~20% 크게 만든다. 다음 과정은 '탈지' (debinding)라고 부르며 열 또는 용매를 이용하여 유기 결합제의 90% 이상을 제거하는 과정이다. 이 과정을 거치면 'green part' 는 크기는 같지만 다소 다공질인 'brown part' 가 된다. 마지막 과정으로 고온의 가마(furnace)에서 소성한다. 이 과정에서 나머지 유기 결합제가 제거되고 최종적으로 17~22%의 수축이 일어나게 된다. 경우에 따라 온도처리나 표면처리 같은 2차 과정이 필요할 수도 있다. MIM 제품은 엄격한 허용기준을 가지는데, 크기는 원하는 크기의 ±0.3%, 밀도는 이론적 밀도의 97%이상 이어야 한다.[18]

MIM 브라켓은 일체형(single piece)으로 만들어지기 때문에 갈바닉 전류에 의한 부식이 생기지 않는다. 사용 가능한 MIM 브라켓의 종류가 많기는 하지만, 이들의 재료나 기계적 성질에 대한 정보는 아직 부족한 편이다.

MIM 브라켓 제조사들은 다양한 합금을 이용한다. 어떤 합금으로든 MIM으로 브라켓을 만들 수는 있지만 합금의 조성은 장치의 생체 적합성, 부식 저항성, 이온 방출과 밀접한 관련이 있다.[20] MIM 기술로 만들어진 브라켓은 일체형이며 갈바닉 전류에 의한 부식은 문제가 되지 않는다. 그러나 MIM 브라켓은 소성 중 'green part' 의 수축으로 인해 기포가 생기게 된다. 제조 과정에서 기포가 생성되는 것은 많은 요인들과 관련이 있다[합금 종류, 분말 유형, 탈지(debinding) 방법, 소성 중 가열 속도, 소성 유지 시간(sintering hold time) 등].[21-23]

MIM 브라켓에서 거의 균일하게 분포된 기포가 관찰된다(그림 2.5). 이는 기계적 물성, 부식저항성을 저하시키기 때문에 기포를 최소화하기 위해 주의를 기울여야 한다.[23]

MIM 브라켓의 비커 경도(Vickers hardness, VH)는 154-287 VH이며 이는 전통적인 스테인리스 브라켓의 윙(400VH)보다 낮은 값이다.[16] 이러한 경도는 활성화된 와이어가 브라켓 슬롯에 적용될 때 마모에 큰 영향을 미친다. SS 와이어는 600VH의 경도를 가지며 NiTi 와이어는 300~430VH의 경도를 가진다. 교정치료 중 마모를 방지하기 위해 이러한 경도의 차이를 최소화하여야 한다. 경도가 낮은 윙은 활성화된 와이어가 슬롯 벽에 안착(full engagement)되는 것을 방해하고 소성변형을 일으킴으로써 브라켓으로 토크의 전달을 어렵게 할 수 있다. 경도의 차이를 최소화하기 위해 MIM 브라켓에 NiTi 와이어를 사용하는 것이 좋다.

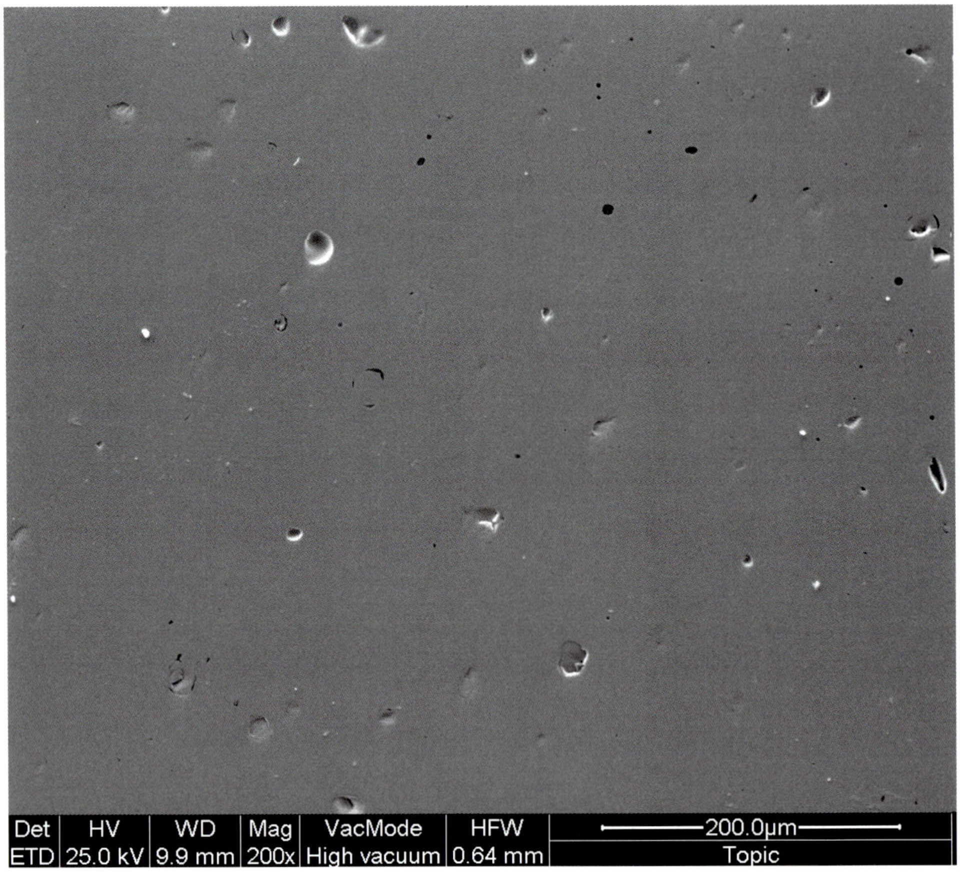

그림 2.5 다공성을 보이는 MIM 장치의 주사전자현미경 상.

레이저 납착과 MIM

레이저 납착은 많이 사용되지 않는 방법이며, 소수의 제품만이 이 방법으로 제조되고 있다(그림 2.4). 이 제조법의 주된 장점은 다른 강성(stiffness)을 지닌 두 금속을 사용할 수 있다는 점과 매개 물질이 필요 없어 부식 위험이 없으므로 최종산물이 최적화 될 수 있다는 점이다.

브라켓 슬롯

슬롯은 와이어 적용 시 소성변형을 최소화하기 위해 높은 강성을 가져야 하고 적절한 경도, 낮은 거칠기, 일관성 있는 크기, 모양, 협-설측 또는 근-원심으로 적절한 경사를 가지고 있어야 한다.[24,25]

앞에서 살펴보았듯이 와이어가 슬롯에 끼이는(binding) 현상을 막기 위해 적절한 경도가 필요하다. 와이어가 슬롯에 걸릴 경우 원하는 치아이동을 위해서는 힘을 증가시켜야만 한다. 이러한 현상은 브라켓이 와이어를 따라 이동할 때 슬롯과 와이어 계면에서 거칠기가 증가하기 때문에 일어난다.

다양한 재료의 표면 거칠기를 평가하기 위해 거칠기 계수(roughness indices)를 도입하였는데 가장 빈번하게 쓰이는 것은 다음과 같다:

- 평균 표면 거칠기(Ra), 전체 표면 거칠기를 나타낸다. 중심선으로부터 거칠기 윤곽(profile)의 거리를 측정, 그 절대값을 산술 평균한 값으로 정의한다.
- 제곱평균(root mean square) 표면 거칠기(R_q), 평균 선에 대한 높이의 분산을 나타낸다.
- 최대 거칠기 깊이(Rt), 표면의 개별 윤곽에 대한 기록
- Rz, 5개의 연이은 표본에서 최대 첨단-홈 거리의 평균값

더욱 심도 있는 분석과 지수들은 이 장(chapter)에서 설명하고자 하는 범위를 넘어선다. 다양한 합금, 세라믹, 고분자의 거칠기에 대한 많은 관련 문헌을 참고할 것을 추천한다.

와이어와 브라켓 계면에서 거칠기의 차이는 다른 종류의 힘을 유발한다(그림 2.6). 예를 들면, 높은 Rz값을 갖는 슬롯 표면에서는 첨단과 홈의 형태가 연속적으로 나타난다. 이러한 경우 브라켓의 효과적인 접촉에 의해 힘이 달라진다. 현미경적 수준에서 이러한 접촉은 연속적이지 않고 두 재료의 표면에서 마주보는 첨단이 접촉하는 것으로 보인다. 적용되는 힘과 Ra값이 같다면, 맞닿는 첨단이 많을수록 마찰력이 더 크게 나타날 것이다.

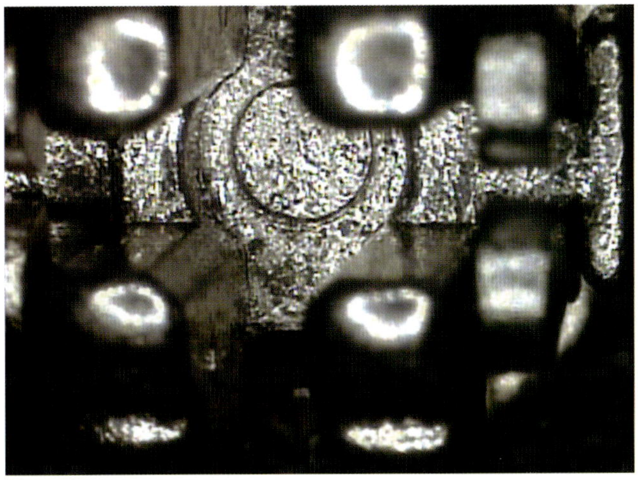

그림 2.6 슬롯의 거칠기를 보여주는 반사현미경 상.

와이어가 적절히 위치되고 토크와 경사(tip)가 예측할 수 있는 형태로 발현되도록 하는 데 있어서 브라켓의 일관된 크기가 중요하다. 브라켓 제작 시 크기와 토크에서 약간의 오차가 있을 수 있다. 그러므로 같은 재료를 사용하더라도 보고된 토크 값과 실제 토크 값이 다를 수 있다. 보고된 토크 값은 실제 제품에 비해 5~10% 정도의 차이, 대략 1~1.5° 의 차이를 보인다고 알려졌다. 사출성형법이나 주조 또는 삭제(milling) 방법을 포함하는 모든 제조 방법은 토크 값의 정확성에 영향을 미칠 수 있다. 사출성형은 재료의 팽창과 수축을 일으키며, 삭제는 표면을 거칠게 만든다.

토크 뿐만 아니라 슬롯 벽의 형태와 크기도 중요하다. 브라켓 베이스와 슬롯 크기의 부정확성은 치관의 협설측 위치에 영향을 미친다; 더 깊은 슬롯은 치관을 더 협측으로 위치하게 하고 얕은 슬롯은 설측으로 위치하게 한다. 슬롯 크기와 형태에서 다양한 오차가 보고되었는데, 주로 벌어지거나 좁아지는 슬롯 벽 때문에 와이어가 완전히 슬롯에 안착되지 못하거나 play가 커지게 된다.

브라켓의 두께 역시 많은 성질 및 조작성에 영향을 미친다. 첫째, 심미성과 환자의 불편감에 관련있는데, 장치의 두께가 두꺼운 경우 환자가 견디기 힘들고 외모에 관심이 많은 환자들은 이를 받아들이기 쉽지 않기 때문이다. 게다가 두꺼운 브라켓은 대합치와 접촉 시 모멘트가 형성되기 때문에 탈락하기 쉽다. 그렇지만 이러한 현상이 자가결찰 브라켓에서 확인된 바는 없고, 자가결찰 브라켓은 전통적인 장치와 비슷한 탈락률을 보인다.

참고문헌

1. Eliades T, Brannley WA, Eliades G. Orthodontic brackets. In: Brantley WA, Eliades T (eds) Orthodontic Materials. New York, NY: Thieme, 2001; 146–147
2. Dickinson PT, Powers JM. Evaluation of fourteen direct-bonding orthodontic bases. Am J Orthod 1978; 78: 630–639
3. Gwinnett AJ. A comparison of shear bond strengths of metal and ceramic brackets. Am J Orthod Dentofac Orthop 1988; 93; 346–348
4. Sorel O, El Alam R, Chagneau F, Cathelineau G. Comparison of bond strength between simple foil mesh and laser-structured base retention brackets. Am J Orthod Dentofac Orthop 2002; 122: 260–266
5. Eliades T, Viazis AD, Lekka M. Failure mode analysis of ceramic brackets bonded to enamel. Am J Orthod Dentofac Orthop 1993; 104: 21–26
6. Lucas MJ. Brazing of stainless steel. In: Olson DL, Siewert TA, Liu S, Edwards GL (eds) Welding, Brazing, and Soldering. Materials Park, OH: ASM International, 1993; 911–915
7. Brockhurst PJ, Pham HL. Orthodontic silver brazing alloys. Aust Orthod J 1989; 11: 96–99
8. Berge M, Gjerdet NR, Erichsen ES. Corrosion of silver soldered orthodontic wires. Acta Odont Scand 1982; 40: 75–79
9. Maijer R, Smith DC. Corrosion of orthodontic bracket bases. Am J Orthod 1982; 81: 43–49
10. Zinelis S, Annousaki O, Eliades T, Makou M. Elemental composition of bracket brazing materials. Angle Orthod 2004; 74: 394–399
11. Barret RD, Bishara SE, Quinn JK. Biodegradation of ortho-

dontic appliances. Part I. Biodegradation of nickel and chromium in vitro. Am J Orthod Dentofac Othop 1993; 103: 8

12. Gwinnett AJ. Corrosion of resin-bonded orthodontic brackets. Am J Orthod Dentofac Orthop 1982; 81: 441–446
13. Bishara SE, Barrett RD, Selim MI. Biodegradation of orthodontic appliances. Par II. Changes in the blood level of nickel. Am J Orthod Dentofac Orthop 1993; 103: 115–119
14. Wataha JC, Malcom C, Hanks CT. Correlation between cytotoxicity and the element release by dental casting alloys. Int J Prosthod 1995; 8: 9–14
15. Jones TK, Hansen CA, Singer MT, Kessler HP. Dental implications of nickel hypersensitivity. J Prosthet Dent 1986; 56: 507–509
16. Zinelis S, Annousaki O, Makou M, Eliades T. A metallurgical characterization of orthodontic brackets produced by the metal injection modling (MIM). Angle Orthod 2005; 75: 811–818
17. Floria G, Franchi L. Metal injection molding in orthodontics. Virtual J Orthod 1997; 2: 1
18. Cohrt H. Metal injection molding. Mater World 1999; 7: 201–203
19. Metal injection molding of electronic packages and connectors. Pacifi c Northwest laboratory for the US Department of Energy. Innovative concepts program 590240 http://web-devvh1.nrel.gov/Access/inventions/ic1994/dirstine.html (accessed 10/2005)
20. Staffolani N, Damiani F, Lilli C, Guerra M, Staffolani NJ, Belcastro S, Locci P. Ion release from orthodontic appliances. J Dent 1999; 27: 449–454
21. Hartwig T, Veltl G, Petzoldt F, Kunze H, Scholl R, Kieback B. Powders for metal injection molding. J Eur Ceramic Soc 1998; 18: 1211–1216
22. Loh N, German R. Statistical analysis of shrinkage variation for powder injection molding. J Mater Processing Techn 1996; 59: 278–284
23. Eliades T, Zinelis S, Bourauel C, Eliades G. Manufacturing of orthodontic brackets: a review of metallurgical perspectives and applications. Rec Pat Mater Sci 2008; 1: 135–139
24. Eliades T. Orthodontic materials research and applications: part 2. Current status and projected future developments in materials and biocompatibility. Am J Orthod Dentofac Orthop 2007; 131: 253–262
25. Zinelis S, Eliades T, Eliades G, Makou M, Silikas N. Comparative assessment of the roughness, hardness, and wear resistance of aesthetic bracket materials. Dent Mater 2005; 21: 890–894
26. Cash AC, Good SA, Curtis RV, McDonald F. An evaluation of slot size in orthodontic brackets – are standards as expected? Angle Orthod 2004; 74: 450–453
27. Pandis N, Polychronopoulou A, Eliades T. Failure rate of self-ligating and edgewise brackets bonded with conventional acid etching and a self-etching primer: a prospective

제 3 장

자가결찰의 생역학: 자가결찰 브라켓에 의한 힘과 모멘트의 분석

Nikolaos Pandis, Theodore Eliades and Christoph Bourauel

서론

자가결찰 브라켓은 탄성고무재 결찰이나 SS 결찰을 대체하고 치료 효율을 향상시키기 위해 도입되었다.[1-3] 자가결찰의 주된 장점은 안정된 와이어의 적용(engage)과 결찰을 위한 방문 횟수의 감소이다.[4-5] 게다가 새로운 결찰 방식으로 약한 힘을 가할 수 있고, 마찰력이 감소하여 치아이동 속도가 빨라진다. 동일한 단면과 탄성계수를 갖는 와이어에서 작용하는 힘은, 브라켓 간 거리, 결찰 방식, 결찰된 치아의 수에 따라 달라진다. 작용하는 힘의 크기에 영향을 미치는 또 다른 요소로 브라켓 간 거리와 관련되는 총생의 정도, 결찰이 느슨해져서 치아로 전달되는 힘이 변화되는 것이 있다.[7,8] 약한 힘을 가하는 것이 강조되고 있지만, 총생 치열에서 자가결찰 브라켓에 적용된 와이어가 발휘하는 힘이나 모멘트에 대한 자료는 드물다.[9,10]

이 장(chapter)에서는 최근의 자료들을 토대로 전통적인 브라켓과 자가결찰 장치를 비교하는 생역학에 대해 알아보고자 한다. 소개될 4개의 연구는 모의실험을 통하여 전통적인 브라켓(Orthos2, ORMCO), 수동형 자가결찰 브라켓(Damon 2, ORMCO) 및 능동형 자가결찰 브라켓(In-Ovation R, GAC)의 함입-정출, 협-설측 이동 시의 힘과 회전이동 시 모멘트를 비교 평가해 본 것이다.

생역학 실험 설계는 다음과 같다. 총생이 있는 환자의 하악에서 치료 전 상태와 초기 배열 후 상태의 레진 모형을 각각 제작하고, 모형에 작용하는 힘과 모멘트를 Bonn 대학의 시스템(Orthodontic Measurement and Simulation System, OMSS)으로 측정하였다.[11] 특별하게 제작된 OMSS의 주요부분은 3차원적으로 힘과 모멘트를 동시에 측정할 수 있는 2개의 힘-모멘트 센서를 가지고 있다. 두 개의 센서는 모터로 움직이는 위치결정 대(positioning table)에 장착되어 3차원적으로 움직일 수 있고, 모든 기계적인 구성요소들은 온도-조절장치(temperature-controlled chamber) 내에 위치하며, 컴퓨터와 연결된다. 다양한 측정이 가능하고 응력-변형 곡선을 얻을 수 있으므로, 이 시스템을 사용하여 모의 치아이동 시 발생하는 힘에 대해 연구할 수 있다.

자가결찰 브라켓과 전통 브라켓을 사용한 초기 배열단계에서 발생하는 힘

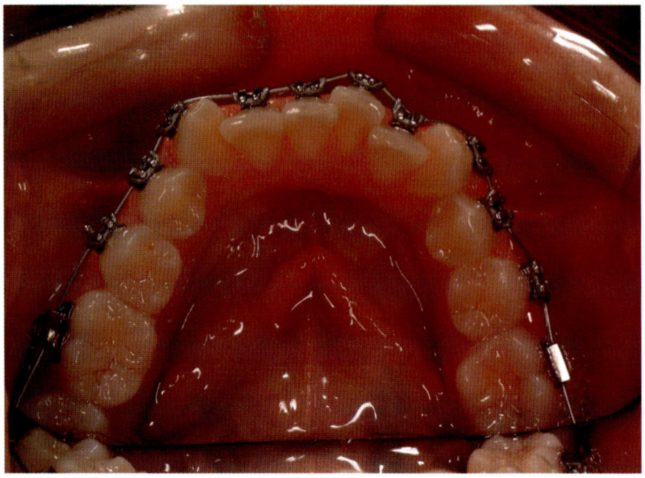

그림 3.1 설측변위된 하악 측절치에 가해지는 힘을 측정하기 위해 이용한 전형적인 하악 총생치열.

첫 번째 실험[12]은 0.014″ copper-nickel-titanium을 초기 와이어로 사용하였을 때 발생하는 힘과 모멘트를 평가하였는데, Damon 와이어(ORMCO)를 하악 총생에 적용한 증례가 그림 3.1에 제시되어 있다. 측절치는 설측으로 변위되어 있기 때문에 와이어 적용 시 수직방향(함입-정출)보다 협-설측으로 더 강한 힘을 받는다(그림 3.2). 그림 3.3에서 세 가지 브라켓이 치아에 가하는 힘을 살펴보았는데, Damon 2 브라켓에서 초기에 큰 힘을 나타냈다.

세 가지 브라켓에서 힘의 크기는 복잡하게 나타나고 결찰 방법, 브라켓 너비, 치열궁 형태, 치아 위치 등 여러 가지 요인이 영향을 미치는 것으로 보인다. 예를 들면 설측에 위치한 하악 측절치의 이동 시, 수직방향(함입-정출) 힘은 Damon 2 브라켓을 사용했을 때 가장 작은 값을 보였으나, 순-설측 방향 힘은 자가결찰 브라켓에서 큰 값을 나타냈다(그림 3.4).

세 가지 브라켓에 대하여 측정된 모멘트 값은 치아에 가해지는 힘과 모멘트에 치아이동 방향이 미치는 영향을 나타냈다. 자가결찰 브라켓이 수직 축에서 작은 모멘트를 보이는 경향이 있었지만, 협설측 방향에서는 모멘트 값의 순서가 바뀌었고 심지어 반대가 되기도 하였다. 이러한 모멘트 값의 차이는 슬롯의 닫히는 구성요소(closing component)가 견고하지 않을 경우 느슨해져서 치아에 작용하는 힘이 작아지기 때문이다. 일부 수치의 차이는 임상적으로 유의하지 않을 수도 있지만, 어떤 이동에 대하여는 차이가 매우 크

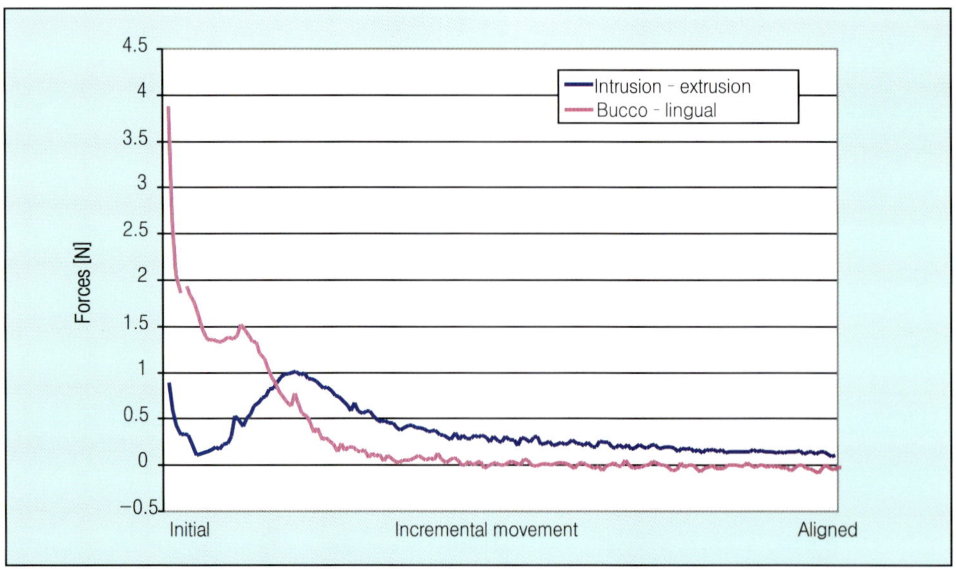

그림 3.2 그림 3.1에 나타난 설측변위된 하악 측절치에 와이어 적용 및 배열 시 힘의 변화. 측절치 변위 방향에서 예상할 수 있듯이 협설 방향으로 더 큰 힘이 작용하는 것에 주목하라.

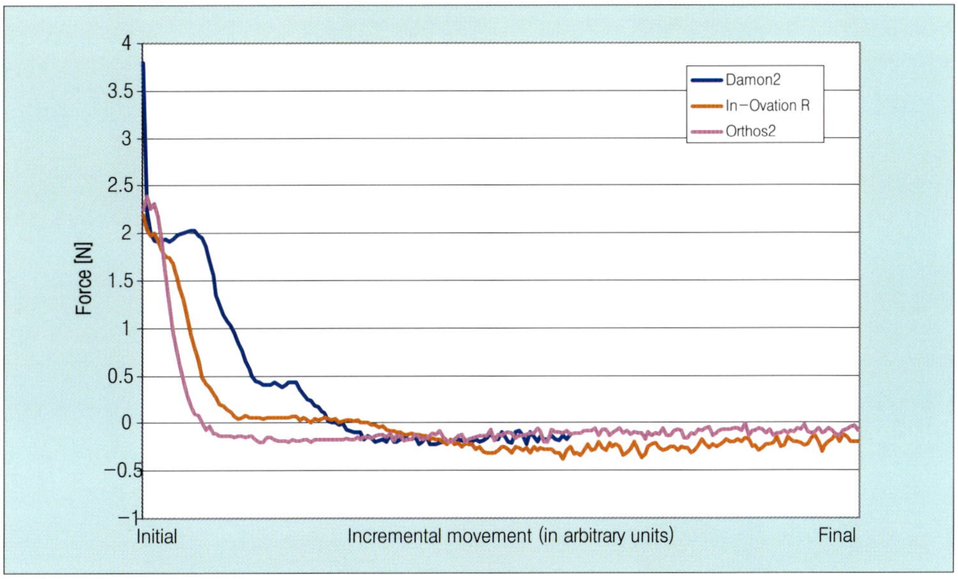

그림 3.3 그림 3.1에 나타난 설측변위된 하악 측절치에 전통적 브라켓, 능동형/수동형 자가결찰 브라켓을 사용하여 와이어 적용 및 배열 시 협-설 방향 힘의 변화. 초기 와이어 삽입시에 Damon 2 브라켓에서 큰 힘을 발휘한다.

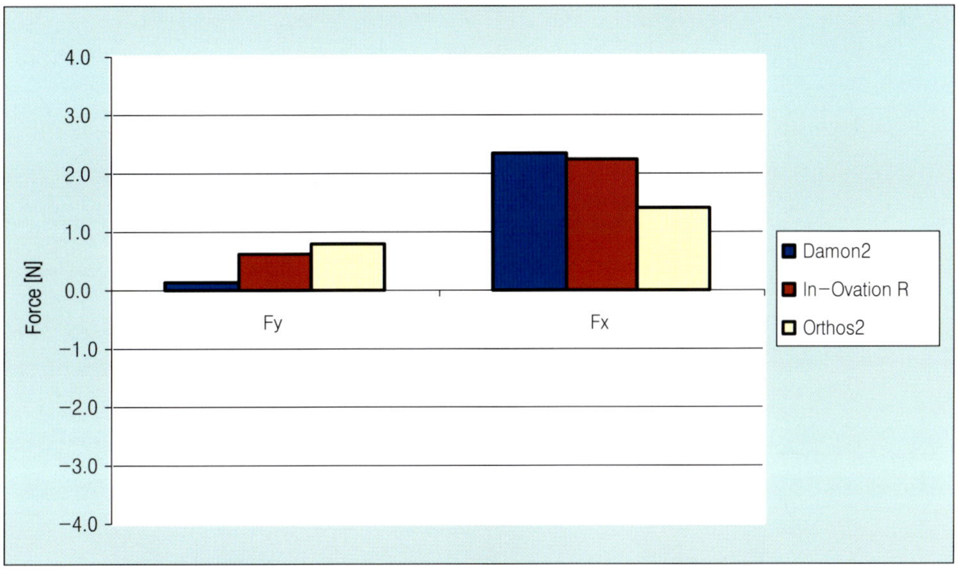

그림 3.4 전통적인 브라켓과 자가결찰 브라켓의 슬롯에 와이어 삽입 시 측절치에 발생하는 수직방향(Fy), 협설발향(Fx) 힘. 수직방향에서는 자가결찰 브라켓에 발생하는 힘의 크기가 작으나 협설방향에서는 그 반대임에 주목하라.

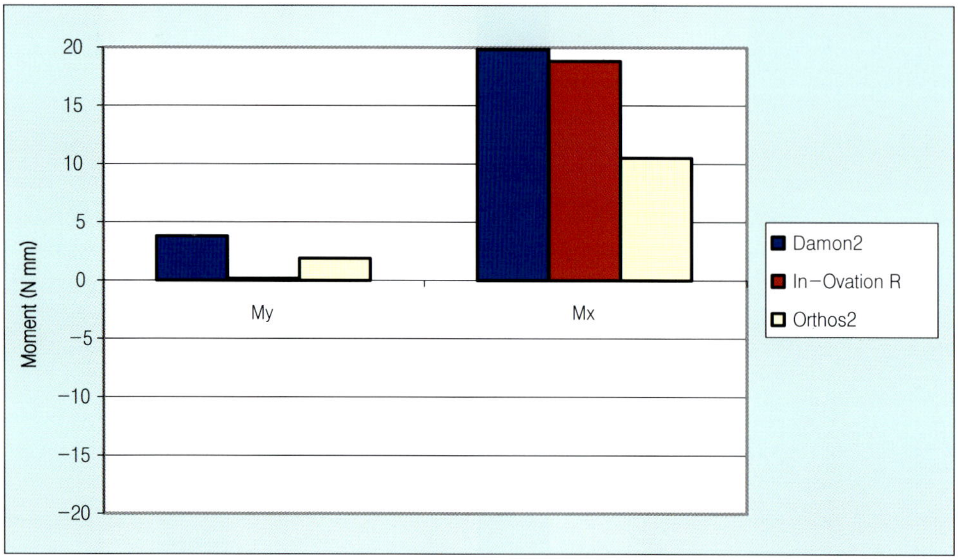

그림 3.5 전통적인 브라켓과 자가결찰 브라켓의 슬롯에 와이어 삽입 시 측절치에 발생하는 수직방향(Fy), 협설발향(Fx-근-원심 경사) 모멘트. 수직방향과 협-설측 방향 모멘트의 다양성에 주목하라. 모든 방향에서 Damon 2 브라켓에 큰 모멘트가 발생한다.

게 나타났다. 예를 들면 Damon 2 브라켓은 총생 상태의 측절치에서 20Nmm 가량의 모멘트를 발휘하지만 전통적인 장치는 같은 치아에서 이의 절반에 해당하는 모멘트만을 발휘한다. 그림 3.5는 수직축(My) 및 협-설측(Mx-근-원심 경사 모멘트)상에서 발생하는 모멘트의 절대값을(방향은 나타내지 않음) 나타내고 있다.

자가결찰 브라켓에서 특정 방향에서 힘의 크기가 감소하는 것은 와이어의 play가 증가하고 탄성고무 결찰의 접촉 같은 장애물이 없기 때문이다. 자가결찰 브라켓이 닫히는 방법(수동형 또는 능동형)은 발생하는 힘에 영향을 줄 수 있다. Damon 2 브라켓과 같은 단단한 협측 슬롯 벽은 브라켓이 설측 위치할 때 외측 슬롯 벽에 와이어가 접촉하게 됨으로써 와이어의 이동을 제한하는 요인으로 작용한다. 반대로, In-Ovation R과 같이 탄성 변형되는 클립은 유연하게 작용하여 와이어를 누르게 된다. 전통적인 브라켓은 이러한 네 번째 벽을 갖지 않으나 탄성고무 결찰이 와이어의 이동을 제한한다. 게다가 교정치료 중 여닫는 과정에서 능동형 자가결찰 브라켓의 변성(aging)으로 인해 와이어 삽입 시 발생하는 힘이 변할 수 있다.[7]

이 연구의 결과는 브라켓 간 거리만으로는 와이어 삽입 시에 발생하는 힘을 예측할 수 없다는 것을 시사한다. 이는 특히 가장 작은 너비를 갖는 브라켓(Damon 2)에서 확연히 드러난다; Damon 2 브라켓에서 항상 작은 힘이 발휘되지는 않았는데, 이것은 결찰 유형이 브라켓 간 거리보다 큰 영향을 미친다는 것을 나타낸다.

이번 연구의 실험 설계는 유사한 다른 연구에서처럼 하나의 치아에만 와이어를 삽입하는 대신,[13,14] 하악 치열의 10개의 치아에 와이어를 적용하여 발휘되는 힘을 측정하였다; 이로써 작용하는 힘이 크게 달라졌을 것이다.

전통적인 브라켓이나 자가결찰 브라켓에 와이어 삽입 시 발생하는 힘의 크기를 조사한 연구는 적은 편이며, 와이어의 응력이 아니라 치아에 작용하는 힘을 측정한 연구는 더욱 드물다. Kasuya 등[15]은 금속 막대에 하악 절치 브라켓을 위치시키고 다양한 결찰 방법에 따른 first-order 변형 동안 와이어의 응력을 측정한 바 있다. 이들은 0.016″의 NiTi 와이어와 최대 1500㎛의 변형(deflection)을 사용하였다. 이 연구에서 수동형 자가결찰보다 탄성고무 결찰이 더 큰 응력을 발생시키는 것이 밝혀졌다. 그러나 상기 연구의 재료와 방법은 이번 연구와 매우 상이하고, 특히 임상과 연관성이 적다. 반대로, 이번 연구에서와 유사한 실험 설계를 사용한 다른 연구[16]에서는 전체 브라켓과 0.014″ NiTi 와이어를 사용하였는데, 브라켓간에 발생하는 힘의 차이가 매우 크게 나타났다. 게다가 치열궁의 특정 부위에서는 수동형 자가결찰 브라켓에서 발휘되는 힘이 크게 나타났으며 이러한 결과는 저자의 이번 연구결과에 부합된다.

모의 함입-정출 및 협-설측 이동 실험에서 전통적인 브라켓과 자가결찰 브라켓에 의해 발생하는 힘

이 섹션(section)은 치아를 협-설측 이동 및 함입-정출 이동 시킬 때 치아이동량과 발생하는 힘의 관계에 대한 연구[17]를 요약하고 있다. 그림 3.6은 이러한 연구를 위해 설계된 OMSS이다.

0.014″×0.025″ Cu-NiTi Damon 아치 폼 와이어를 후기배열단계의 레진 모형에 접착된 브라켓에 결찰한 후 힘을 측정한다. 초기 레벨링과 배열로 와이어의 아치 폼에 대한 치관의 변위량이 감소할 것으로 기대할 수 있으므로, 이 실험에서 사용한 변위의 양은 수직적으로는 2mm 이내, 안팎으로는 1mm로 제한하였다.

연구 결과 응력/변형 곡선은 와이어의 특성에 크게 의존하는 곡선을 나타낸다. 함입-정출 이동에서(그림 3.7a) 치아이동 방향은 발생하는 힘의 크기에 영향을 미치지 않았는데, 세 가지 브라켓 모두에서 이러한 결과를 얻었다. 이는 함입-정출 시에는 세 가지 브라켓 간에 큰 차이를 보이지 않는 슬롯의 절단이나 치은 측 벽에 힘이 적용되기 때문일 것이다. 자가결찰 브라켓(5.7, 5.8N)은 전통적인 브라켓(6.7N)에 비해 작은 힘을 나타냈다(그림 3.7b). 이러한 힘의 감소는 와이어의 play 증가와 윙 외측에서 탄성고무의 접촉 같은 장애물이 없기 때문이다. 그러나 그 차이가 1N, 즉 자가결찰 브라켓에서 발생하는 힘의 20%에 해당하므로 임상적 의의에 대해서는 더 많은 연구가 필요하다.

반면, 협-설측 이동에서는 브라켓 종류에 따라 와이어의 작용에 차이가 있을 수 있는데(그림 3.8), 능동형과 수동형 자가결찰 브라켓에서 발생하는 힘이 다를 수 있다. 이는 브라켓이 설측에 위치할 때 작용하는 힘이 슬롯 외측벽의 유연성과 연관되어 있기 때문이다. 능동형 자가결찰 브라켓은 다른 브라켓에 비해 40% 감소된 힘을 보인다(그림 3.8b). 이러한 효과는 변위의 방향이 반대(협측으로)가 되면 사라진다(그림 3.8a). 이 방향에서는 닫히는 벽이 중요한 역할을 하지 못하고, 와이어는 단단한 슬롯의 설측벽을 압박한다.

와이어 삽입 시 발생하는 힘의 크기는 악궁의 근심측이나 원심측에서 결찰되는 치아의 수에 따라서도 달라진다.[6] 이러한 효과는 치료역학에 더 많은 치아 단위가 포함됨으로써 와이어-브라켓 복합체의 강성이 증가함에 기인한다.

모의 회전실험에서 전통적인 브라켓과 자가결찰 브라켓에 의해 발생하는 모멘트

치축의 변위를 교정하려면 회전이동을 유발하기 위해 브라켓에 모멘트를 가해야 한다. 짝힘(rotational couple)의 크기는 결찰력과 유효 부착 너비(effective attatchment width)의 곱과 같기 때문에 넓은 브라켓일수록 더 높은 모멘트를 발휘한다.[9,10]

다음 연구에서 모의 회전이동에서 다른 종류의 브라켓에 의해 발생하는 모멘트를 측정하였다.[18] 앞서 기술한 바와 같이 0.014″×0.025″ Cu-NiTi Damon 아치 폼 와이어를 배열된 하악 모형에 적용하였다. 실험에서 사용된 변위의 범위는 근심에서 0°-5°로, 원심에서 0°-5°로 제한하였는데, 초기 배열에서 아치 폼에 대한 치관의 변위가 해소되었으리라고 생각하였기 때문이다.

연구결과, Damon 2 브라켓에서 가장 높은 모멘트 값을 나타냈다(그림 3.9a). 특히, 발생한 모멘트가 다른 브라켓(counter part)에 비해 100% 이상으로 나타났다(그림 3.9b).

a

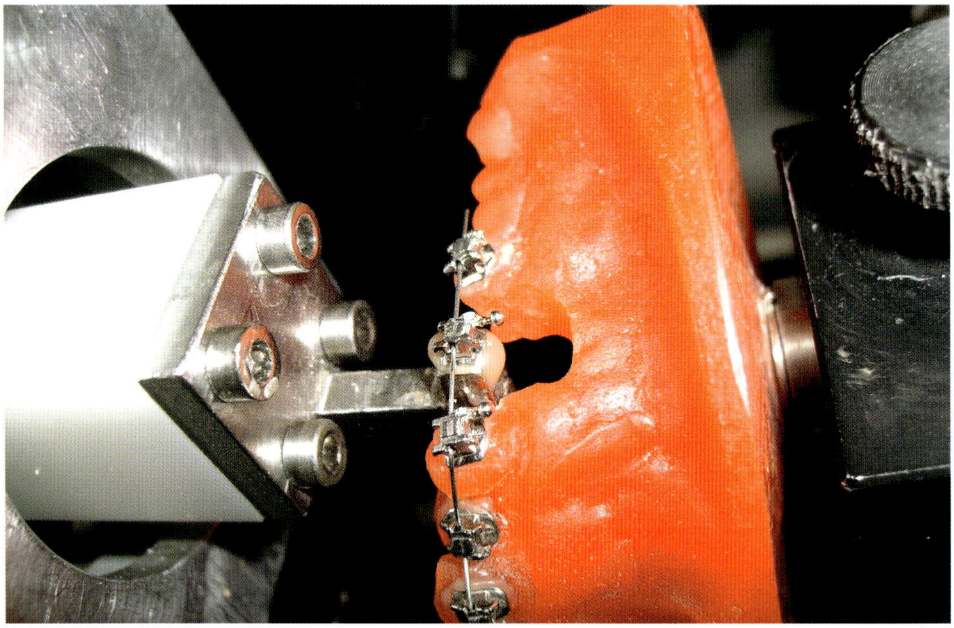

b

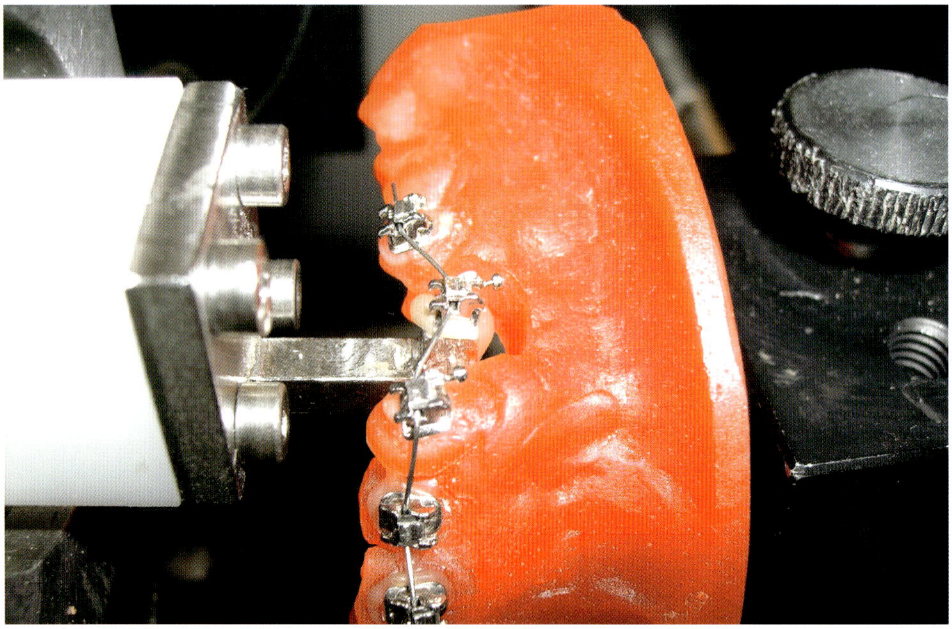

그림 3.6 소구치 함입 및 정출력 측정을 위해 고안된 OMSS에 장착된 모형. 평형상태(**a**), 수직변위 시(함입)(**b**).

또한, 적은 수의 치아가 결찰된 방향으로 회전시킬 때 더 큰 모멘트가 발생하였다. 소구치 회전의 방향(근심 또는 원심)은 발생하는 모멘트의 크기에 중요한 영향을 미치는 것으로 밝혀졌다. 이는 측정 부위를 기준으로 악궁의 근심과 원심에서 치료에 포함되는 치아의 수와 관련이 있다.14 Damon 2 브라켓에 의한 모멘트는 슬롯의 닫히는 부분의 견고성에 기인한다. 이러한 견고성은 와이어가 움직이는 것을 막아서 결찰되는 동안 생긴 에너지를 해소하는 것을 제한한다(그림 3.10a). 이러한 슬롯에 작은 직경의 와이어가 삽입되었을 때 play를 증가시킬 수 있지만, 각형 와이어 삽입 시에는 큰 응력이 발생하게 된다. 이것은 In-Ovation R 브라켓의 경우와는 상반되는데(그림 3.10b), 이 브라켓은 탄성 변형되는 클립을 가지고 있어 슬롯 바닥으로부터 와이어가 좀 더 바깥으로 이동하는 것을 허용한다. 탄성고무의 변형 때문에 전통적

a

b

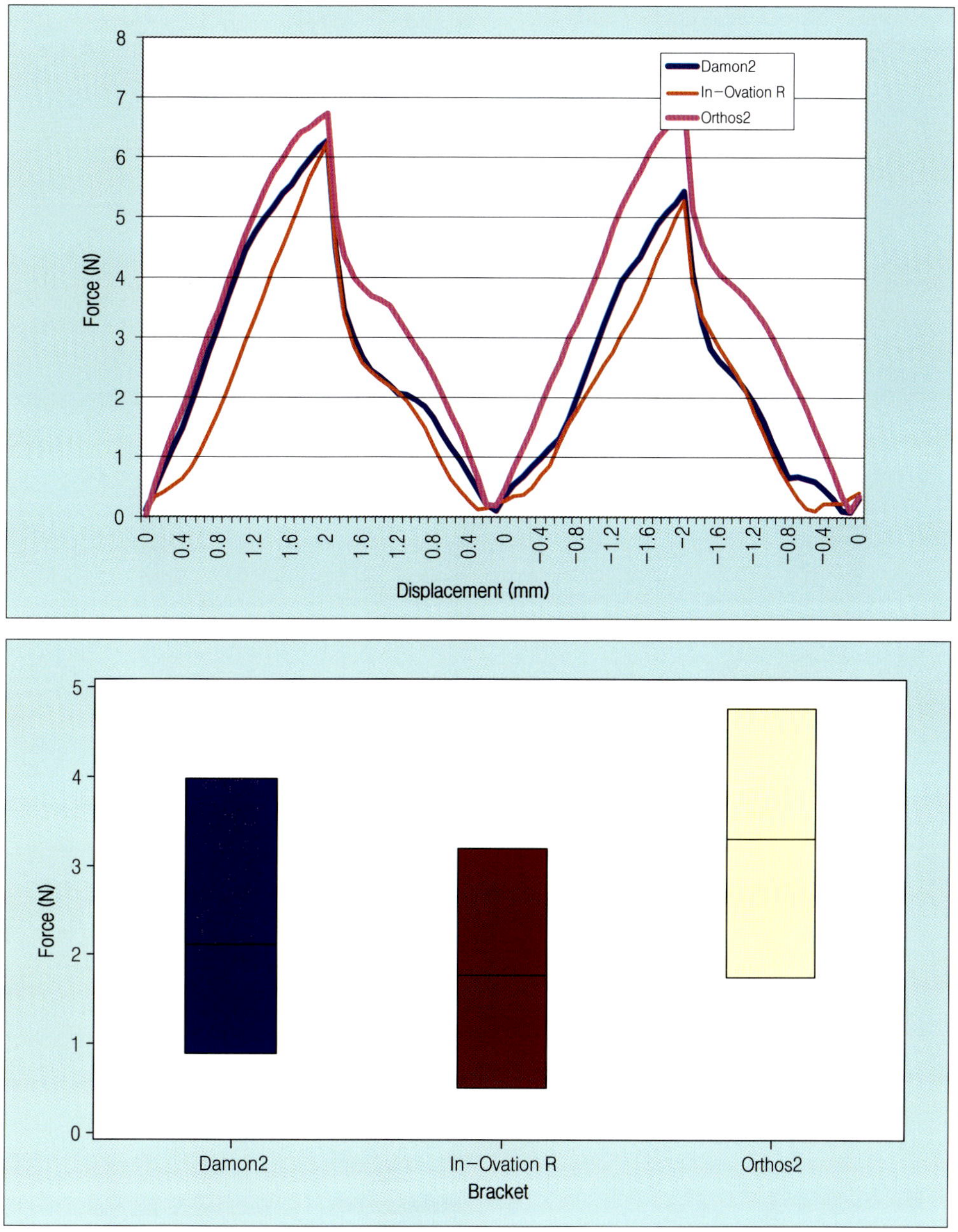

그림 3.7 (**a**) 함입-정출 정도에 따른 평균 힘의 변화(함입을 음의 값으로 나타냄). 각 방향으로 loading-unloading cycle을 나타낸다. 방향에 관계없이 전통적인 Ortho2 브라켓에서 더 큰 힘이 나타나는 데 주목하라. (**b**) 전통적인 그리고 자가결찰 브라켓에서 함입-정출 동안 최대 힘을 기록.

a

b

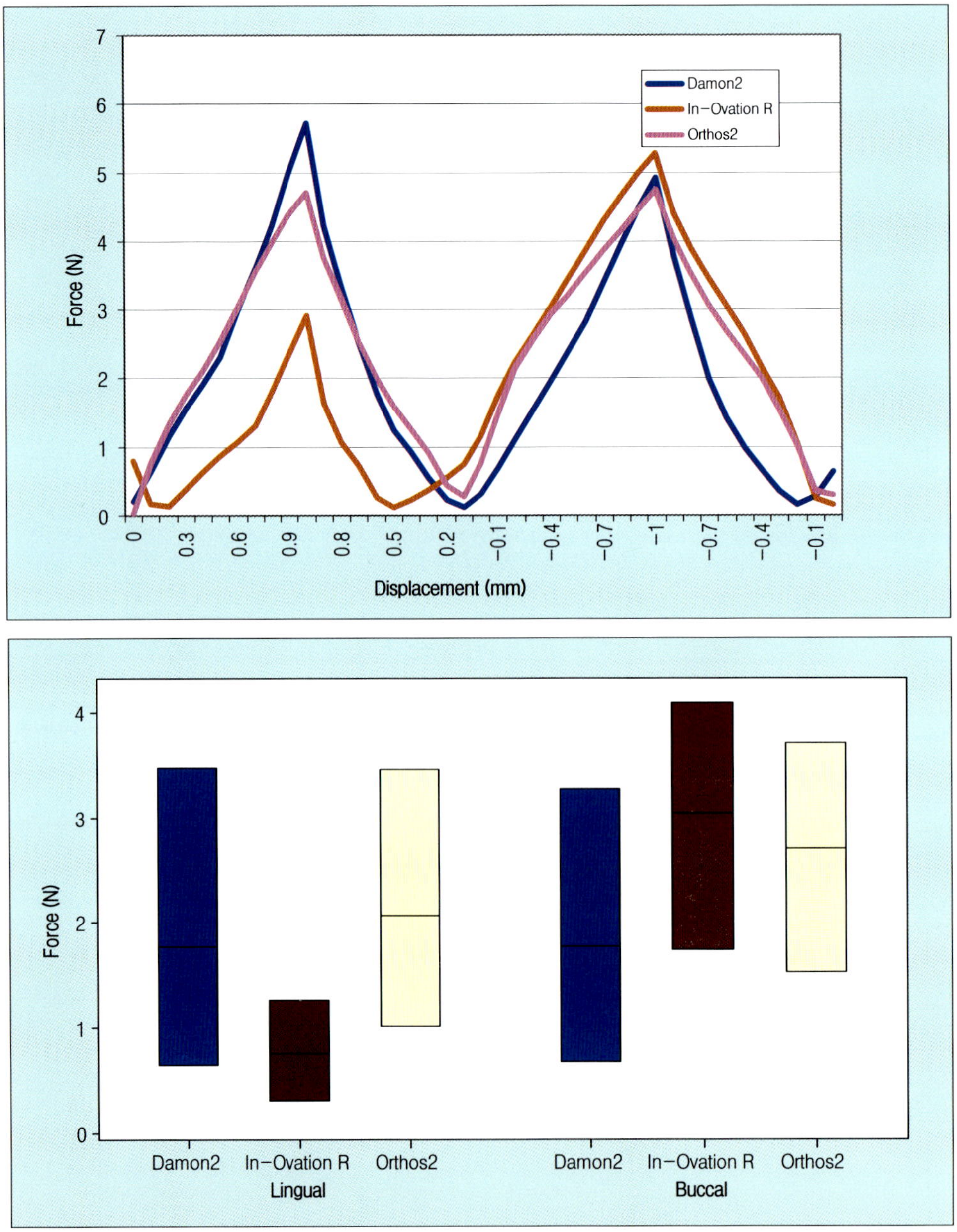

그림 3.8 (**a**) 협-설측 이동 정도에 따른 평균 힘의 변화(협측이동을 음의 값으로 나타냄). 각 방향으로 loading-unloading cycle을 나타낸다. 닫히는 기전이 용이해짐에 따라 In-Ovation R 브라켓에서 설측이동 시 힘이 감소하는 것에 주목하라. (**b**) 전통적인 그리고 자가결찰 브라켓에서 협-설측 이동 동안 최대 힘을 기록.

a

b

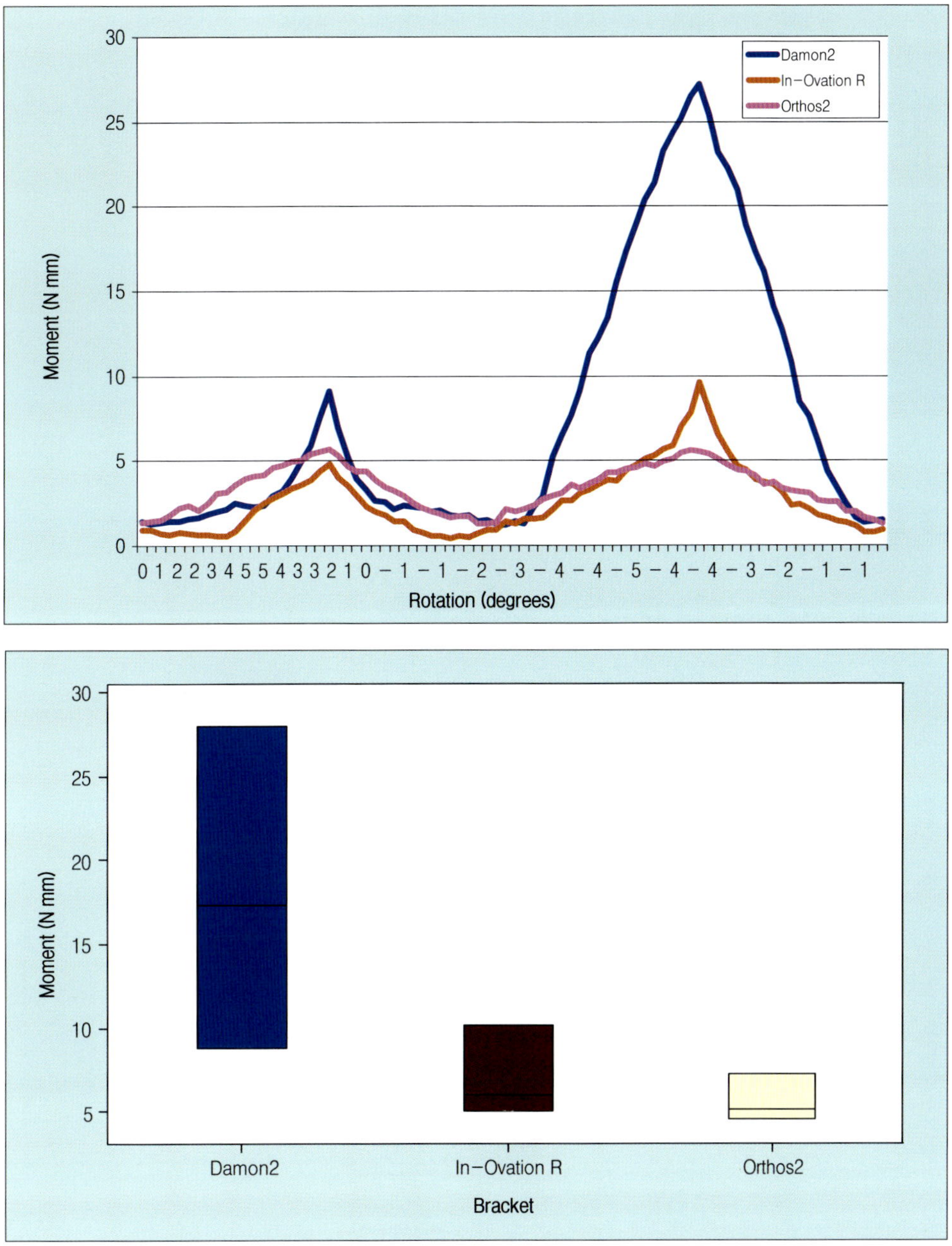

그림 3.9 (**a**) 회전 정도에 따른 힘의 변화. 원심회전, 적은 수의 치아가 결찰된 방향으로의 회전(음의 값으로 나타냄) 시에 큰 모멘트가 발생한다. 양방향으로 모두 Damon 2 브라켓이 큰 모멘트를 나타낸다. (**b**) 전통적인 자가결찰 브라켓에서 회전이동 동안 최대 모멘트를 기록.

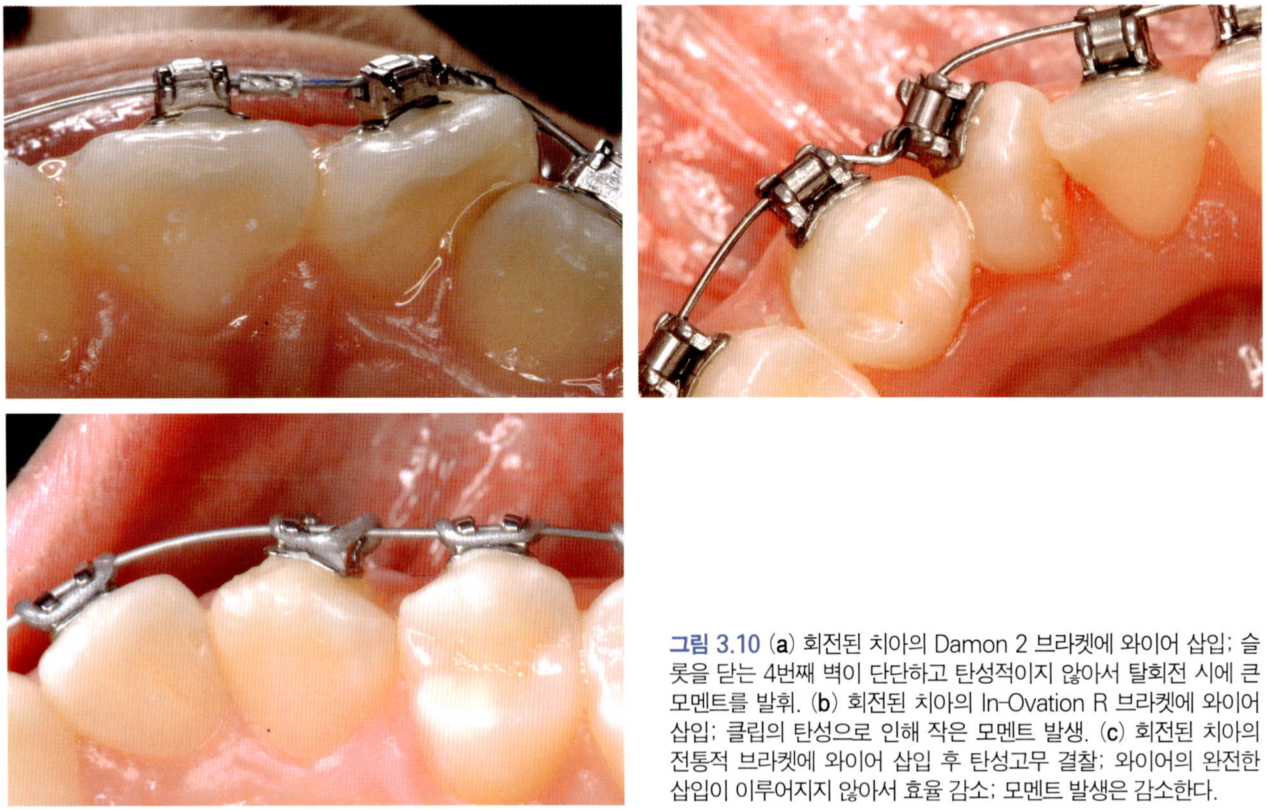

그림 3.10 (**a**) 회전된 치아의 Damon 2 브라켓에 와이어 삽입; 슬롯을 닫는 4번째 벽이 단단하고 탄성적이지 않아서 탈회전 시에 큰 모멘트를 발휘. (**b**) 회전된 치아의 In-Ovation R 브라켓에 와이어 삽입; 클립의 탄성으로 인해 작은 모멘트 발생. (**c**) 회전된 치아의 전통적 브라켓에 와이어 삽입 후 탄성고무 결찰; 와이어의 완전한 삽입이 이루어지지 않아서 효율 감소; 모멘트 발생은 감소한다.

인 브라켓에서도 같은 현상이 일어나고 In-Ovation 브라켓보다도 더 느슨한 결찰을 보인다(그림 3.10c). 이 연구에서 브라켓이 탈회전 모멘트를 지속적으로 발휘할 수 있는지에 대한 정보는 알 수 없었다. 이러한 우려는 특히 탄성고무(elastomeric module)의 사용과 관련 있는데 이 폴리우레탄 기반(polyurethane based)의 고무줄은 in vitro에서 장착 24시간만에 50% 가량 힘의 감소를 보이는 것으로 나타났기 때문이다.19 구강 내에서는 pH의 변동, 온도 변화, 효소 활동, 기계적 응력 등 불리한 환경 때문에 더 많은 힘의 감소(decay)를 예상할 수 있다. 그러므로 회전이동 시에는 탄성고무 결찰보다 SS 결찰이 더 효과적이고 안정적이다. 전통적인 결찰은 탄성고무로 8자형(figure-of-eight) 결찰을 하거나 SS로 결찰력을 조절할 수 있는 장점이 있다. 그러나 전통적인 결찰을 사용하는 것은 생물학적인 범위를 넘어서는 더 큰 모멘트의 발생을 야기할 수 있다.16 In-Ovation R 브라켓은 전통적인 브라켓보다 큰 원심회전 모멘트를 보인다; 그러나 이러한 차이는 회전이 많은 수의 치아가 결찰된 방향을 향하거나 브라켓 간 거리가 짧을 때에는 사라진다. 이러한 양상은 클립 자체의 성질과 클립 변위의 제한 때문에 발생한다. 낮은 응력에 즉시 반응하는 클립은 유연한 성질을 나타내지만 응력이 일정 수준을 넘어서면 유연성을 잃고 와이어의 협측 이동을 막는다.

치료기간 중 능동형 자가결찰 브라켓 결찰력의 일관성

클립을 가지는 능동형 자가결찰 브라켓에서 클립 강성의 변화는 결찰력의 일관성에 부정적 영향을 미친다. 구강 내 환경은 합금에서부터 고분자, 세라믹까지 많은 재료에 대해 기계적 성질과 표면구조의 시효(aging)를 야기하고 이는 결찰 기전에 해로운 영향을 미친다.[21]

네 번째 연구[7]는 구강환경에의 노출이 브라켓의 결찰기전

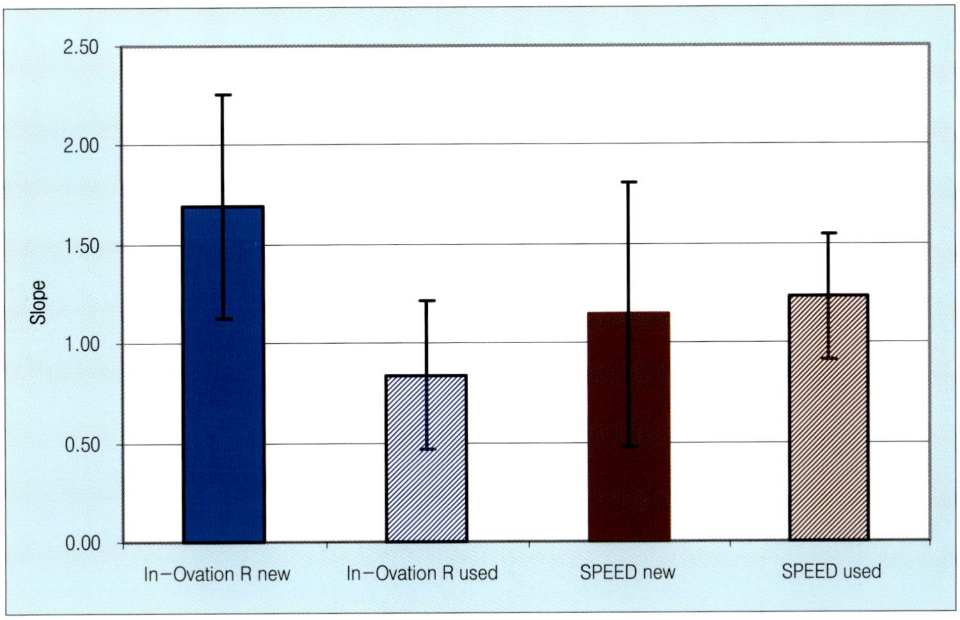

그림 3.11 18개월 사용 전후의 두 종류 능동형 자가결찰 브라켓 강성의 비교. In-Ovation R장치에서 강성감소에 주목하라.

에 미치는 영향을 조사하였는데, 이로 인해 최종적으로는 결찰력의 상실을 야기할 수도 있다. 환자의 구강 내에서 치료 전기간에 걸쳐 사용된 능동형 자가결찰 브라켓 클립의 기계적 성질을 평가하였다; 근본적인 질문은 '전체 치료기간 동안 능동형 자가결찰 브라켓이 와이어에 일관된 힘을 발휘하는가' 였다. 기본적인 임상적 질문임에도 연구 설계는 생역학적으로 복잡하고, 클립의 강성과 시간에 따른 강성의 변화를 측정해야한다. 사용된 두 가지 능동형 자가결찰 브라켓은 SPEED(Strite Industries)와 In-Ovation R이었다.

연구결과는 두 가지 유형의 브라켓 모두에서 클립의 소성변형은 없었다는 것이다. 그러나 한 유형의 브라켓에서 클립이 심각한 시효를 보여 평균 강성이 50% 수준으로 감소하였다(그림 3.11). 그러므로 NiTi 클립의 성능과 시효는 합금의 조성과 상변화에 크게 의존함을 알 수 있다.

이 연구결과는 기계적 응력과 환경의 영향으로 인한 시효 때문에 느슨해진 클립이 더 이상 힘을 발휘하지 못하게 될 수 있기 때문에 임상적으로 중요하다. 결론적으로, 각형 와이어가 삽입되는 치료의 마지막 단계에서 부적절한 와이어 장착이 일어날 수 있으며, 이는 역학적으로 원치 않는 치료 결과를 야기할 수 있다. 이러한 변화의 영향을 평가하기 위해서는 장치의 성능을 비교, 조사하는 임상적인 연구가 필요하다.

참고문헌

1. Hanson H. The SPEED system: a report on the development of a new edgewise appliance. Am J Orthod Dentofac Orthop 1980; 78: 243–265
2. Damon DH. The Damon low friction bracket: a biologically compatible straight-wire system. J Clin Orthod 1998; 32: 670–680
3. Voudouris JC, Kufttinec MM. Excellence and effi - ciency: interactive twin self-ligation. Toronto: Selfligating Technology Publications, 2006
4. Shivapuja PK, Berger J. A comparative study of conventional ligation and self-ligation bracket systems. Am J Orthod Dentofac Orthop 1994; 106: 472–480
5. Harradine NW. Self-ligating brackets: where are we now? J Orthod 2003; 30: 262–273
6. Drenker E. Calculating continuous archwire forces. Angle Orthod 1998; 58: 59–70
7. Pandis N, Bourauel C, Eliades T. Changes in the stiffness of ligating mechanism in retrieved active self ligating brackets. Am J Orthod Dentofac Orthop 2007;132: 834–837
8. Iwasaki LR, Beatty MW, Randall CJ, Nickel JC. Clinical ligation forces and intraoral friction during sliding on a stainless steel archwire. Am J Orthod Dentofac Orthop 2003; 123: 408–415

9. Berger JL. The infl uence of the SPEED bracket's selfligating design on force levels in tooth movement: a comparative in vitro study. Am J Orthod Dentofac Orthop 1990; 97: 219–228
10. Berger JL. The SPEED appliance: a 14-year update on this unique self-ligating orthodontic mechanism. Am J Orthod Dentofac Orthop 1994; 105: 217–222
11. Bourauel C, Drescher D, Thier M. An experimental apparatus for the simulation of three-dimensional movements in orthodontics. J Biomed Eng 1992; 14: 371–378
12. Pandis N, Eliades E, Bourauel C. Forces exerted by conventional and self-ligating brackets during simulated levelling and aligning. Eur J Orthod (in press)
13. Sander C, Sander FM, Sander FG. The derotation of premolars and canines with NiTi elements. J Orofac Orthop 2006; 67: 117–126
14. Schudy GF, Schudy FF. Intrabracket space and interbracket distance: critical factors in clinical orthodontics. Am J Orthod Dentofac Orthop 1989; 96: 281–294
15. Kasuya S, Nagasaka S, Hanyuada A, Ishimura S, Hirashita A. The effect of ligation on the load-defl ection characteristics of nickel-titanium orthodontic wire. Eur J Orthod 2007; 29: 578–582
16. Hemingway R, Williams RL, Hunt JA, Rudge SJ. The infl uence of bracket type on the force delivery of Ni-Ti archwires. Eur J Orthod 2001; 23: 233–241
17. Pandis N, Eliades E, Partowi S, Bourauel C. Forces exerted by conventional and self-ligating brackets during simulated fi rst and second order correction. Am J Orthod Dentofac Orthop 2008; 133: 738–742
18. Pandis N, Eliades E, Partowi S, Bourauel C. Moments generated during simulated rotational correction with self-ligating and conventional brackets. Angle Orthod 2008; 78: 1030–1034
19. Taloumis LJ, Smith TM, Hondrum SO, Lorton L. Force decay and deformation of orthodontic elastomeric ligatures. Am J Orthod Dentofac Orthop 1997; 111: 1–11
20. Bednar JR, Gruendeman GW. The infl uence of bracket design on moment production during axial rotation. Am J Orthod Dentofac Orthop 1993; 104: 254–261
21. Eliades T, Bourauel C. Intraoral aging of orthodontic materials: the picture we miss and its clinical relevance. Am J Orthod Dentofac Orthop 2005; 127: 403–412

제 2 부

치료 결과 - 임상적 성과

제 4 장

임상 연구 디자인의 필수 요소

Argy Polychronopoulou

서론

역학(epidemiology)은 '질병 빈도의 결정요소와 분포에 대한 학문'[1]이다. 임상 역학은 건강관리 종사자가 관찰한 질병의 결과에 대한 학문이다.[2] 잘 설계된 역학 연구는 양질의 임상의 기본이 된다. 이 장(chapter)에서는 임상 역학 연구를 교정 연구에 적용시킬 때 연구 디자인과 관련된 중요한 문제를 소개하고자 한다. 자가결찰 장치와 관련된 학문적 질문에 대답을 제공할 수 있는 연구 설계를 다루기 위해 노력하였다.[3-13]

연구 설계

임상적인 연구는 비실험적인 디자인과 실험적인 디자인을 포함하며 질병의 역학을 조사하거나 개인 기반으로 가능한 연관성을 문서화시켜 예방/치료 수단을 평가할 수 있다. 이는 연구 설계와 관련 없이 두 가지 기본적인 원칙을 따른다: (a) 두 그룹 간의 비교, (b) 편견(bias)의 모든 잠재적 원인 제거.[14]

비실험적인 연구(관찰-observation)에서 연구자는 연구 참여자를 관찰한다. 즉, 자료는 어떤 일이 일어나고 있는지 보는 것을 통해 수집된다. 반면에 실험적 연구에서는 조사자가 참여자에게 특정한 중재행위를 배정한다. 비실험적 연구는 코호트연구(cohort studies)와 환자-대조군 연구(case-control study)로 세분화할 수 있다.[15,16] 그림 4.1은 임상연구의 분류를 도식화한 것이고 표 4.1은 자가결찰 브라켓과 관련한 임상 교정연구의 예를 보여주고 있다. 다음 섹션에서 임상적 치료효과 연구의 표준이 되는(gold standard) 실험적 연구에 초점을 맞춰 역학적 연구의 기본적인 특징을 소개한다.

비실험적/관찰 연구

코호트 연구

코호트 연구(Cohort studies)는 추적연구(follw-up studies), 종단연구(longitudinal study) 또는 발병률 연구(incidence studies)라고도 한다. 일정 기간 동안 개인을 추적해서 건강 결과(health outcome)를 모니터링한다. 연구

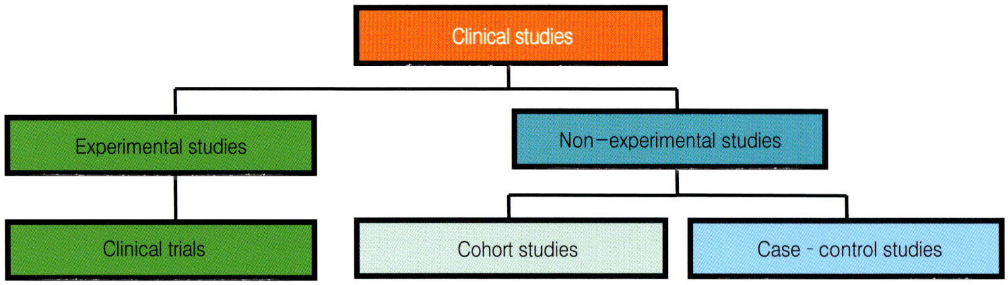

그림 4.1 임상연구의 종류.

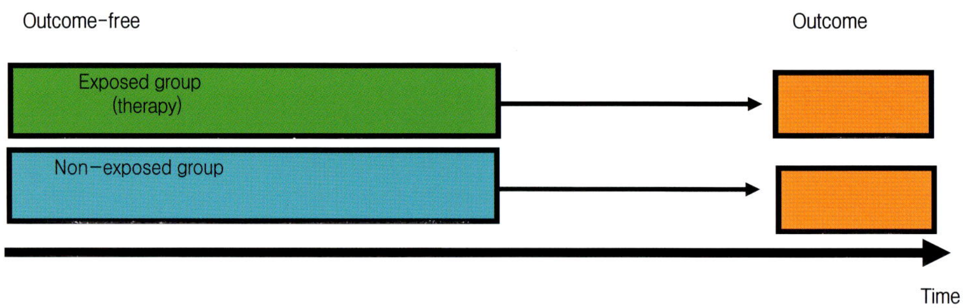

그림 4.2 코호트 연구 디자인.

표 4.1 자가결찰 브라켓에 대한 임상연구의 예

Study type		Treatment	Outcome	Source
Experimental	Randomized clinical trial	Self-ligating vs conventional brackets *Initial alignment*	Discomfort	Scott P et al., 2008[13]
	Randomized clinical trial	Self-ligating vs conventional brackets	Duration of crowding alleviation	Pandis N et al., 2007[11]
Observational	Cohort	Self-ligating vs conventional brackets *Wire size and material*	Arch-wire ligation time	Turnbull NR, Birnie DJ, 2007[12]
	Case-control	Self-ligating vs conventional brackets	Treatment effi ciency	Harradine HNW, 200[15]

에 포함시킬 대상자의 선정은 조사하고 있는 요인에 노출된 적이 있는지를 기준으로 한다. 이러한 그룹은 연구 코호트(study cohorts)라고 하며, 모든 참여자는 결과가 발생할 위험을 가지고 있어야 한다. 일정 기간 동안(보통 긴 기간 동안) 개인을 추적하여 연구하고 있는 결과가 발생하는지 확인한 후 두 집단 간의 발생률을 비교한다(그림 4.2).[15,17,18]

노출된 그룹의 선택은 역학적 가설, 노출 빈도, 기록 가능성이나 추적 용이성 같은 임상연구의 실제적인 난이도에 의존한다. 비노출 그룹은 노출/요인이 노출그룹의 결과 빈도에 영향을 주지 않았더라면 발병률이 어느 정도였을지에 대한 정보를 제공한다. 그러므로 비노출 그룹은 노출그룹과 조사하고자 하는 요인 이외의 다른 위험요소에 있어서는 유사한 대상자를 선택한다. 이상적인 경우는 노출그룹과 비노출 그룹 간의 단 하나의 차이가 노출 요인인 경우이다.

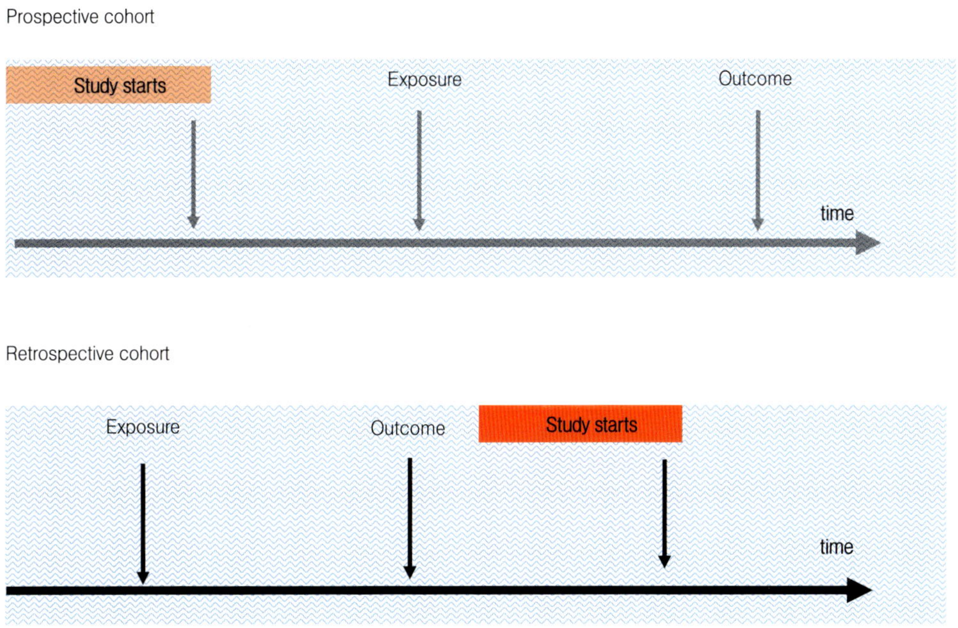

그림 4.3 전향적,후향적 코호트 연구 설계.

이전부터 존재하던 정보를 기반으로 하는 노출과 결과를 이용한 코호트 연구를 후향적 코호트(retrospective cohort) 연구라고 한다(그림 4.3). 그러나 이러한 연구의 신뢰도(authencity)는 의학/치의학적인 기록에서 결과가 얼마나 철저하게 보증이 되는가와 연구 기간에 의존한다. 또한 이 경우에는 관련된 기여요인들에 대한 정보를 얻을 수 없다.

코호트 연구의 장점

- 사건의 순서에 대한 직접적인 정보를 제공한다; 그러므로 노출과 결과의 시간적 관계를 더욱 명확하게 알 수 있다.
- 조사자가 추적 동안 모든 효과를 기록한다면 노출/치료의 여러 가지 효과를 조사하기에 적절하다.
- 발병률이나 위험(risk)에 대한 측정을 직접적으로 할 수 있고 이들의 차이와 비율을 구할 수 있다.

코호트 연구의 단점

- 전향적 코호트(prospective cohort) 연구는 비용과 시간이 많이 필요하고, 후향적 코호트 연구는 적절한 기록이 남아있어야 가능하다.
- 추적하던 대상을 놓치는 경우 이 디자인의 유용성이 위협받게 된다.
- 코호트 연구는 희귀한 결과에 대해서는 적합하지 않다.

환자-대조군 연구

이 디자인은 표본추출(sampling)을 이용하여 코호트 연구와 같은 목표를 좀더 효율적으로 달성하기 위함이다. 특정요인이나 질병이 없는 대조군이 표본으로 선택된다. 이상적으로 대조군은 원래집단(source population)에서 노출의 분포를 나타낸다. 순차적으로 노출 정보를 환자와 대조군에서 수집한 후, 노출 유형이 환자와 대조군에서 차이가 있는지 확인하기 위하여 자료를 분석한다(그림 4.4).[15,17,19]

환자-대조군 연구의 기본적인 특성은 조사 대상의 선택이 조사 중인 질병의 유무를 기준으로 이루어진다는 것이다. 환자군 수집에는 여러 출처가 있는데 개인 병원이나 대형 병원, 질병등록체계(disease registry) 또는 검사프로그램(screening program)을 이용할 수 있다. 인과관계분석

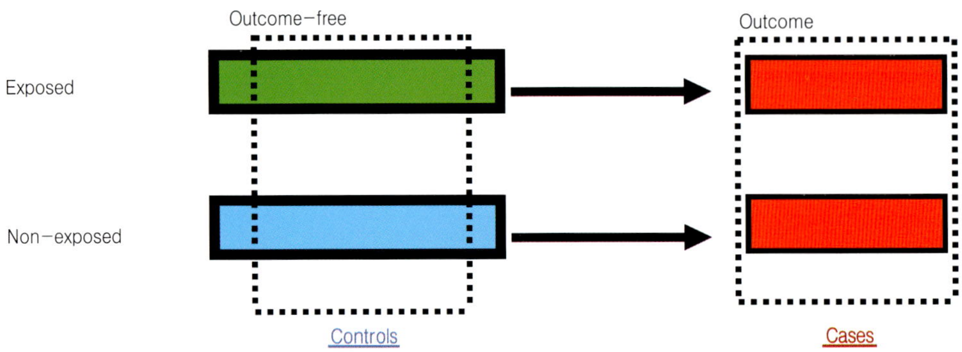

그림 4.4 환자-대조군 연구의 디자인.

(causal research)을 위하여 발병 증례를 유병 증례보다 선호한다. 발병률은 대상자를 조사하는 동안 질병이 생긴 환자의 수이다; 유병률은 집단 내에서 질병을 가지고 있는 사람의 비율이다. 환자 그룹의 선택에 이용하는 기본적인 원리는 역학적인 관점에서 비교적 균일한 집단을 이루고 질병에 관련한 사실이 믿을 만한 출처에서 근거를 얻어야 한다는 것이다. 많은 연구에서 하나 이상의 대조군이 필요하다. 대조군의 선정에는 일반인구집단(무작위 표본추출을 이용), 병원을 이용, 환자의 친구나 친척을 대조군으로 설정하는 방법을 포함하여 다양한 방법이 있다. 질병을 가지고 있는 것이 알려졌거나 조사 중인 노출과 관련 있는 것으로 의심되는 사람은 대조군에서 제외한다.

표 4.2 코호트 연구와 환자-대조군 연구의 주된 특성

Characteristic	Cohort studies	Case-control studies
Outcome	Unsuitable for rare outcome	Suitable for rare outcome Suitable for outcomes with long induction
Exposure	Efficient for rare exposures Good information on exposures	Can evaluate multiple exposures in relation to an outcome
Bias	Less vulnerable to bias	More vulnerable to bias: recall bias and selection bias
Time	Time consuming	Less time consuming
Cost	Expensive	Less expensive

환자-대조군 연구의 장점

- 환자 대조군 연구는 코호트 또는 실험적 연구에 비해 비용이 적게 들고 실행하기 쉬우며 희귀병 연구에 적합한 방법이다.
- 환자-대조군 연구는 여러 가지 병인을 동시에 연구할 수 있다.
- 환자-대조군 연구는 종종 대등한 코호트 연구보다 훨씬 적은 표본을 필요로 한다.

환자-대조군 연구의 단점

- 환자-대조군 연구는 시간적 순서를 포함하지 않으며 어떤 경우에는 노출과 질병 간의 시간적 관계를 밝히기 어렵다.
- 환자-대조군 연구는 드문 노출의 경우 연구 대상이 매우 많거나 질병을 가진 사람들 사이에서 그 노출이 흔하지 않다면 효율적인 디자인이 아니다.
- 대개 질병의 발병률을 알 수 없다.
- 환자-대조군 연구는 편견(bias)이 개입되기 쉽다.

표 4.2는 관찰연구의 하위범주들의 주요 특징을 요약하고 있다.

실험적 연구/개입연구

흔히 임상실험(clinical trial)으로 알려진 개입연구(intervention studies)는 코호트 형태의 실험적 연구이지만 조사자가 대상자에게 노출을 배정한다. 연구가 진행되는 조건이 조절된다는 점에서 비실험적 연구와 다르다. 임상실험의 목적은 질병의 잠재적인 치료법을 조사하거나 후유증을 예방하는 것이다.[16,20]

임상실험은 새로운 치료 방법을 평가하는 가장 좋은 방법이다. 자가결찰 장치의 경우 이러한 연구는 치과 장치의 효능을 평가하는 임상실험으로 볼 수 있다. 장치와 같이 기술의존적인 행위(skill-dependent activities)에 대한 임상실험은 대부분의 측면에서 약물에 대한 임상실험과 비슷하다; 장치는 전체적으로 덜 엄격한 실험이 허용되는 것은 아니지만 약물보다 광범위한 개발 실험의 필요성이 적다. 장치 실험과 같은 모든 임상실험은 다음과 같은 공통의 핵심 디자인 특징을 가지고 있다.

연구 코호트(Study Cohort)

이러한 연구에 참여하는 개인들은 연구 결과가 적용될 좀 더 일반적인 그룹에서 유래한다; 이 그룹을 표적집단(target population)이라고 부른다. 연구에 참여할 수 없는 대상자를 제외한 후, 남아있는 사람들이 실험집단(experimental population)을 이룬다; 실험에 동의하지 않는 대상자는 제외한다. 실험에 동의하는 대상자를 두 집단으로 나눈다: (a) 기본적인 개입/실험군, (b) 비교/대조군. 연구 대상자를 엄격한 조건 하에서 일정기간 동안 추적하며 두 그룹에서 효과/결과를 비교, 기록한다(표 4.3, 그림 4.5).

무작위화

코호트나 case-control 같은 비실험적 임상연구에서 알려진 교란요소는 대조군의 선택이나 데이터를 분석하는 동안 모니터링할 수 있다. 그러나 알려지지 않은 교란요소를 통제할 방법은 없다. 반면에 실험적 연구에서 무작위화(randomization)를 통하여 방법론적으로 알려지거나 알려지지 않은 교란요소에 대해서 모두 통제가 가능하다.

표 4.3 중재연구의 하위 범주

하위범주	특 성
단일위치	단일 위치에 치료 시행
다중위치	조직화된 여러 위치에 치료 시행
예방	결과가 일어나는 것을 막기 위해 예방제 제공
치료	치료가 생존과 상태 개선을 위해 제공됨
병렬	한 그룹에 속한 모든 구성원들은 다른 그룹에게 제공되는 치료와 다른 치료를 받음
크로스오버	각 피험자에게 다른 시간에 치료를 제공받음
단순	각 그룹은 한 가지 치료를 제공받음
계승	각 그룹은 한 가지 이상의 치료를 제공받음

특히 자가결찰 장치(self-ligating appliance)의 임상실험을 포함한 치료연구는 적응증에 의해 생기는 혼란 때문에 복잡해진다. 이는 각기 다른 치료를 받는 환자들의 예후의 차이에서 기인하는 편향(bias)의 문제이다. 무작위화를 통해 각 실험군은 무작위로 측정을 받게 된다. 그러므로 치료를 적절하게 무작위로 할당하게 된다면 실험의 균형을 망가뜨릴 교란요소가 줄어들게 된다. 무작위적 치료 할당은 예후 요소가 다른 치료를 받는 그룹 간에 균형을 가지게 해주고, 결국 기준적인 특성(baseline characteristic)이 연구 그룹 간에 고르게 분포되게 된다. 이런 조건이 만족된다면 임상연구는 무작위적 비교실험(Randomized controlled trial)이라고 할 수 있다.[16,21,22]

무작위화를 하기 위해 사용되는 간단한 방법으로 동전을 던지거나 난수표를 사용하거나 컴퓨터의 난수발생 프로그램을 사용할 수 있다. 연구자들은 무작위화를 위하여 2개 이상의 방법을 사용하여 연구군 사이에 균형을 맞춰줄 수 있다. 이를 계층화와 블록화라고 한다.[17] 계층화 무작위화에서 연구 모집단은 먼저 가능한 교란변수에 따라 분류되고 각 계층에 따라 치료군으로 무작위화 된다(그림 4.6). 블록화에

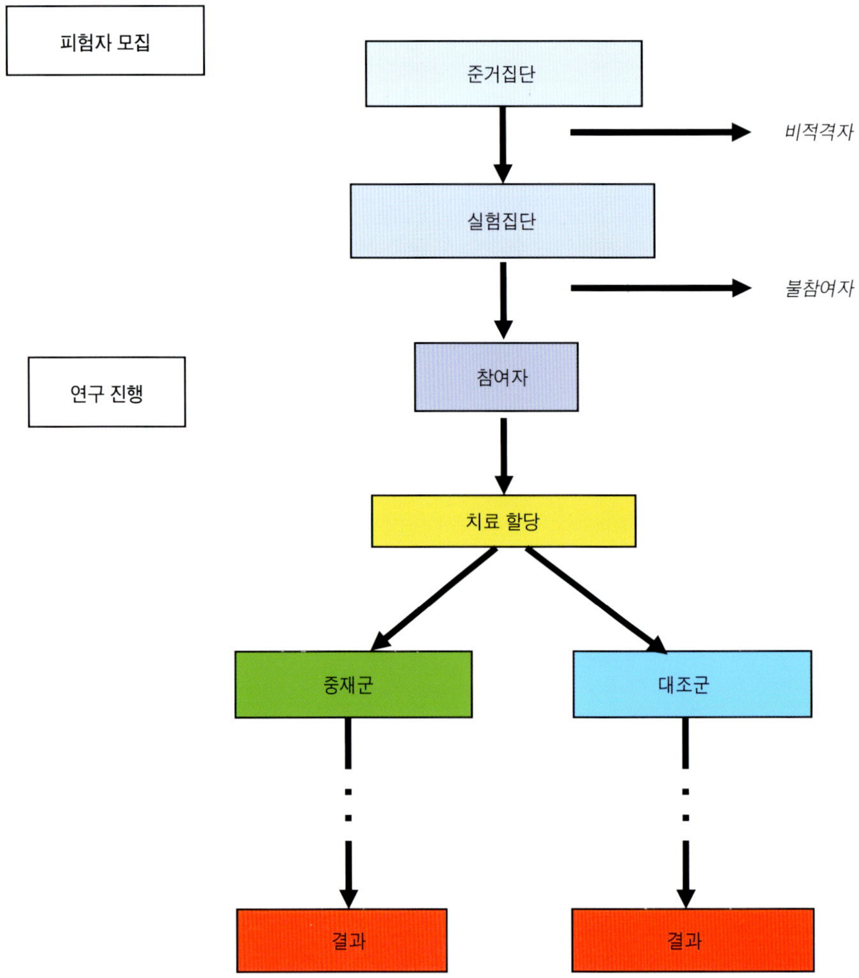

그림 4.5 임상실험의 흐름도.

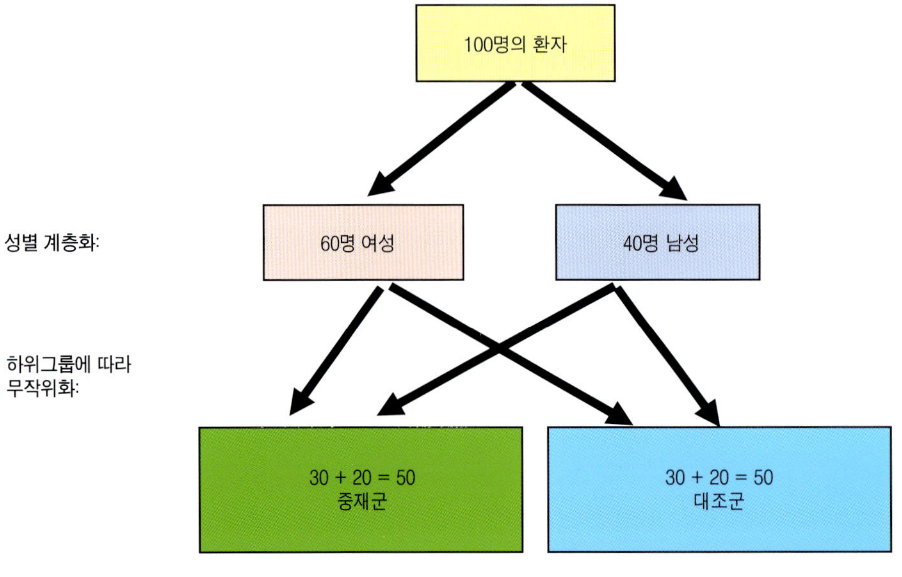

그림 4.6 계층화 무작위화: 피험자들은 먼저 예후 요소에 따라 계층으로 분류되고 각 계층 내에서 중재/치료 및 대조군으로 무작위적으로 분류된다.

서 무작위화는 특정한 크기의 블록으로 진행되고 기재된 시간에 관련되어 균형이 잡히게 된다.

무작위화가 각 요소를 균등하게 배분해주지만 이는 항상 가능한 것은 아니다. 특히 작은 수의 샘플로 실험을 할수록 더욱 그러하다. 연구의 시작부터 모든 교란요소의 분포들을 비교함으로 무작위 할당이 성공적일 수 있다. 두 그룹 간에 눈에 띄는 차이가 있는 경우, 결과를 통계 비교할 때 더 많은 조절이 필요하게 된다.

맹검과 감춤

실험의 신뢰성은 보통 참가자들과 연구자들이 실험 구성원들에 대하여 아는 것, 그리고 치료가 결과에 영향을 미침을 인지하는 것에 의해 크게 영향 받는다. 이에 대한 해결책은 맹검(blinding) 을 사용하는 것이다.[16,17] 맹검이 바람직하지만 항상 필요한 것은 아님을 알아야 한다. 맹검을 하지 않는다고 해도 특별히 객관적으로 정의된 결과에 영향을 미치지 않는다.

3가지 형태의 맹검이 있다. (a) 간단 맹검(simple blinding). 결과를 평가하는 교정의사 혹은 치과의사 아니면 진료보조자는 치료에 대해서 인지하지만, 참여자는 인지하지 못한다. (b) 이중 맹검(double blinding). 평가자와 참여자 모두 실험에 대해서 인지하지 못한다. (c) 삼중 맹검(triple blinding). 평가자, 참여자, 결과값을 해석하는 연구자도 실험에 대해서 인지하지 못한다(표 4.4).

대조군에 위약치료를 하여 맹검의 효과를 더욱 높일 수 있다. 위약효과는 치료와 형태적으로 유사하나 효과는 없으며 대조군에 예방책을 적용한다. 중재연구에 약이 아닌 절차/기구를 포함하게 될 때, 거짓 절차/기구를 통해 대조군을 치료에 대한 경험과 밀접하게 연관시킬 수 있다. 효과 없는 위약이나 거짓 절차/기구를 사용하면 위약효과가 발생하며 암시의 힘을 준다. 윤리적인 이유로 승인된 치료요법이 있다면 새로운 치료법은 위약효과에 대해서가 아니고 현재의 가장 최선의 치료법에 대해서 검증 되어야 한다.[16]

표 4.4 무작위적 임상 연구에서 쓰이는 여러 맹검(V: 피험자의 할당을 알 수 없음; –:피험자의 할당을 인지할 수도 있음)

	맹검의 종류		
	단일	이중	삼중
피험자	V	V	V
평가자	–	V	V
데이터 분석자	–	–	V

표본 크기

표본 크기(sample size) 결정은 매우 중요한 과정이다. 수많은 중재연구에서 표본 크기가 부족하여 연관성이 부족하게 되고 임상적인 중요성을 찾기 어려워진다.[23] 검사장비의 효용성을 검증할 때 표본 크기를 추정하는 것은 치료군을 비교하는 데 쓰이는 통계분석에 따라 달라진다. 표본 크기를 결정하기 위하여 연구자들은 다음의 요소를 포함하는 공식을 이용하여야 한다.[24] (a) 대조군의 추정 수, (b) 새로운 중재/치료군의 추정 수, (c) 알파와 베타 오류를 일으킬 가능성.

알파 오류(통계적 중요도)는 현실에서 다르지 않은 것을 다르다고 결론 내릴 확률로 보통 0.05라고 정의된다. 베타 오류는 현실에서 다른 것을 다르지 않다고 결론 내릴 확률로 0.20이라고 정의된다. 표본 크기는 대립가설이 증가할 때 감소하고 통계학적 오류가 감소할 때 증가하게 된다.

배정된 대로 원칙(Intention-to-treat principle)

실험 데이터 분석은 분명해야 하며 연구 프로토콜에 구체화되어 있어야 한다. 그러나 '배정된 대로 원칙' 의 적용에서 주의를 기울여야 한다. 이 원칙은 무작위로 뽑은 모든 참여자들은 그 목적을 달성하기 위해 모두 분석되어야 한다는 것이다.[25] 모든 대상자들은 치료를 받고 있는지 아니면 완료하였는지에 관계없이 분석되어야 한다. 환자들이 실제로 받은 치료에 따라 환자를 분석하는 접근법은 몇몇 임상적인 의문을 도출하는 데에는 효과적이지만 무작위적 임상실험의 주된 분석이 되어서는 안 된다. 그리고 이 분석법의 두 번째 중요점은 연구자들이 결과값을 제외할 수 없다는 것이다. 제외된 값은 무작위로 일어나지 않으며 치료적인 중재법에 관련되었을 수도 있다. 그래서 유효한 '배정된 대로 분석법'은 빠진 값을 가진 대상자들의 데이터를 가지게 된다.

임상적 효과평가

기구(device)를 비교하는 임상실험을 통해 상대적인 치료효과를 측정할 수 있다. 결과값(endpoint)에 따라 상대적인 치료효과는 평균, 비율, 정성적인 차에서 다를 수 있다. 위험률과 대응하는 신뢰구간을 추정하는 것은 중요하며 무작위적 임상 실험에서 보고되고 있다. 더욱이 통계적인 모형은 예후 요소의 가능한 영향을 연구하기 위해 사용될 수 있다.

윤리적 이슈

윤리적인 고려는 실험적 연구의 디자인과 수행에 필수적이다. 임상 연구에 있어서 다음과 같은 수많은 윤리적인 질문이 도출된다. 무작위로 치료를 배정하는 것이 윤리적인가? 최선의 치료보다 현재의 치료법을 검증하는 것이 윤리적인가? 환자에게 제대로 동의서를 받았는가? 어떠한 상황에서 연구가 종결되어야 하는가? 그러므로 연구는 윤리적으로 정당화될 수 있고 유익한 치료에 제한되어야 한다. 어떠한 실험도 윤리적인 이슈의 고려 없이 진행해서는 안 된다. 윤리위원회의 승인 하에 연구가 진행되어야 한다.

실험적 연구의 장점

- 중재연구는 인과관계를 증명하는 데 큰 도움을 준다.
- 가능한 한 교란요소들이 결과값을 혼동시키지 않는다. 왜냐하면 주관적인 관찰자의 관점에 의해 치료군의 할당이 결정되지 않기 때문이다.

실험적 연구의 단점

- 연구에 관련된 많은 의문사항이 실험 내에서 검증되지 않는다.

표 4.5 관찰 연구와 무작위화 임상연구 사이의 차이

특성	관찰 연구	무작위적 임상연구
교란 치우침 (Confounding Bias)	무작위화가 불가능, 알려진 교란요소는 통제가능하나 알려지지 않은 교란요소는 통제하기 어렵다.	무작위화 가능함, 교란요소들은 모두 통제 가능함
결과 평가	맹검이 불가능	맹검 가능
노출	제한 없음	한두 가지의 중재
피험자 선택	넓은 범위의 환자 포함 가능	엄격한 기준이 적용
비용	비교적 낮다.	높다.

- 비용과 윤리적인 문제로 비실험적 연구보다 어렵다.

결론

잘 설계되고 완벽하게 진행되는 연구는 임상 교정 진료에 매우 쓸모 있는 정보를 준다. 표 4.5에서 관찰연구와 무작위적 임상연구의 차이에 대해서 요약되어 있다. 무작위적 임상연구를 통해 환자와 교정의사의 의사결정 과정에 관계없이 치료가 진행되기 때문에 치료효용성에 대해서 강한 증거를 얻을 수 있다. 물론 무작위적 임상연구가 교정 임상연구에 이상적인 연구방법이지만 언제나 실현 가능한 것은 아니다. 교정의사는 여러 연구 방법을 이해하여 논문을 잘 해석할 수 있고 여기서 얻는 지식을 임상에 적용할 수 있다.

참고문헌

1. Hennekens CH, Buring JE. Epidemiology in Medicine, 1st ed. Boston, MA: Little, Brown and Co, 1987
2. Weiss NS. Clinical Epidemiology: the Study of the Outcome of Illness, 2nd ed. New York, NY: Oxford University Press, 1996
3. Shivapuja PK, Berger J. A comparative study of conventional ligation and self-ligation bracket systems. Am J Orthod Dentofac Orthop 1994; 106: 472–480
4. Eberting JJ, Straja SR, Tuncay OC. Treatment time, out-

come, and patient satisfaction comparisons of Damon and conventional brackets. Clin Orthod Res 2001; 4: 228–234
5. Harradine NW. Self-ligating brackets and treatment effi ciency. Clin Orthod Res 2001; 4: 220–227
6. Miles PG. SmartClip versus conventional twin brackets for initial alignment: is there a difference? Aust Orthod J 2005; 21: 123–127
7. Miles PG, Weyant RJ, Rustveld L. A clinical trial of Damon2 versus conventional twin brackets during initial alignment. Angle Orthod 2006; 6: 480–485
8. Pandis N, Strigou S, Eliades T. Maxillary incisor torque with conventional and self-ligating brackets: a prospective clinical trial. Orthod Craniofac Res 2006; 9: 193–198
9. Miles PG. Self-ligating vs conventional twin brackets during en-masse space closure with sliding mechanics. Am J Orthod Dentofac Orthop 2007; 132: 223–225
10. Deguchi T, Imai M, Sugawara Y, Ando R, Kushima K, Takano-Yamamoto T. Clinical evaluation of a low-friction attachment device during canine retraction. Angle Orthod 2007; 77: 968–972
11. Pandis N, Polychronopoulou A, Eliades T. Self-ligating vs conventional brackets in the treatment of mandibular crowding: a prospective clinical trial of treatment duration and dental effects. Am J Orthod Dentofac Orthop 2007; 132: 208–215
12. Turnbull NR, Birnie DJ. Treatment effi ciency of conventional vs self-ligating brackets: effects of archwire, size and material. Am J Orthod Dentofac Orthop 2007; 131: 395–399
13. Scott P, Sherriff M, Dibiase AT, Cobourne MT. Perception of discomfort during initial orthodontic tooth alignment using a self-ligating or conventional bracket system: a randomized clinical trial. Eur J Orthod 2008; 30: 227–232
14. Antczak-Bouckoms AA. The anatomy of clinical research. Clin Orthod Res 1998; 1: 75–79
15. McMahon B, Trichopoulos D. Epidemiology: Principles and Methods, 2nd ed. Boston, MA: Little, Brown and Co, 1996
16. Rothman KJ. Epidemiology: An Introduction. New York, NY: Oxford University Press, 2002
17. Aschengrau A, Seage GR III. Essentials of Epidemiology in Public Health. Sudbury, MA: Jones and Barlett Publishers, 2003
18. Grimes DA, Schulz KF. Cohort studies: marching towards outcomes. The Lancet 2002; 359: 341–345
19. Schulz KF, Grimes DA. Case-control studies: research in reverse. The Lancet 2002; 359: 431–434
20. Peto R, Pike MC, Armitage P, et al. Design and analysis of randomized clinical trials requiring prolonged observation of each patient. I. Introduction and design. Br J Cancer 1976; 34: 585–612
21. Gore SM. Assessing clinical trials: why randomize? Br Med J 1981; 282: 1958–1960
22. Salas M, Hofman A, Stricker BH. Confounding by indication: an example of variation in the use of epidemiologic terminology. Am J Epidemiol 1999; 149: 981–983
23. Moher D, Dulberg CS, Wells GA. Statistical power, sample size, and their reporting in randomized controlled trials. J Am Med Assoc 1994; 272: 122–124
24. Colton T. Statistics in Medicine. Boston, MA: Little, Brown and Company, 1974
25. Fergusson D, Aaron SD, Guyatt G, Hebert P. Postrandomization exclusions: the intention to treat principle and excluding patients from analysis. Br Med J 2002; 325: 652–654

제 5 장

치아이동의 결정요인: 부하에 대한 치주인대와 골의 분자 수준에서의 반응

Efthimia K. Basdra

서론

교정적 치아이동은 치조골 조직의 리모델링 능력에 기초한 것이다. 교정적 치아이동에 대한 실험적 연구를 통해 Sandstedt[1]가 처음 논문을 낸 후 백여 년 동안, 치조골조직에 힘을 적용했을 때 뒤이어 일어나는 일련의 일들에 관하여 괄목할 만한 연구성과가 축적되어 왔다. 와이어와 브라켓은 치아에 힘을 가하며, 이 힘은 치아를 둘러싼 치주조직에 전달되고, 그 조직 내의 기능적 단위체인 세포, 세포외 기질에 전해진다. 세포는 분자적 수준에서 일련의 순차적인 행태를 보이며 반응하고, 결국은 원하는 형태로의 계획된 치아이동을 이끌어 내고 구조적 재조직화와 전체 치조골 구조의 리모델링을 이뤄낸다.

최근 골생물학의 발전은 힘을 적용했을 때 뼈가 어떻게 리모델링되는지에 관한 연구에도 길잡이가 되었다. 이전에 몰랐던 분자들과 새로운 실험적 기법 등이 소개되었고, 임상적 영역에서의 이전에 교정과 의사들이 접근하기에 어려움이 있었던 치아이동의 생물학적 기반에 대해서 추적관찰할 수 있게 되었다.[2]

부하 적용의 중요성과 그것이 발생 과정에 있어서 차지하는 의미, 그리고 골 및 연골 조직의 구조, 유지에 관한 인식은 오래 전부터 있어왔다: 고대 아프리카와 아시아 부족에서 행해진 두개골 형태 변화 유도라든지 목의 길이를 신장시키는 것 등의 샤먼들의 시도로부터, 1892년 초반의 Wölff's law[3]에 이르기까지.

골 리모델링은 인생 전반에 걸쳐 연속적으로 일어나는 것이고, 호르몬의 조절이라든지 부하적용, 그리고 전신적 요소 등에 모두 관련되어 있다. 부하의 적용과 골량은 아주 밀접한 관계가 있고 상호의존적이라 할 수 있다. 무중력 환경에서 부하가 없기 때문에 우주비행사들은 우주비행 시 주당 1% 씩의 골감소를 보인다.

몸의 지지구조로서의 체골격은 두 가지 종류의 세포, 즉 파골세포와 조골세포로 구성된 매우 유기적인 시스템에 의하여 생애 전반에 걸쳐 리모델링된다. 파골세포는 조골세포가 새로운 골조직을 흡수된 부분에 침착시키는 동안 오래된 골조직을 흡수한다. 이 모든 시스템은 연속적 순환구조를 이루며 작동하고, 이렇게 함으로써 전체적 체골격이 연속적으로 새롭게 정비되며 구조적 완전성이 변함없이 유지되는

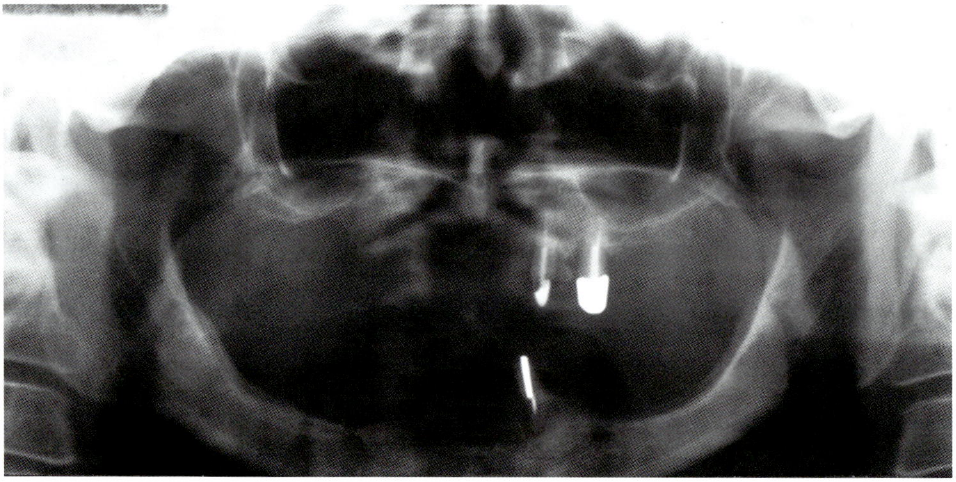

그림 5.1 발치 후에 치조골의 완전한 상실이 관찰됨. 치아가 있는 부분의 치조골은 온전하다.

것이다.[4] 골 리모델링 순환고리는 조골세포에 의해 정교하게 조절되며, 전신적 호르몬을 국소적으로 생성된 사이토카인, 성장인자 및 기계적 부하 등의 요소에 관련시켜주는 일련의 복잡한 세포, 분자적 사건들로 구성된다.

이렇게 잘 조화된 시스템 덕분에 교정의사들이 시행하는 치아이동, 비심미적이었던 치열궁 조절 등이 성공적으로 진행될 수 있는 것이다. 즉 정형외과 의사와 마찬가지로 부하적용을 인위적으로 조작함으로써 교정의사들은 세포가 기계적으로 처하게 되는 환경을 변화시키고, 생물학적 반응을 예상하여 원하는 치료효과를 이끌어낸다.

치주인대

교정의사들은 치아, 치주인대, 그리고 이를 둘러싼 치조골로 이루어진 치아-기관계에 술식을 시행한다. 브라켓이나 와이어 및 교정용 고무줄 등 다양한 방법으로 치아에 가해진 힘은 치주인대 조직으로 전달된다. 치주인대는 치아를 치조골에 고정하는 역할을 한다. 이 조직은 또한 치아기관의 서로 다른 기능들, 예를 들면 음식을 삼킨다든지, 저작한다든지 혹은 하악 위치에 대한 자기수용기 인지에 있어서 매우 중요한 요소이다. 교정치료에서 이 치주인대는 치아이동에 있어서 핵심적인 요소이다. 치주인대가 없는 유착치는 치아이동이 되지 않는다. 또한 유착치의 주변으로는 치조골의 발달이 이루어지지 않는다. 치과용 임플란트도 교정적 이동이 불가능한데 그 이유는 이러한 구조물은 치주인대 없이 치조골에 골유착되어 있기 때문이다.[5]

더욱이 치조골의 완전성은 치주인대의 존재와 양에 직접적 연관을 갖는 것으로 보인다. 발치 후에는 치주인대가 파괴되고 치조골이 마치 그 기능을 상실한 것처럼 흡수되어 버리는 것을 볼 수 있다(그림 5.1). 정상적 기능환경 하에서 이루어지는 균형된 골 리모델링 과정이 흡수 쪽으로 진행됨으로써 치조골의 감소가 유발된다.[5] 골생성 세포인 조골세포와 골흡수 세포인 파골세포의 매우 유기적으로 연관된 상호작용이 조골세포의 감소와 상대적으로 많아진 파골세포의 군집으로 인해 변화되어 골량 감소로 나타나는 것이다. 치주인대를 치조와 주변에서의 골 리모델링을 뒷받침해주는 조골세포의 공급원으로도 생각해 볼 수 있다.

치주인대는 세포와 세포외 기질로 이루어진다. 치주인대에는 섬유아세포가 존재한다(그림 5.2). 섬유아세포는 특정한 유도작용과 신호에 의해 전조골세포, 백악아세포 등으로 분화될 수 있는 능력을 가진 미분화 간엽세포이다. 사람의 치주인대에서 얻어진 섬유아세포가 조골세포와 같이

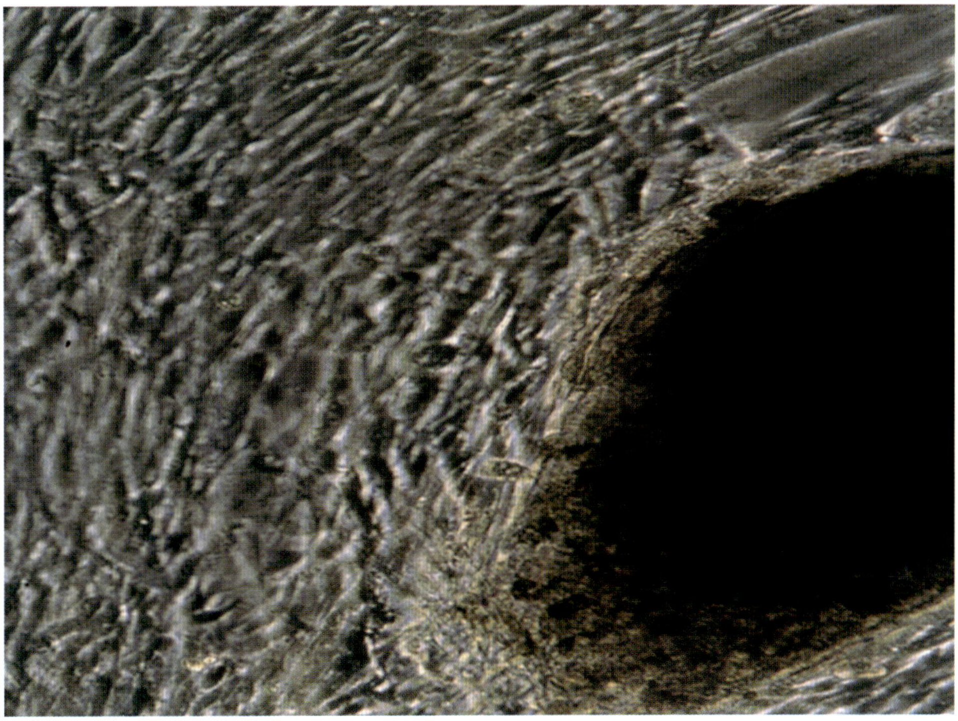

그림 5.2 외식(explant)한 사람 소구치에서 치주인대 섬유아세포의 분열을 볼 수 있다.

alkaline phosphatase를 활발히 생성하고 osteocalcin을 발현시키며 1a,25 di-hydroxyvitamin D3에 반응함이 밝혀졌다. 또한 특정한 배양조건 하에서 치주인대의 섬유아세포는 콜라겐 섬유 가까이 석회화된 nodule을 생성해내어 성숙한 조골세포의 기능과 비슷한 역할을 수행함이 밝혀졌다. 또한 이러한 nodule은 미성숙한 골조직의 미세구조를 갖는다는 것이 밝혀진 바 있다.[6,7]

결국 치주인대의 섬유아세포는 전조골세포로 분화함으로써 교정치료 중 일어나는 치조골의 리모델링에서 역할을 수행한다고 할 수 있다. 최근의 연구에서는 치주인대가 줄기세포의 공급원임이 밝혀졌고 생체 내에서 백악질/치주인대와 유사한 조직을 재생시키는 역할을 한다는 의견이 있기도 하였다. 접근이 용이한 조직에서 얻어낸 이러한 세포를 생체 외에서 대량으로 배양시켜 이식하는 실험을 통해 치주병으로 인해 손상된 치주인대를 재생하는 치료적 접근이 가능하게 되었다.[8-12]

치조골은 저작과 교정적 치아이동을 감지하고 가해진 힘의 방향과 작용 기간에 따라 치조돌기의 휨, 흡수와 침착을 통한 복잡한 조직역학적 반응을 보이기 때문에 매우 중요한 치아기관의 하나라고 할 수 있다. 아직 치주골의 조직반응의 정확한 생물학적 메커니즘에 관하여 완전히 이해된 것은 아니지만, 이런 조직반응은 부하가 골생성을 일으키는 체골격에서의 반응과는 차이가 있는 것으로 보인다.[13,14] 치조골과 치밀골의 유사성에도 불구하고 기계적 부하에 대한 그들의 조직반응에 이와 같은 차이가 있는 이유는 일차적으로 부하정보를 치조골에 전달해주는 '젤리' 형태의 기질, 즉 미분화 간엽 조직인 치주인대 계면의 존재에 있다.

교정적 치아이동

조직반응

외부 교정력이 치아에 가해지고 이어서 치아가 가해진 힘의 방향으로 이동하는 동안 치아를 둘러싸고 있는 생리적 치주공간의 한쪽 면에서는 압축이, 반대쪽 면에서는 확장이 일어난다. 압축과 인장에 대한 고전적인 이론인 흡수-침착 이론은 꽤 이른 시기에 정립되었지만[2] 1950년대 초반 Kaare Reitan[15,16]은 서로 다른 형태의 교정력(연속적인 교정력과 간헐적인 교정력), 서로 다른 힘의 크기와 서로 다른 형태의 치아이동(경사이동과 치체이동)에 대한 반응을 보다 자세히 연구하여 발표하였다.

뒤이어 서로 다른 형태의 다양한 교정력을 가해보는 이른바 차등적 힘 적용(differential force application)의 개념은 Storey와 Smith[17]에 의한 고전적인 실험에서 확립되었고, 최대의 치아이동 효과를 보일 수 있는 최적화된 교정력의 크기 범주에 대한 개념이 주목을 받았다. 이러한 최적화된 교정력의 크기는 치근의 면적에 관련이 있다는 의견이 제시되었다. 이는 150~250g 영역의 힘은 견치를 효율적으로 이동시키는 데에 적절한 것이며, 반면 이보다 큰 구치부위의 효율적 이동에는 400~600g 영역의 힘이 필요하다는 것이다. 현재 최적 교정력에 대한 개념은 특정 크기의 힘을 특정 형태(연속적 대 간헐적, 일정한 크기의 힘 대 점차 감소하는 힘, 경사방향 대 치체이동)로 가했을 때 치주조직의 손상 없이 최대한의 치아이동과 최소한의 환자 불편감을 일으킬 수 있다는 가정에 근거하고 있다.[18] 최적화된 힘이라는 것은 치아마다 다르고 환자 개개마다 다르다. 한 세기의 반 이상 교정적 치아이동에 대한 연구에도 불구하고 최적화된 힘의 크기에 대해 이론이 정립되지 않은 것은 이 때문이다. 그 외에 다른 문제는 실험설계에 관한 부분인데 치주인대의 수준에서 정확하게 응력과 변형의 분포를 계산해내는 것이나 치아이동의 형태(경사이동 대 치체이동)를 정확히 조절하는 데 따르는 어려움이다.[18]

힘의 크기에 대한 연구가 진행되는 동안 동시에 치조골의 휨과 변형에 대한 연구도 진행되었다. 영장류를 이용한 동물실험[19]에서는 50~100g의 힘이면 치아를 생리적 안정위치에서 순설측으로 변위시킬 수 있었고, 100g을 넘어가는 응력 하에서는 치조골의 변형이 일어나는 것이 관찰되었다.

힘의 방향의 효과에 대해서 50g 혹은 이 이상의 수평력은 순측 혹은 설측 피질골판을 힘의 방향으로 변위시키며 1kg을 넘어가는 수평력에 의해서는 선형 변위도 가능함이 밝혀졌다. 함입방향으로 작용하는 동일크기의 수직력은 치조와의 확장을 일으켰다. 반면 사람에서는 50g 이하의 힘으로도 괄목할 만한 치조정의 휨이 일어났다; 1.5kg의 힘이 적용된 경우 35㎛의 굴곡이 관찰되었다.[20]

비록 힘의 크기가 교정적 치아이동에 있어 결정적 역할을 하는 것은 사실이나 힘의 지속기간 역시 중요한 변수이다. 치주인대를 염색하여 관찰한 실험 결과, 힘을 가한 지 30분 후에 혈관이 확장되고 적혈구가 증가했으며 2~3시간이 지나자 이러한 적혈구의 파괴가 일어났다.[21] 치주인대의 섬유아세포 역시 처음 30분 이내에 변성을 보였으며, 소포체와 미토콘드리아의 팽창이 관찰되었고, 2시간이 지나자 세포막의 파괴와 세포핵의 파괴가 이어졌다.[22] 1~7일에 걸친 장기간의 관찰에서 힘의 적용이 혈관벽의 위축과 그 내부 물질의 혈관 외 유출을 초래한다는 증거가 제시되었다. 치주인대조직의 세포역동학적 연구에서는 응력이 가해지고, 2시간 경과 후 세포분열이 극대화되고, G2기에 머물러 있던 세포들이 세포분열주기로 들어가 세포분열을 하며 G1기에 머물러 있던 세포들은 DNA를 생성한다는 것을 보였다.[23]

교정력을 가하고 나서 통상적으로 치조골의 흡수를 보이는 압박부(compression side)와 치조골의 침착을 보이는 인장부(tension side)에 서로 다른 조직반응이 일어나는 것이 임상적으로 관찰되었다. 이 두 부위에서 이와 같이 서로 다른 조직반응이 일어남에도 불구하고 치주인대조직에 대한 조직형태계측학적 연구에서는 ^{3}H-thymidine 함입으로 수치화된 세포분열과 ^{3}H-uridine 함입으로 평가된 대사 활성도에서 비슷한 증가를 보였으며, 이로 인해 세포반응에 있어 두 부위 간에 실제로 차이가 존재하는지에 대한 의문이 제기되었다.[24]

많은 골생물학자들은 기계적 부하의 작용이 체성골에서 골생성을 유도한다고 주장한다.[13,14] 반면 교정적 치아이동에서는 기계적 부하가 골흡수를 일으킨다.[25] 임상관찰에 대한 이러한 해석의 차이는 일차적으로 현재 널리 받아들여지고 있는 '인장-압축' 모델의 한계를 보여준다. 지금까지 부하를 받은 치주인대에서 변형이 신장부와 같이 압축부에도 비슷하게 적용되는지에 관해 확실한 답은 얻지 못하고 있다. Meikle이 제시하는 바[2]와 같이, 주섬유에 가해진 장력은 신장력을 발생시키지 못하는 것으로 보이며 치주조직 내에서 다양한 압력이 발생하는 것으로 보인다. 정형외과학의 발전과 더불어, 1960년대와 1970년대에 걸친 흡수-침착 현상에 관한 교정적 치아이동의 연구에서 압전기 효과와의 연관성이 큰 관심을 불러 일으켰다. 개의 하악에서 치아에 기계적 힘을 가하면 전위가 생성된다는 것을 확인한 후, Zengo 등[26]은 전위가 교정적 치아이동 과정에서 골생성과 흡수에 관여하는 요소라는 견해를 발표했다. 이어서 교정치료에서의 모든 골 리모델링 현상을 이 이론의 관점에서 해석하기 시작했다. 교정치료에서의 골 리모델링에 대한 압전 효과와 관련된 과학적 자료의 해석을 통해 압전 효과가 살아있는 치주인대 조직이 아닌 죽은 골조직인 경화된 치조골벽에서도 일어나는 문제점을 발견하게 되었다. 오늘날에는 교정치료 과정 중 확인되는 응력에 의해 발생되는 전위가 치조골의 휨에 이차적으로 수반되는 생리적 현상이라고 받아들여지고 있다. 분명한 점은, 치주인대와 그 구성물들이 교정적 치아이동에서 생물학적 반응을 보이는 데 핵심요소이기는 하지만, 전위가 수평적 변형에 대한 치조골조직의 반응을 대표하며, 결국 골흡수와 침착부의 표지자로서 중요한 역할을 한다는 것이다.

세포반응

현재는 모든 것을 세포-세포 간 혹은 세포-기질 간 상호작용의 수준으로 해석하는 시대이다. 교정력에 대한 생물학적 반응이라는 주제도 관련 세포의 메커니즘를 이해하는 것으로 연구방향이 바뀌고 있다. 물론 조직학적 연구가 교정적 치아이동에 대한 치조와의 반응에 대한 초기 연구방법이었지만, 압축, 신장부에서 일어나는 골흡수와 침착 등의 생물학적 현상들에 대해서는 뚜렷한 해답을 제시하지 못하고 있다.

교정적 치아이동에 대한 세포반응을 연구하기 위해 다양한 형태의 실험기법이 소개되었다. Palvin 등[27], 그리고 Palvin과 Gluhak-Heinrich[28]는 조골세포, 백악 모세포와 연관된 유전자의 기계적 조절 현상을 설명하는 쥐 모형을 고안했다. 조골세포 연관 유전자의 기계적 부하에 대한 반응은 이 세포의 수적 증가보다 10~20배 더 큰 것으로 나타나, 세포 분화와 세포기능증가가 골생성에 대한 첫 번째 반응임이 알려졌다. 정상 쥐의 치주인대에서 보이는 조골세포 표현형의 증가속도가 배양된 세포군에서 보이는 것에 비해 몇 배나 빠른 것으로 나타났다. 이러한 사실에서 세포 내의 기계적 신호의 목표가 초기 조골세포의 분열 반응 없이 외부 환경변화에 대처하기 위해 대기하고 있는 조골세포 전구체들의 군집이라는 것을 알 수 있다. 알칼리성 인산분해효소와 골타액단백질 유전자의 초기 반응은 교정치료 24시간 이내에 나타나며, osteocalcin과 콜라겐 I 섬유의 자극이 24~48시간 내에 이어진다. 이어서 72시간 이내에 유골이 침착된다. 이에 더하여 치아주변조직에 대한 조직학적 관찰에서, 교정치료 3일 후 신속한 치아이동과 새로운 골조직의 침착을 확인하였다. 2일이 지나면 급격하지는 않지만 지속적이며 안정적인 조골세포의 증가가 관찰된다.

현재까지의 연구는 치주조직 내에서 골침착과 조골세포의 분화가 유도된 경우, 조골세포가 세포특이적으로 유전자 조절됨을 잘 보여준다. Melcher와 Turnbull[29]은 쥐의 구치 이식을 위한 장기 배양시스템을 개발하였고, Yen과 Melcher[30]는 이것을 더욱 보완하여 변형된 형태의 연속적 배양시스템을 확립하였다. 비록 양쪽 시스템 모두 각자의 문제점은 있었지만 보다 재현성있고 조절된 형태의 시스템을 만들기 위한 노력은 계속되었다. 골의 리모델링 메커니즘이 연골 관절에서의 과정과 비슷하다는 것에 기초하여, Meikle 그룹[31]은 토끼의 두개봉합에서 장기배양 시스템을 개발하였다. 두개안면골의 봉합에 가해진 힘의 체계가 치주조직 내에 가해진 힘을 그대로 모사할 수 있을 것이라는 가정 하에 2~3배의 단백질 생산 증가와 2배의 콜라겐 합성 증가가 6시간 이내에 관찰되었다. 응력이 가해진 두개봉합에서의 콜라겐 반응에 대한 연구는 대조군의 봉합부에서 보통 콜라겐 I 섬유를 생산해내지만, 응력이 가해진 골연합부에서는 콜라겐 III 섬유가 20% 더 생산된다는 것을 보임[32]으로써 생역학적 환경이 생성되는 콜라겐 섬유조성의 중요한 조절인자라는 것을 밝혔다. 콜라겐은 세포 외 기질의 기본이 되는 요소로서 응력상황에 크게 영향을 받는 것으로 보인다. 기계적 변형 후에 TIMP(tissue inhibitor of metallo-proteinase)는 감소하는 방향으로 조절되며, 세포외기질의 분해에 관여하는 MMPs(matrix metalloproteinases), collagenase 및 stromelysin 과 같은 효소들이 자극을 받는 것으로 드러났다. 가장 최근에는 생체 외[35]와 생체 내[36]에서 이러한 실험결과들이 cDNA 표지자와 항체를 이용한 인간과 쥐와 생쥐실험을 통해 다시 확인된 바 있다. 이러한 반응의 중요성은 아직 확실하진 않지만, 세포 외 기질에 가해지는 기능적 부하의 변화가 뒤이은 세포분화, 분열 반응에 있어 중요한 전제요소인 것으로 보인다.

분자반응

교정영역에서 치주인대 조직과 그 구성물의 세포반응은 생물학적 반응에 대한 연구에 유용한 자료를 제공하고, 임상적 자료 해석에도 도움이 되었다. 그렇지만 기계적 부하가 유발하는 신호전달 경로를 전체적으로 이해하는 데 중요한 것은, 치주인대 세포에서 일어나는 과정을 분자수준에서 이해하는 것이다. 특히, 신호전달체계에 대한 이해는 교정력을 가했을 때와 같은 환경을 모사할 수 있는 작은 화합물을 통한 치료를 가능케 하고 교정치료의 여러 변수들을 보다 개선할 수 있도록 할 것이다.

많은 세포배양 시스템이 교정력 모사를 위하여 도입되었다. 이중에 신장력을 가할 수 있게 설계된 탄성 재질의 바닥판을 도입한 배양용기 시스템도 있다. 유연한 막으로 된 바닥을 가진 페트리 접시에 배양된 세포는 볼록한 판의 가운데에서 신장될 수 있다. 신장력은 다양하게 적용할 수 있고 이러한 시스템 하에서 페트리 접시의 주변부보다 중심에서 더 많은 신장이 일어난다. 두 시스템 모두에서 정적인 신장이 일어나지만, 이후에 개발된 신축세포(Flexicell) 시스템은 간헐적인 방법으로 세포 배지를 자극할 수 있다.

최초의 연구에서는 신장-활성화 이온 채널[37-46]에서 환상형 AMP(cAMP)와 이노시톨(inositol), 인산염, 프로스타글란딘(prostaglandins), 세포 내 Ca^{2+} 농도와의 연관성을 보여주었다.

위에 기술한 경로들은 일반적인 신호전달 경로이고 그 경로들은 다양한 세포 외 자극에 대한 세포의 반응을 포함한다; 골에 대한 물리적 하중과 관련된 신호전달 경로에 대해 연구자들이 의심을 가지게 되었다. 세포 내부뿐만 아니라 세포 배지에서도 세포들이 '떠다니지'는 않는다. 세포들은 국소적 부착(focal adhesion)이라고 일컬어지는 세포부착과 관련된 국소적인 세포 외 기질 등으로 연결되어 있다. 특수한 단백질인 인테그린(integrins)은 세포막을 통과하여 주행한다. 그리고 액틴과 연관된 세포골격 단백질을 세포외 기질과 연결한다.[47] 인테그린은 구조적으로 명확한 두 개의 아단위(α와 β)로 이루어져 있는데, 두 개가 결합된 상태로 콜라겐, 라미닌(laminin), 비트로넥틴(vitronectin)을 비롯한 기타 단백질과 특수한 결합 성질을 가진 이형이합체 수용체(heterodimer receptor)를 구성한다. 세포의 외부에는 국소적인 부착부위가 있는데, 인테그린 수용체가 물리적으로 세포골격 단백질인 탈린(talin), 빈쿨린(vinculin), 알파-액티닌(α-actinin), 팍실린(paxillin)이나 세포외 기질, 인접세포와 결합한다.[48] 위와 같은 인테그린 수용체와의 결합을 막는 기작은 이주, 증식, 분화와 관련된 세포의 반응을 야기한다.[49,50] 따라서 인테그린은 세포결합 분자인 동시에 세포간 신호 수용체로도 작용한다.

물리적인 힘을 세포에 적용하면 세포와 세포, 세포와 세포 외 기질 사이 결합의 동요를 일으키고, 이후의 생화학적

세포반응에 대한 신호로써 작용한다. Shyy와 Chien[51]은 인테그린이 물리적 수용체의 성질을 가지며, 응력 섬유들이 적용된 힘의 전달에 필수적이라고 가정했다. 과학적인 자료는 물리적인 변형에 의한 세포의 신호전달이 인테그린의 국소적 부착과 상관관계가 있다는 증거를 보여준다. Meyer 등[52]은 물리적인 자극이 cAMP의 신호전달을 방해하고, G-단백질과 관련하여 활성화된 인테그린 수용체에서 신호를 받아 유전자 전사를 일으킨다는 것을 알아냈다. β1-인테그린 아단위(subunit)의 mRNA 발현은 골세포의 물리적인 자극에 의해서 증가한다.[53]

세포가 국소적으로 세포 외 기질에 부착하는 것이 세포가 물리적 동요를 인식하고 이후의 세포골격, mechanosensitive 이온채널, 인지질, G-단백질 짝수용체(coupled receptor)를 통한 세포 간 신호전달을 인식할 수 있게 한다는 사실은 분명하다. 추가로 Ras-연관 GTP 분해효소의 저분자량 small-GTP 부착 단백질(Rab와 Rho)뿐만 아니라, 인테그린 관련 신호전달의 구성요소인 유사분열 촉진물질(mitogen)-활성 단백질 분해효소(MAPK, mitogen-activated protein kinase)의 아류형(subtypes) 또한 물리적으로 신장된 치주인대 섬유아세포에서 발견된다.[54-58] 연구 자료에서 MAPKs를 통한 신호가 조골세포의 초기 분화에 필수적이라는 증거를 찾을 수 있는데, 경미한 물리적 자극을 사람의 치주인대 세포에 계속적으로 가하면 전사인자 활성자 단백질1(transcription factor activator protein 1, AP-1), c-Jun, c-Fos[58-61] 가 급격히 생성된다. ERK/JNK 신호전달에 의한 전사인자 AP-1의 활성은 조골세포 특이적인 유전자에서 DNA에 대한 결합 활성도를 높이고 이에 따라 유전자 발현 속도를 조절한다. 이 현상은 분화방향을 바꾸고 조골세포의 표현형을 발현시킨다. 최근 CinBFA-1(core-binding factor A1)이나 Runx2와 같은 골특이적 전사 요소의 역할이 밝혀졌다. Runx2는 모든 조골세포 특이적 유전자(osteocalcin, type I collagen, bone sialoprotein, alkaline phosphatase, collagenase-3)의 프로모터 지역에서 발견되는 OSE2(osteoblast-specific element 2)에 결합하고 그들의 발현을 조절한다. 아마도 Runx2 발현은 조골세포의 분화와 골생성에 중요한 역할을 할 것이다. Runx2는 치주인대의 섬유아세포에 적용되는 물리적 자극에 대한 중요한 감지자로 작용한다. 세부적으로, 치주인대 세포에 대한 경미한 물리적 신장력은 Runx2[60,61]의 DNA에 대한 부착 활성과 발현을 직접적으로 증가시킨다. 이 효과는 신장력에 의해 유발된 ERK-MAPK 유도와 연관된다. ERK-MAPK와 같은 단백질 분해효소는 궁극적으로 생체내의 내인성 Runx2를 인산화시켜 활성화한다. 이러한 자료에서 물리적 응력과 조골세포의 분화 자극 간의 분자적 연관성을 알 수 있다.

물리적 응력이 가해졌을 때 미분화 간엽 치주인대 세포가 조골세포로 분화되는 신호전달 과정을 요약하면 다음과 같다(그림 5.3).

1. 인테그린이 연관되어 세포 부착 방해
2. Small-GTPases(Rho와 Rab)를 통한 세포질로의 이동
3. MAPK(ERK, JNK) 신호전달을 통한 활성화
4. 골-특이적(Runx2)이고 골에 연관된 전사인자(-jun, c-fos)
5. 조골세포의 분화와 연관된 특이적 유전자에 대한 DNA에 대한 부착 잠재력 자극(ALP, osteocalcin, collagen type I)[54-61]

이것은 궁극적으로 유전자 발현을 변화시키고 조골세포의 표현형을 다시 프로그래밍한다. 분화된 치주인대 세포는 사이토카인(cytokine)을 생산할 수 있고, 그것은 곧 조골세포의 분화를 유도하며 뼈의 흡수를 일으킨다. 교정력이 유발하는 골 리모델링의 회로는 치주인대 조직에 존재한다. 분화다능 세포로 이루어진 치주인대는 미분화 세포를 제공하는 저장고의 역할을 하고, 교정력과 같은 물리적 힘의 자극 하에서 조골세포로 분화한다. 성숙한 조골세포는 파골세포의 분화를 유도하고 뼈의 흡수를 활성화시키는 RANKL(receptor

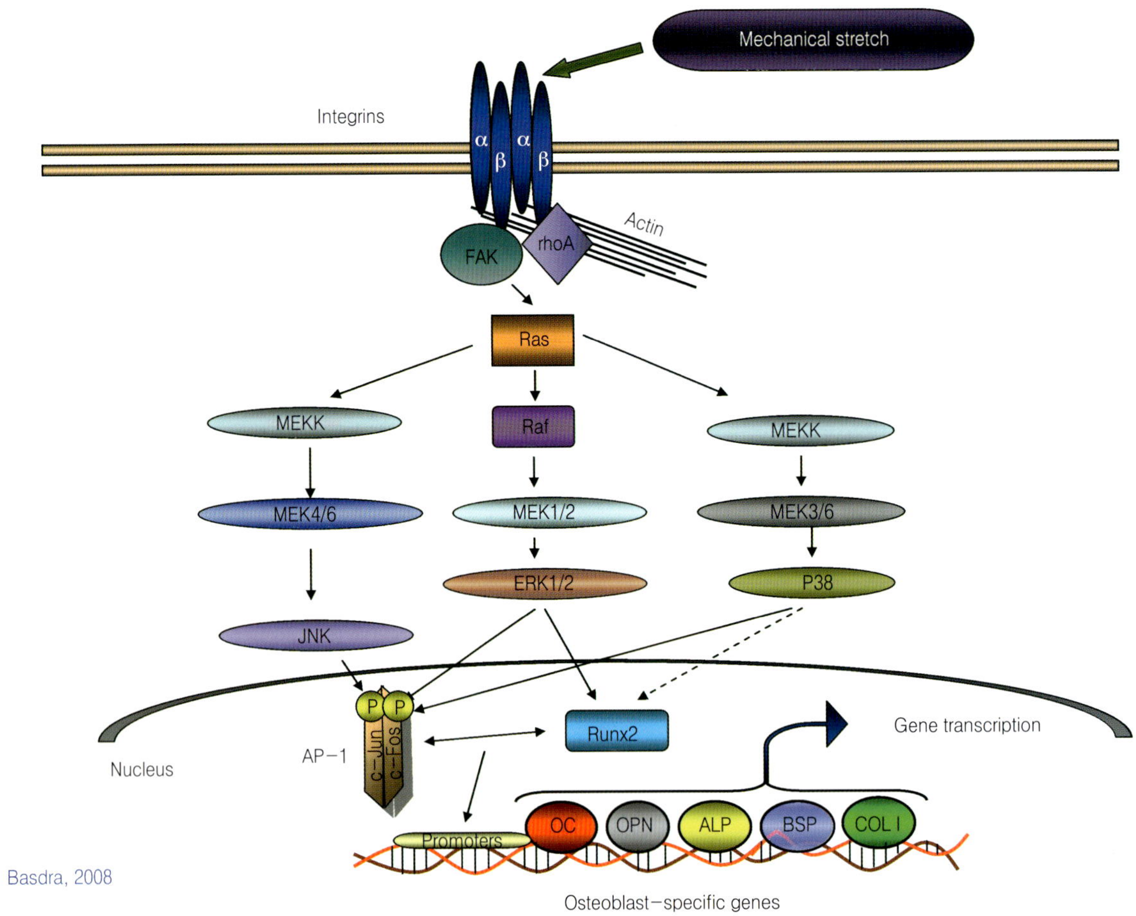

그림 5.3 외부 자극으로 가해지는 기계적 힘은 치주인대 섬유아세포 같은 전조골세포에 작용하고 전사인자를 활성화시켜 세포 성숙도와 기능을 바꾸는 유전자를 발현시킨다.

activator of nuclear factor κB ligand), OPG(osteoprotegerin)과 같은 사이토카인(cytokines)을 생산한다.

사이토카인에 대한 연구는 조골세포와 파골세포 간의 관계와 리모델링 과정에 대한 많은 정보를 제공한다. 사이토카인은 섬유아세포, 조골세포와 같은 결합조직 세포에서 생산되는 단백질이고 골의 유지와 리모델링에 관련되어 있다. 이런 저분자량 단백질(MW<25kDa)들은 다른 세포의 자가분비와 측분비를 조절하고 수정한다. 사이토카인의 합성과 작용은 전신적인 호르몬과 물리적인 자극에 의해 조절된다. 최초로 발견된 골 연관 사이토카인 중의 하나는 IL−1 (interleukin−1)[62,63] 이다. TNFs 또한 체외에서 골흡수를 자극하고 골생성은 방해한다.[64] 조골세포에서 생산되는 가장 중요한 사이토카인은 RANKL(receptor activator of nuclear factor κB ligand)이다. RANKL은 파골세포의 형성과 기능[65,66]에 중심적인 역할을 한다. 파골세포의 전구체와 파골세포는 RANKL이 결합하는 수용체인 RANK를 발현하는데 이것은 파골세포의 분화를 유도한다(그림 5.4). 흡수활성과 연관된 변수는 부갑상선 호르몬(PTH), IL−1, IL−6, TNF−α 이다. 이들은 조골세포의 전구체와 조골세포로 하여금 RANKL의 발현을 증가시킨다. 조골세포의 전구체와 조골세포에서 생산되는 또 다른 매우 중요한 사이토카인은 OPG[67]이다. OPG는 RANK에 대하여 RANKL과 경쟁하여 파골세포의 기능을 방해한다. RANKL과 OPG는 치주인대 세포에 의해서 생산된다.[68] 압축된 치주인대 섬유아세포

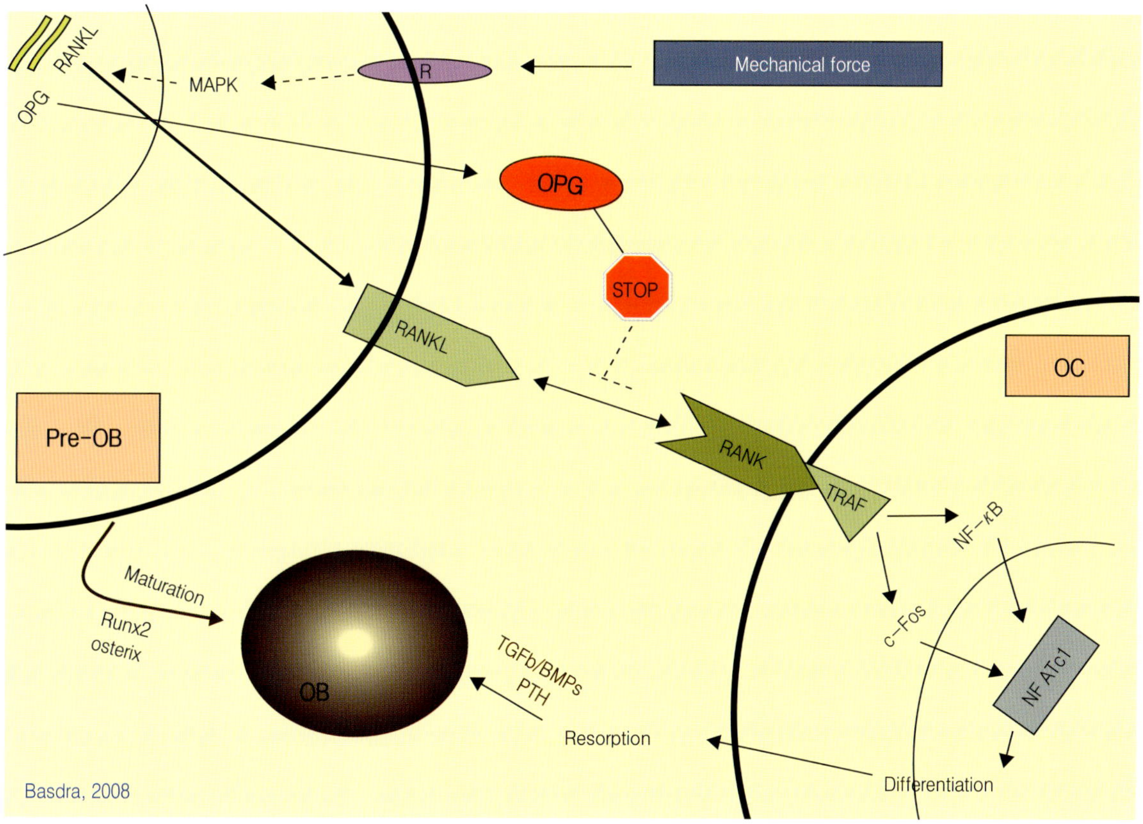

그림 5.4 힘에 의해 유발되는 골 리모델링. 치아에 가해진 교정력은 세포들이 존재하는 치주조직으로 전달된다. 치주인대의 다능성 세포는 분화를 일으키고 조골세포의 표현형을 정하게 된다. 성숙한 조골세포에서 생성되는 RANKL과 OPG 같은 사이토카인은 파골세포를 분화시켜 골흡수를 시작하고 치조골의 구조를 변화시켜 교정적으로 치아이동을 일으킨다.

에서 얻은 배양 배지는 기질세포(stromal cell) 배양에서 파골세포의 생성을 자극하고 RANKL mRNA의 발현[69]을 증가시킨다. 이 두 가지 사이토카인의 생화학적 상호작용과 그 조절은 교정력에 의해 유도된 골 리모델링 과정의 신호전달을 설명해 준다. 그리고 교정치료의 영향과 조절을 위한 미래 약리학의 목표가 될 것이다.

교정력에 대한 세포의 반응인 염증은 오래된 주제임에도 최근에 들어서야 각광받고 있다. 과학적인 데이터에서 물리적인 하중이 마치 염증 물질[70]에 의한 것 같은 세포반응을 일으킨다는 것을 알 수 있다. 더 구체적으로, 하중을 받는 골세포에서, NF-κB(nuclear factor kappa B)가 발견된다.[71] NF-κB는 모든 세포 타입에서 발견되는 핵 전사인자이고 물리적 힘이나, 사이토카인, 자유 라디칼, 자외선 조사, 박테리아나 바이러스 항원에 대한 세포의 반응에 연관되어 있다. NF-κB는 염증 반응에서 매우 중요한 역할을 한다. 또한, NF-κB는 성장과 분화 과정에 관련된 유전자의 조절에 중요한 전사인자이다. 앞서 밝혀진 바와 같이 NF-κB의 잘못된 조절은 암이나 염증, 자기면역 질병, 패혈성 쇼크, 바이러스 감염과 부적절한 면역 발달을 일으킨다. 오늘날 몇몇 과학자들은 NF-κB의 활성을 막는 것이 염증이나 암[72]을 치료하는 방법이라고 제안한다. 현재 염증은 다양한 세포외부 신호에 대해서 잘 보존된 대응 기제로 여겨진다. 물리적인 신호에 대해 세포는 염증 관련 과정을 통해 반응한다. 교정력에 의한 치아의 이동은 염증 과정이 아니고 진화 과정 동안 잘 보존된 신호전달체계를 통한 물리적 자극에 대한 반응으로 간주되어야 한다.

지난 20여 년 동안 교정적 치아이동에 대한 조직 및 세포 반응을 광범위하게 연구하였지만, 우리의 지식은 제한되어 있다. 물리적인 힘에 의한 신호전달 과정과 연관된 몇몇 요소들은 증명되었지만, 적절한 교정력에 대한 우리의 이해는 완벽과는 거리가 있다. 지금까지는 다양한 교정적 치료 방법에 대한 세포수준이나 분자수준의 자료가 없으며 light wire, bioprogressive 같은 교정치료의 기술은 생체물리적인 관점에서만 연구되어 왔다. 게다가, 다른 재료성질을 가진 와이어나 마찰이 없는 브라켓은 과학적 근거 없이 사용되어왔다. 교정학의 미래는 다음과 같아야 할 것이다. (a) 치주인대 반응과 관련된 분자적 메커니즘을 설명, (b) 약리학에 의한 세포반응과 관련된 구성요소의 조작, (c) 알맞은 교정적 치료를 개개인에게 하기 위한 적절한 교정력, 치료 물리학, 치료 방법의 정확한 범주 형성.

참고문헌

1. Sandstedt C. Einige Beiträge zur Theorie der Zahnregulierung. Nordisk Tandläkare Tidskrift 1904; 5: 236–256
2. Meikle MC. The tissue, cellular, and molecular regulation of orthodontic tooth movement: 100 years after Carl Sandstedt. Eur J Orthod 2006; 28: 221–240
3. Wölff JD. Das Gesetz der Transformation der Knochen. Berlin: Verlag von August Hirschwald, 1892
4. Frost HM. A 2003 update of bone physiology and Wolff's Law for clinicians. Angle Orthod 2004; 74: 3–15
5. Basdra EK. Biological reactions to orthodontic tooth movement. J Orofac Orthop 1997; 58: 2–15
6. Basdra EK, Komposch G. Osteoblast-like properties of human periodontal ligament cells: an in vitro analysis. Eur J Orthod 1997; 19: 615–621
7. Basdra EK, Komposch G. Transmission and scanning electron microscopic analysis of mineralized nodules formed in vitro by human PDL cells. J Orofac Orthop 1999; 60: 77–86
8. Seo BM, Miura M, Gronthos S, Bartold PM, Batouli S, Brahim J, Young M, Robey PG, Wang CY, Shi S. Investigation of multipotent postnatal stem cells from human periodontal ligament. Lancet 2004; 10–16; 364(9429): 149–155
9. Seo BM, Miura M, Sonoyama W, Coppe C, Stanyon R, Shi S. Recovery of stem cells from cryopreserved periodontal ligament. J Dent Res 2005; 84: 907–912
10. Fujii S, Maeda H, Wada N, Tomokiyo A, Saito M, Akamine A. Investigating a clonal human periodontal ligament progenitor/stem cell line in vitro and in vivo. J Cell Physiol 2008; 215: 743–749
11. Tomokiyo A, Maeda H, Fujii S, Wada N, Shima K, Akamine A. Development of a multipotent clonal human periodontal ligament cell line. Differentiation 2008; 76: 337–347
12. Gay IC, Chen S, MacDougall M. Isolation and characterization of multipotent human periodontal ligament stem cells. Orthod Craniofac Res 2007; 10: 149–160
13. Hert J, Lisková M, Landa J. Reaction of bone to mechanical stimuli. Part 1. Continuous and intermittent loading of tibia in rabbit. Folia Morphologica (Praha) 1971; 19: 290–300
14. Lanyon LE, Baggott DG. Mechanical function as an infl uence on the structure and form of bone. J Bone Joint Surg 1976; 58B: 436–443
15. Reitan K. The initial tissue reaction incident to orthodontic tooth movement as related to the infl uence of function; an experimental histologic study on animal and human material. Acta Odontol Scand Suppl 1951; 6: 1–240
16. Reitan K. Effects of force magnitude and direction of tooth movement on different alveolar types. Angle Orthod 1964: 34: 244–255
17. Storey E, Smith R. Force in orthodontics and its relation to tooth movement. Aust J Dent 1952; 56: 11–18
18. Ren Y, Maltha JC, Van't Hof MA, Kuijpers-Jagtman AM.Optimum force magnitude for orthodontic tooth movement: a mathematic model. Am J Orthod Dentofac Orthop 2004; 125: 71–77
19. Picton DCA. On the part played by the socket in tooth support. Archiv Oral Biol 1965; 10: 94: 5–955
20. Grimm FM. Bone bending, a feature of orthodontic tooth movement. Am J Orthod 1972; 62: 384–393
21. Rygh P. Ultrastructural vascular changes in pressure zones of rat molar periodontium incident to orthodontic movement. Scand J Dent Res 1972a; 80: 307–321
22. Rygh P. Ultrastructural cellular reactions in pressure zones of rat molar periodontium incident to orthodontic tooth movement. Acta Odontolog Scand 1972b; 30: 575–593
23. Roberts WE, Chase DC, Jee WSS. Counts of labelled mitoses in the orthodontically-stimulated periodontal ligament in the rat. Archiv Oral Biol 1974; 19: 665–670
24. Baumrind S, Buck D. Rate changes in cell replication and protein synthesis in the periodontal ligament incident to tooth movement. Am J Orthod 1970; 57: 109–131
25. Verna C, Dalstra M, Melsen B. The rate and the type of orthodontic tooth movement is infl uenced by bone turnover in a rat model. Eur J Orthod 2000; 22: 343–352
26. Zengo AN, Pawluk RJ, Bassett CAL. Stress-induced bioelectric potentials in the dentoalveolar complex. Am J Orthod 1973; 64: 17–27
27. Pavlin D, Zadro R, Gluhak-Heinrich J. Temporal pattern of osteoblast-associated genes during mechanically- induced osteogenesis in vivo: early responses of osteocalcin and type I collagen. Connect Tissue Res 2001; 42: 135–148
28. Pavlin D, Gluhak-Heinrich J. Effect of mechanical loading on periodontal cells. Crit Rev Oral Biol Med 2001; 12: 414–424
29. Melcher AH, Turnbull RS. Organ culture in studies of the periodontium. In: Balls M, Monnickendam M (eds) Organ Culture in Biomedical Research. Cambridge: Cambridge University Press, 1972; 149–163
30. Yen EHK, Melcher AH. A continuous fl ow culture system

for organ culture of large explants of adult tissue. Effect of oxygen tension on mouse molar periodontium. In Vitro 1978; 14: 811–818
31. Meikle MC, Reynolds JJ, Sellers A, Dingle JT. Rabbit cranial sutures in vitro: a new experimental model for studying the response of fi brous joints to mechanical stress. Calcif Tissue Int 1979; 28: 137–144
32. Meikle MC, Heath JK, Hembry RM, Reynolds JJ. Rabbit cranial suture fi broblasts under tension express a different collagen phenotype. Archiv Oral Biol 1982; 27: 609–613
33. Meikle MC, Sellers A, Reynolds JJ. Effect of tensile mechanical stress on the synthesis of metalloproteinases by rabbit coronal sutures in vitro. Calcif Tissue Int 1980; 30: 77–82
34. Green DD, Hembry RM, Atkinson SJ, Reynolds JJ, Meikle MC. Immunolocalization of collagenase and tissue inhibitor of metalloproteinases (TIMP) in mechanically deformed fi brous joints. Am J Orthod Dentofac Orthop 1990; 97: 281–288
35. Bolcato-Bellemin AL, Elkaim R, Abehsera A, Fausser JL, Haikel Y, Tenenbaum H. Expression of mRNAs encoding for α and ß integrin subunits, MMPs and TIMPs in stretched human periodontal ligament and gingival fi broblasts. J Dental Res 2000; 79: 1712–1716
36. Takahashi I, Nishimura M, Onodera K, Bae JW, Mitani H, Okazaki M, Sasano Y, Mitani H. Expression of MMP-8 and MMP-13 genes in the periodontal ligament during tooth movement in rats. J Dental Res 2003; 82: 646–651
37. Harell A, Dekel S, Binderman I. Biochemical effect of mechanical stress on cultured bone cells. Calcif Tissue Res 1977; 22: 202–207
38. Somjen D, Binderman I, Berger E, Harell A. Bone remodelling induced by physical stress is prostaglandin E2 mediated. Biochim Biophys Acta 1980; 627:91–100
39. Yeh C-K, Rodan GA. Tensile forces enhance prostaglandin E2 synthesis in osteoblastic cells grown on collagen ribbons. Calcif Tissue Int 1984; 36: S67-S71
40. Farndale RW, Sandy JR, Atkinson SJ, Pennington SR, Meghji S, Meikle MC. Parathyroid hormone and prostaglandin E2 stimulate both inositol phosphates and cyclic AMP accumulation in mouse osteoblast cultures. Biochem J 1988; 252: 263–268
41. Ngan PW, Crock B, Vargese J, Lanese R, Shanfi eld J, Davidovitch Z. Immunohistochemical assessment of the effect of chemical and mechanical stimuli on cAMP and prostaglandin E levels in human gingival fi broblasts in vitro. Archiv Oral Biol 1988; 33: 163–174
42. Rodan GA, Bouret LA, Harvey A, Mensi T. Cyclic AMP and cyclic GMP: mediators of the mechanical effects of bone remodeling. Science 1975; 189: 467–471
43. Davidovitch Z, Shanfi eld JL. Cyclic AMP levels in alveolar bone of orthodontically-treated cats. Archiv Oral Biol 1975; 20: 567–574
44. Sandy JR, Farndale RW. Second messengers: regulators of mechanically-induced tissue remodeling. Eur J Orthod 1991; 13(4): 271–278
45. Davidson RM, Tatakis DW, Auerbach AL. Multiple forms of mechanosensitive channels in osteoblast-like cells. Pfl ugers Archiv 1990; 416: 646–651
46. McDonald F, Somasundaram B, McCann TJ, Mason WT, Meikle MC. Calcium waves in fl uid fl ow stimulated osteoblasts are G protein mediated. Arch Biochem Biophysics 1996; 326: 31–38
47. Ingber DE. Integrins as mechanochemical transducers. Curr Opin Cell Biol 1991; 3: 841–848
48. Sastry SK, Burridge K. Focal adhesions: a nexus for intracellular signaling and cytoskeletal dynamics. Exp Cell Res 2000; 261: 25–36
49. Wang N, Butler JP, Ingber DE. Mechanotransduction across the cell surface and through the cytoskeleton. Science 1993; 269: 1124–1127
50. Clarke EA, Brugge JS. Integrins and signal transduction pathways: the road taken. Science 1995; 268: 233–239
51. Shyy Y-J, Chien S. Role of integrins in cellular responses to mechanical stress and adhesion. Curr Opin Cell Biol 1997; 9: 707–713
52. Meyer CJ, Alenghat FJ, Rim P, Fong JH, Fabry B, Ingber DE. Mechanical control of cyclic AMP signaling and gene transcription through integrins. Nature Cell Biol 2000; 2: 666–668
53. Carvalho RS, Bumann A, Schwarzer C, Scott E, Yen EHK. A molecular mechanism of integrin regulation from bone cells stimulated by mechanical forces. Eur J Orthod 1996; 18: 227–235
54. Basdra EK, Kohl A, Komposch G. Mechanical stretching of periodontal ligament fi broblasts – a study on cytoskeletal involvement. J Orofac Orthop 1996: 57: 24–30
55. Basdra EK, Komposch G, Huber LA, Papavassiliou AG. Mechanically stretched periodontal ligament fi broblasts: identifying components of the mechanotransduction cascade. In: Davidovitch Z (ed) Biological Mechanisms of Tooth Movement and Craniofacial Adaptation. Boston, MA: Harvard Society for the Advancement of Orthodontics, 1996; 41–49.
56. Basdra EK, Huber LA, Papavassiliou AG. Rab and rho GTPases are involved in specifi c response of periodontal ligament fi broblasts to mechanical stretching. Biochim Biophys Acta 1995: 1268: 209–213
57. Kletsas D, Basdra EK, Papavassiliou AG. Mechanical stress induces DNA synthesis in PDL fi broblasts by a mechanism unrelated to autocrine growth factor action. FEBS Lett 1998: 430: 358–362
58. Peverali FA, Basdra EK, Papavassiliou AG. Stretch mediated activation of selective MAPK-kinase subtypes and potentiation of AP-1 binding in human osteoblastic cells. Mol Med 2001; 7: 68–78
59. Kletsas D, Basdra EK, Papavassiliou AG. Effect of protein kinase inhibitors on the stretch elicited c-fos and c-jun upregulation in human PDL osteoblastlike cells. J Cell Physiol 2002: 190: 313–321
60. Ziros P, Rochas-Gill AP, Georgakopoulos T, Habeos I, Kletsas D, Basdra EK, Papavassiliou AG. The bone specifi c transcriptional regulator Cbfa1 is a target of mechanical signals in osteoblastic cells. J Biol Chem 2002; 277: 23934–23941
61. Ziros PG, Basdra EK, Papavassiliou AG. Runx2: of bone and stretch. Int J Biochem Cell Biol 2007; 40: 1659–1663
62. Gowen M, Meikle MC, Reynolds JJ. Stimulation of bone resorption in vitro by a non-prostanoid factor released by human monocytes in culture. Biochim Biophys Acta 1983; 762: 471–474
63. Heath JK, Saklatvala J, Meikle MC, Atkinson SJ, Reynolds

JJ. Pig interleukin 1 (catabolin) is a potent stimulator of bone resorption in vitro. Calcif Tissue Int 1985; 37: 95–97
64. Bertolini DR, Nedwin GE, Bringham TS, Smith DD, Mundy GR. Stimulation of bone resorption and inhibition of bone formation in vitro by human tumour necrosis factors. Nature 1986; 319: 516–518
65. Lacey DL, Timms E, Tan HL, Kelley MJ, Dunstan CR, Burgess T, Elliott R, Colombero A, Elliott G, Scully S, Hsu H, Sullivan J, Hawkins N, Davy E, Capparelli C, Eli A, Qian YX, Kaufman S, Sarosi I, Shalhoub V, Senaldi G, Guo J, Delaney J, Boyle WJ. Osteoprotegerin ligand is a cytokine that regulates osteoclast differentiation and activation. Cell 1998; 93: 165–176
66. Yasuda H, Shima N, Nakagawa N, Yamaguchi K, Kinosaki M, Mochizuki S, Tomoyasu A, Yano K, Goto M, Murakami A, Tsuda E, Morinaga T, Higashio K, Udagawa N, Takahashi N, Suda T. Osteoclast differentiation factor is a ligand for osteoprotegerin/osteoclastogenesis-inhibitory factor and is identical to TRANCE/RANKL. PNAS 1998; 95: 3597–3600
67. Simonet WS, Lacey DL, Dunstan CR, Kelley M, Chang MS, Lüthy R, Nguyen HQ, Wooden S, Bennett L, Boone T, Shimamoto G, DeRose M, Elliott R, Colombero A, Tan HL, Trail G, Sullivan J, Davy E, Bucay N, Renshaw-Gegg L, Hughes TM, Hill D, Pattison W, Campbell P, Sander S, Van G, Tarpley J, Derby P, Lee R, Boyle WJ. Osteoprotegerin: a novel secreted protein involved in the regulation of bone density. Cell 1997; 89: 309–319
68. Ogasawara T, Yoshimine Y, Kiyoshima T, Kobayashi I, Matsuo K, Akamine A, Sakai H. In situ expression of RANKL, RANK, osteoprotegerin and cytokines in osteoclasts of rat periodontal tissue. J Periodont Res 2004; 39: 42–49
69. Kanzaki H, Chiba M, Shimizu Y, Mitani H. Periodontal ligament cells under mechanical stress induce osteoclastogenesis by receptor activator of nuclear factor κB ligand up-regulation via prostaglandin E2 synthesis. J Bone and Mineral Res 2002; 17: 210–220
70. Dumont N, Lepage K, Côré CH, Frenette J. Mast cells can modulate leukocyte accumulation and skeletal muscle function following hindlimb unloading. J Appl Physiol 2007; 103: 97–104
71. Kurokouchi K, Jacobs CR, Donahue HJ. Oscillating fl uid fl ow inhibits TNF-alpha -induced NF-kappa B activation via an Ikappa B kinase pathway in osteoblast-like UMR106 cells. J Biol Chem 2001; 276: 13499–13504
72. Yamamoto Y, Gaynor RB. Therapeutic potential of inhibition of the NF-kappaB pathway in the treatment of infl ammation and cancer. J Clin Invest 2001; 107: 135–142

제 6 장

자가결찰 브라켓의 효율과 치료결과

Nikolaos Pandis, Peter G. Miles and Theodore Eliades

서론

교정학에서 자가결찰 브라켓의 개념은 수십 년 전으로 거슬러 올라간다; Harradine의 보고에 따르면, 자가결찰 브라켓의 개념은 edgewise bracket 만큼이나 오래되었으며, 1935년 Stolzenberg가 처음 기술하였다.[1] 그 후 수많은 디자인이 나왔음에도 불구하고, 1980년대 초반 Hansen이 SPEED appliance(Strite Industries Ltd, Cambridge, Ontario, Canada)를 소개하기 전까지 자가결찰은 널리 쓰이지 못했다. 1990년대에 이르러 거의 모든 교정 회사들이 수동적 또는 능동적 형태의 자가결찰 장치들을 공급하게 되었다. Damon(Ormco, Glendora, CA)과 In-Ovation R (GAC, Bohemia, NY) 브라켓은 충분히 대중적이었기 때문에 다른 회사들도 비슷한 시스템을 소개하려고 노력하였다. 교정회사들은 경쟁적인 시장에서 차별화 전략으로 기존 주류의 제품보다 월등한 장치를 개발하기 위해 노력하고 있다. 그러나 자가결찰 브라켓이 기존의 브라켓을 능가할 것인가 그리고 약속한 결과를 보여줄 수 있을 것인가 하는 의문이 생긴다.

이 장에서는 자가결찰 장치의 치료효율에 대해 다룰 것이다. 이전에 검토된 교정 논문들로부터 유용한 과학적 근거를 찾고 이를 평가함으로써 자가결찰 장치를 기존 체계와 비교해볼 것이다. 자가결찰 장치에 관한 자료가 제한되어 있고 여러 브라켓 시스템에 대한 연구가 없다는 사실을 주목할 만하다.

자가결찰 브라켓의 장점은 특정 도구나 재료(탄성고무; elastomeric modules)를 쓰지 않아도 된다는 점이다. 물론 clip 또는 gate 메커니즘에서 호선을 끼우거나 뺄 때 특정도구를 사용하는 경우도 있다. 그러나 탄성고무를 사용하지 않아 잠재적인 교차감염이 없고 탄성체가 느슨해짐에 따른 응력 감소(force relaxation) 현상도 없이 일정한 고정이 가능하다. 자가결찰 브라켓에 대하여 다음과 같은 주장이 있다. 치태가 축적되는 부위가 없으므로 법랑질 탈회의 위험이 감소한다. 활주 역학에 의해 마찰력이 감소한다. 작은 힘이 작용하므로 부작용도 감소한다.[3-11] 게다가 지난 수십 년간 자가결찰 브라켓을 사용할 때의 임상적인 난점들은 해결되었고 장치의 사용이 매우 간단해졌다.

자가결찰의 장점으로 제시된 것 중 대부분은 근거가 없다. 예를 들면, 법랑질 탈회의 위험성은 전통적인 edgewise 브라켓과 큰 차이를 보이지 않았다; 마찰계수는 임상조건에서는 체계적으로 조사한 적이 없다;[12] 그리고 치근흡수에서도 자가결찰과 전통적인 브라켓 사이의 차이는 없다.[13] 반면, 탄성체 또는 stainless steel을 사용하여 결찰하는 경우 마찰력이 증가하는 것에 대한 증거는 존재하지만, 생체 내에서 이러한 마찰력에 대한 효과는 아직 알려지지 않았다. 구체적으로 생체 외에서 다른 표면 거칠기와 마찰력을 가진 와이어를 사용하여 진행한 임상실험에서 치아이동속도에 큰 차이가 없다는 것이 밝혀지기도 하였다.[14] 이러한 효과는 연구실에서 재현할 수 없는 여러 임상적 변수에 기인하는 것으로 생각된다. 특히 활주운동의 속도는 보통 임의로 설정하기 때문에 표준화되지 못한 매개변수가 되어 다른 연구와 결과값을 비교할 수 없다. 그렇지만 표준화된 속도가 정해진다면 임상상황과 연구실 환경에 따라 달라지는 근본적 차이를 알 수 있을 것이다. 그러므로 이동속도를 간단한 first order kinetics로 표현하는 것은 부적절하다고 할 수 있다.[12] 또한 표면 활주 속도의 마찰력에 대한 의존성이 알려졌는데,[15] 이는 이전의 연구에서 고려되지 않았던 것이다. 마지막으로 NiTi 와이어의 구조와 형태에 대한 관찰을 통해 in vitro 연구에서 고려되지 않은 석회화된 단백질 표피의 존재를 알 수 있었다.[16]

교정치료와 관련된 여러 변수들을 가용한 과학적 근거에 기초하여 분석하면 결론을 도출할 수 있을 것이다. 자가결찰 브라켓의 치료 결과나 효율성에 대한 연구가 아직 부족하기 때문에 연구자들의 검토 연구가 조만간 나올 것이다.

치료기간

Eberting 등[17]은 자가결찰 브라켓의 치료효율에 관한 초기연구 중 하나로, 1세대 Damon SL 자가결찰 브라켓과, SS 결찰이나 탄성고무 결찰을 이용한 기존 브라켓의 치료효과와 임상적 효율을 비교하는 후향적 조사를 시행하였다. ABO(American Board of Orthodontic) 모델과 파노라마 방사선사진을 이용하여 치료기간, 내원 횟수, 치료결과의 질 등을 기록하였다. 또, 이 조사에 참가한 215명의 환자가 교정치료의 진행과 종료에 대한 평가를 설문지로 응답하였다. 그 결과, Damon SL을 접착한 케이스가 훨씬 빠르고 적은 내원 횟수로 교정치료를 마쳤다는 사실을 알게 되었다. 이는 세 곳의 병원에서 2명의 숙달된 교정의와 Temple University의 수련의가 치료한 결과이다. 수련의가 치료한 Damon SL system의 ABO score는 다른 2명의 교정의보다 만족스럽지 못한 결과가 나왔다.

교정치료의 효율에 대한 연구에서 한 명 이상이 기록한 치료기록이나 환자 설문지, 다양한 부정교합을 여러 방법으로 치료한 경우가 있을 수 있다. 이때 비교실험에 근거하여 진행되는 전향적 무작위적 연구의 기준을 만족시키지 못하는 경우 혼돈 변수를 고립시킬 수 없어 문제가 발생할 수 있다. 이는 약간 고무줄, 와이어나 메커니즘을 다르게 한다든지, 발치형태나 구외장치 사용에 따른 다양한 치료방법 등을 사용할 때처럼 다양한 보조적 치료를 사용한 경우, 두 집단에 가중치를 신중하게 부여하지 않으면 연구결과를 왜곡할 수 있는 변수가 개재되게 된다.[17,18] 후향적 연구는 환자그룹에 사용될 브라켓 타입을 결정하기 전에 치료결과를 알고 있기 때문에 연구결과의 오차 가능성이 있다. 자료수집은 치료기록의 정확성에 달려있는데, 보다 많은 수의 환자를 확보하기 위해 1명 이상 참가한 연구는 재료를 다루거나 임상적 처치를 시행하는 술자 간 불일치로 인해 복잡화 요소가 추가된다.

Harradine[18]은 연령, 타입, 발치유형, 부정교합의 복잡성이 일치하는 케이스에서 치료기간, PAR score로 측정한 결과의 질, 호선 교환시기에 측정한 치료효율 등을 평가하였다. Damon SL 브라켓을 사용하면 통상의 브라켓을 사용할 때보다 치료기간은 확연히 줄고, PAR score는 비슷하고, 와이어 교환 시의 시간절약 효과는 없다는 결과가 나왔다. Harradine이 통상 브라켓을 사용한 치료기간(23.5개월)은 Eberting이 Damon SL 브라켓을 사용하여 단축시킨 치료기간(25개월)보다도 짧았다. 이는 브라켓의 선택보다는 치료시스템을 좀더 효율적으로 바꾸는 것이 치료기간을 단축시킨다는 사실을 보여준다. 평균적인 케이스의 경우에는 SL 브라켓의 사용여부에 별 차이가 없었으며, 총생이 심하거나 발치한 증례의 경우에는 차이가 생길 것이라는 의견이 있지만 아직 논란의 여지가 있는 상태이다.[19,20] 시간절약의 효과는 없었으며, 차이가 생긴다면, 역학의 변화나 의도하지 않은 오차 등 다른 요인에 의한 것으로 추정된다.

Miles 등[21]은 유사한 프로토콜로 통상의 브라켓과 자가결찰 브라켓의 실험변수를 비교하는 2개의 다른 연구를 시행하였다. 첫 번째 연구에서는 Damon 2 자가결찰 브라켓과 Victory edgewise 브라켓(3M Unitek, Monrovia, CA)을 비교하였다. 60명의 환자가 split-mouth design에 참가하여 하악의 한 쪽에 Damon 2 브라켓을 접착하고, 다른 쪽에는 standard twin 브라켓을 접착하였다. 각 부분의 불규칙성 지수를 연구초기(baseline), 첫 호선 교환 시(10주), 두 번째 호선 교환 시(20주)에 측정하였다. 10주차 첫 교환 시 (p=0.001)와 20주차의 두 번째 교환 시(p=0.001), standard 브라켓은 Damon 2보다 불규칙성 지수가 낮았다. 치아배열 단계에서 standard 브라켓이 Damon 2 브라켓보다 더 효율적이긴 했지만 그 차이는 미미한 정도였다. 그러나 통상의 브라켓과 자가결찰 브라켓을 함께 사용한 split-mouth design은 자가결찰의 활주/마찰 작용에 부정적인 영향을 줄 수 있다. 이는 Damon wire sequence에서 호선에 crimpable stop을 사용하면 그 지점의 양쪽 방향으로의 활주운동을 방해하는 것과 비슷하다. 또한, 환자들은 Damon 2보다 standard 브라켓의 외관을 선호했으며(p <0.005), Damon 2는 접착 시 더 높은 실패율을 보였다(p <0.005).

두 번째 연구[22]에서는 Victory edgewise 브라켓과 SmartClip 자가결찰 브라켓(3M Unitek, Monrovia, CA)을 사용해 같은 조사를 시행하였다. 58명이 이 연구에 참가하였고 치료 초기에는 불규칙성에 두 그룹 간의 차이가 없었다. 10주차 통상의 브라켓을 사용한 대상자들의 불규칙성 지수가 SmartClip 대상자들보다 낮았다(평균 차이: 0.7mm; p=0.005). 20주차에는 두 그룹 간의 불규칙성의 통계상 유의한 차이가 없었다(평균 차이: 0mm; p=0.82). 치료초기단계에 불규칙성을 줄이기 위해 SmartClip 자가결찰 브라켓을 사용하는 것은 탄성고무(elastomeric module)나 SS 결찰을 이용하는 통상의 twin 브라켓보다 효과적이지는 않았다(표 6.1). 위 연구들은 전향적 임상 실험 프로토콜을 따랐으며, 치료의 특정부분에만 초점을 맞춤으로서, 혼돈 요소를 최소화했다.

표 6.1 SmartClip과 통상적인 twin 브라켓의 배열 효율성 차이 (Austrian Orthodontic Journal의 Miles[21]의 자료 인용)

Group		Irregularity index (mm)	p
Initial	SmartClip	5.7	0.86
	Conventional	5.8	
10 weeks	SmartClip	2.3	0.005
	Conventional	1.6	
20 weeks	SmartClip	1.4	0.82
	Conventional	1.4	

Pandis 등[19]은 54명의 전향적 연구에서 하악 절치 배열의 효율을 평가하고, 모형과 두부 방사선사진을 이용하여 치열궁 변화를 평가하였다. 총생이 있는 하악치열을 브라켓의 효율성을 보기 위한 모델로 선택하였는데, 이 경우 슬롯 벽 내부의 와이어 공간 즉, 'freeplay' 의 영향이 크게 작용한다. 견치를 활주역학으로 견인하는 것이 freeplay를 주로 이용하는 치료방법의 기본 시나리오이지만, 이 연구 모델에서처럼 이동의 속도를 조절하거나 이동 전/후의 상태를 측정하거나 장치의 상대적인 효율을 알아내는 것은 어렵다. 반면, 총생을 경감시키는 치료과정은 초기와 종료 단계에서 불규칙성 지수로 정량적으로 측정하고, 견치 견인 과정에서처럼 치아의 경사나 회전을 고려할 필요 없이 측정이 가능하다.

Damon 시스템의 치아배열 속도가 통계적으로는 빨랐지만 전체적인 장점은 임상적으로 크게 유의하지 않다. 이 연구결과에 따르면, 심한 하악 전치부 총생을 치료할 때

Damon 2 브라켓은 통상의 장치보다 치료기간 면에서 그렇게 효율적이지 않다(Damon 2: 104일, 통상의 브라켓: 125일). 중등도의 총생을 경감시킬 때에는 Damon 2 브라켓(81일)이 통상적인 브라켓(104일)보다 치료가 빠르고 통계적으로도 뚜렷한 차이를 보인다(그림 6.1, 6.2). 이 차이는 자가결찰 장치의 상당히 큰 'freeplay'가 치관의 순측 이동을 방해하지 않고 촉진시키기 때문이다. 반면, 탄성고무(elastomeric module)나 SS 결찰은 브라켓의 양측에서 와이어에 응력을 가하기 때문에 치료를 방해한다. 슬롯 벽 내로의 와이어의 자유활주(free sliding)를 방해하므로 이동속도가 느려진다. 통상의 결찰에 대해 자가결찰이 가지는 장점은 총생이 어느 정도 이상으로 심하거나 악궁 내 공간이 제한된 경우 사라진다. 후자의 경우에는 기계적 요법의 설정(mechanotherapeutical configurations)을 넘어서기 때문에 자가결찰 브라켓의 상대적인 효율이 저하된다. 흥미롭게도 능동형/수동형 자가결찰 브라켓을 평가한 Henao와 Kusy의 in vitro 연구[23]에서, 공간(clearance)가 충분하다면 slide형의 자가결찰 브라켓이 clip형보다 더 좋은 효과를 보였다. 그러나 부정교합이 더욱 심해지고 호선 크기의 증가로 공간(claearance)을 확보할 때는 slide(수동)형과 clip(능동)형은 같은 방식으로 작용하게 된다. 고려되지 않은 변수 때문에 임상으로의 적용에서 술자의 주의가 요구되지만, Henao와 Kusy의 결과는 Pandis 등의 연구결과와 부합한다고 볼 수 있다.

중등도의 총생에서 치료초기에 0.014″×0.025″ Cu-NiTi 와이어를 자가결찰 브라켓에 사용할수록 치아배열을 빠르게 할 수 있다. Damon 브라켓은 견고한 벽을 가지는 tube와 유사한 형태를 지녀 elastic 'O' ring이 느슨해지면 영향을 받는 통상의 브라켓과 다르다. Damon 브라켓 사용 시 유연한 각형 와이어로 1개월 내에 하악 치열을 배열할 수 있었다. 이같은 차이는 사용하는 와이어의 두께 차이로도 설명이 가능할 것이다. Damon 2 브라켓의 두 번째 호선으로 0.014″×0.025″ Damon Cu-NiTi가 사용된 반면 통상의 브라켓은 0.020″의 둥근 medium Sentalloy 와이어를 사용하였다. 초기의 두 번째 와이어의 두께와 단면의 차이는 회전 조절에 지대한 영향을 줄 것이다. 와이어의 물성에 따른 차이도 고려해야만 한다. Berger와 Waram[24]은 Damon 0.014″ Cu-NiTi 와이어가 비슷한 크기의 NiTi 와이어보다 큰 힘을 냄을 보인 바 있다.

또한, 이 연구에서는 총생이 심하면 심할수록 치료기간도 증가함을 보였다. 불규칙성 지수가 증가할 때마다 치료기간이 20%씩 부가적으로 증가하였다(1단위의 불규칙 요소 증가의 위험률: 0.81, $p<0.05$). 치아이동속도를 고려하면 마찰력이 낮거나 없는 것도 하나의 요인이 될 수 있다. 반면 치주조직의 작용과 이들이 치아이동을 제한하는 영향도 고려해야 한다. 말하자면 '우리가 페라리를 몬다고 해도 만약 좁고 커브가 많고 험한 길을 간다면, 비틀보다 빠르게 도착한다는 보장은 없다'는 것이다. 더욱이 장치 표면의 단백질 성분의 석회화가 자유로운 활주과 마찰에 영향을 미치는 요인일 수 있지만 연구에서는 고려하지 않았다.[17] 자가결찰 브라켓을 사용하는 임상가는 특히 하악 절치 부분에서 치석을 발견할 수 있다. 브라켓 슬롯의 내측과 주변 및 자가결찰 메커니즘 내에서 치석이 발견되는데 이는 브라켓의 slide나 clip을 열고 닫는 데 어렵게 만든다.

Scott 등[29]은 이상적인 wire sequence에서 Damon 3와 통상의 브라켓 간의 치아배열의 효율과 임상적인 효율성을–RCT 방법으로–비교하였다. 이 연구는 2개의 교정치과에서 하악 제1소구치를 발치한 5~12mm 가량의 하악 전치 총생을 보이는 62명의 환자에 대해서 진행되었다. 두 그룹 모두 0.014″ NiTi를 초기 와이어로 결찰하였고 0.014″×0.025″와 0.018″×0.025″ NiTi 와이어, 0.019″×0.025″ SS 와이어를 차례대로 결찰하였다. 연구모형을 치료 시작 전(T1), 첫 호선 교체(T2), 마지막 0.019″×0.025″ 호선 교체 후(T3)에 채득하였다. 통상의 Synthesis 브라켓과 Damon 3 자가결찰 브라켓의 초기와 전반적인 하악 전치 배열 속도 차이는 없었다. 0.019″×0.025″ SS 와이어를 삽

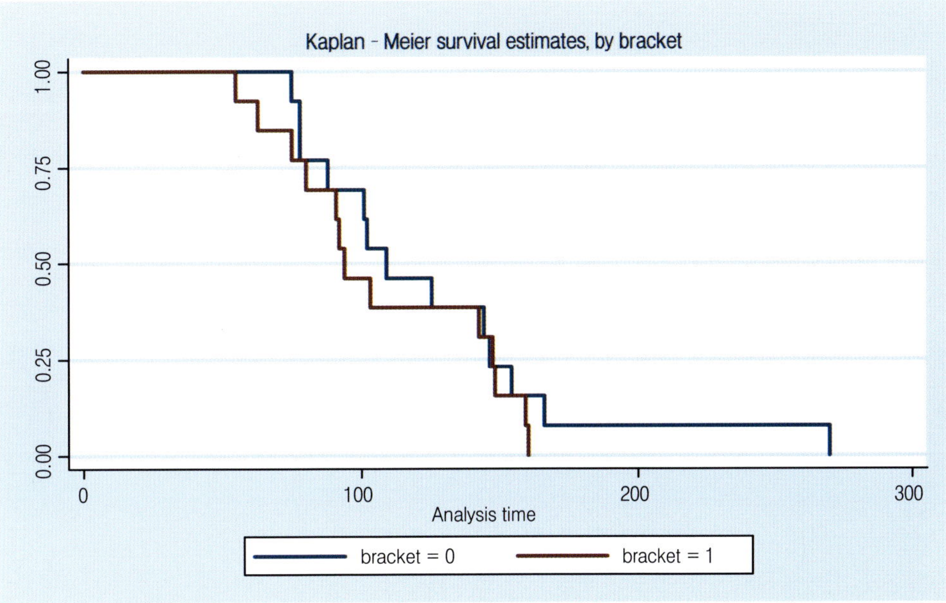

그림 6.1 고도의 총생 증례(IR>5)에서 치료기간의 변화를 보여준다(Pandis 등[19]의 자료 인용). y축은 다른 시간 변화(x축:시간)에 따른 아직 배열 중인 환자의 비율을 나타낸다. 주어진 시간값에 따라 x축에서 수직선을 따라 그리면 각 브라켓 그룹에서 완료되지 않은 환자의 비율을 알 수 있다. 치료완료까지 각 그래프의 형태에 큰 차이가 없음을 주목하여야 한다(브라켓 0, 통상의 브라켓; 브라켓 1, 자가결찰 브라켓).

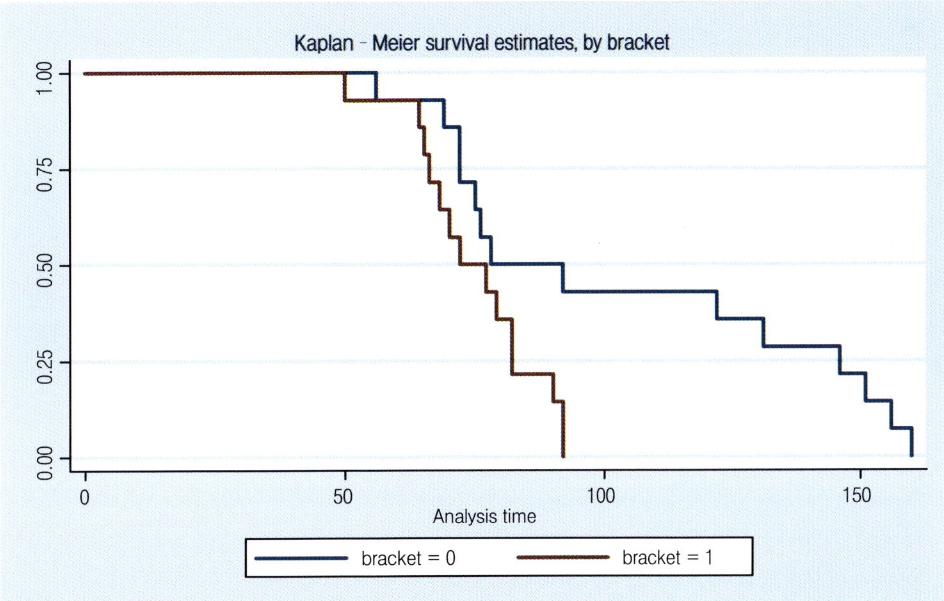

그림 6.2 경도의 총생 증례(IR < 5)에서 치료기간의 변화를 보여준다(Pandis 등[19]의 자료 인용). y축은 다른 시간 변화(x축:시간)에 따른 아직 배열 중인 환자의 비율을 나타낸다. 주어진 시간값에 따라 x축에서 수직선을 따라 그리면 각 브라켓 그룹에서 완료되지 않은 환자의 비율을 알 수 있다. 치료완료까지 각 그래프의 형태에 큰 차이가 없음을 주목하여야 한다(브라켓 0, 통상의 브라켓; 브라켓 1, 자가결찰 브라켓).

입하기까지 Damon 3에서는 253일, 통상의 브라켓은 243일 걸렸다. 치료 전 전치 총생 정도가 전치 배열의 속도에 유의한 영향을 미쳤으나, 나이나 성별, 브라켓의 종류는 상관관계가 나타나지 않았다.

Fleming 등[25]은 SmartClip 자가결찰 브라켓 시스템과 통상의 Victory twin 브라켓을 사용하여, 비발치 증례에서 하악 치아의 3차원적 배열 효율을 비교하였다. 이 무작위화 임상 실험에 66명의 환자가 참여하였으며 0.016″ 둥근 martensitic active NiTi 와이어를 사용하였다. 3차원적인 하악치열 불규칙 정도는 치료시작 전과 치료 8주 후에 측정하였다. 이들은 모든 브라켓이 치아배열의 효율에 있어서 차이가 없으며, 효율은 치료 전 불규칙성과 깊은 연관이 있다는 결과를 얻었다. 추가로 환자의 연령이 증가할수록 불규칙성을 감소시키기 힘들다는 결과는 통계적으로 유의하지 않았다고 하였다($p=0.053$).

결론적으로 이들 연구 결과를 종합하면, 자가결찰 브라켓이 치료기간을 효과적으로 단축시킨다는 의견을 지지하는 확실한 증거는 없다. 몇몇 수치에서 통계적 유의성 차이가 발견되었지만 임상에 미치는 영향은 무시할 만한 것들이었다. 그러나 현재 연구 수도 적고, 어떤 브라켓 시스템에 대해서는 아예 데이터가 없는 실정이다. 앞으로 다양한 브라켓 시스템에 대한 비교평가가 필요할 것으로 보인다(표 6.2).

표 6.2 치료 효율과 자가결찰 브라켓에 대한 연구들(Peer-reviewed publication)

	저자	연구 형태	발견
치료기간	Eberting 등 2001[17]	후향적	자가결찰 브라켓에서 치료시간의 감소
	Harradine 2001[18]	전향적	자가결찰 브라켓에서 치료시간의 감소
	Miles 등 2005[22],2006[21]	전향적	치료시간에 차이 없음
	Pandis 등 2007[19]	전향적	몇몇 증례에서 자가결찰 브라켓에서 치료시간의 감소
	Scott 등(in press)[20]	전향적	치료시간에 차이 없음
	Fleming 등(in press)[25]	전향적	치료시간에 차이 없음
악궁변화	Pandis 등 2007[19]	전향적	자가결찰 시스템에서 후방 확장이 일어남
	Franchi 등 2006[28]	전향적	자가결찰 시스템에서 후방 확장이 일어남
	Scott 등(in press)[20]	전향적	자가결찰 시스템에서 후방 확장이 일어남
토크전달	Pandis 등 2007[19]	전향적	상악 전치의 토크에 변화 없음
	Morina 등(in press)[40]	생체 외	자가결찰 브라켓에서 낮은 토크 전달
	Badawi 등 2008[41]	생체 외	수동적 자가결찰 브라켓에서 낮은 토크 전달
공간폐쇄	Deguchi 등 2007[48]	전향적	수동적 clip insert 방법에서 빠른 견치견인 가능
	Miles 2007[46]	전향적	견인 속도에서 차이 없음
조작편의성	Shivapuja와 Berger 1994[50]	전향적	자가결찰 브라켓에서 시간 절약
	Berger와 Byloff 2000[10]	편지 조사	자가결찰 브라켓에서 시간 절약
	Ebertin 등 2001[17]	후향적	자가결찰 브라켓에서 방문 횟수 감소
	Harradine 2001[18]	전향적	자가결찰 브라켓에서 큰 시간 절약 없음
	Turnbull과 Birnie 2007[51]	전향적	자가결찰 브라켓에서 시간 절약
불편감정도	Miles 등2006[21]	전향적	자가결찰 브라켓에서 두꺼운 와이어를 삽입할 때 큰 불편감 나타남
	Scott 등 2008	전향적	0.014 CuNiTi 와이어에서 차이 없음
	Fleming 등(in press)	전향적	0.016 NiTi 와이어에서 차이 없음
	Pringle 등(in press)	전향적	자가결찰 그룹에서 낮은 통증이 나타남

악궁의 변화

발치/비발치 그리고 확장/비확장의 판단은 교정학의 초기부터 가장 애매하고 예측 불가능한 문제였다. 오랜 동안, 간단한 경험적 법칙이 일반적으로 받아들여졌는데, 견치 간 거리와 하악 절치의 위치는 변화되어서는 안 된다는 것이다. 자가결찰 시스템의 신봉자들은 이와는 다른 주장을 펼친다. 치열궁이 커지거나 구치부가 견치의 원심을 향해 후방으로 이동하면 비발치 치료가 좀더 쉬워지므로, 이를 용이하게 이루어 줄 브라켓을 사용하고자 하였다. 그러나 Thomas Kuhn[26]이 1960년대에 기술한 대로, 과학혁명은 일직선을 그리지도 않고 항상 기존의 지식 위에 세워지는 것도 아니다. 그렇기 때문에 새로운 치료방법이 소개되었을 때, 이 방법이 유효한지 비교하고자 한다면, 선별된 케이스 리포트보다는 무작위화 임상 실험을 통해 결론을 도출하는 것이 중요하다.

Pandis 등[19]은 통상의 브라켓과 자가결찰 브라켓 모두 총생을 감소시키는 메카니즘이 다르지 않으며, 주로 하악전치의 전방경사나 치열궁의 확장을 통해 이루어진다고 하였다(그림 6.3, 6.4). 기성 NiTi 와이어를 사용하면 술자가 치열궁의 공간을 완벽히 조절할 수 없게 된다. 실험에서 하악궁의 총 확장량은 상대적으로 작았지만, 하악궁의 Damon 2 브라켓을 이용한 그룹의 대구치 간 폭경은 통상적 장치를 이용한 그룹의 값보다 1.5mm 정도까지 컸다. 주목해야 할 점은 두 개의 브라켓 시스템에 사용된 와이어의 모양이 같지 않다는 것이다. Damon 0.014″×0.025″ Cu-NiTi 와이어는 통상의 브라켓에 쓰이는 0.020″ sentalloy 호선보다 더 넓은 악궁 형태를 띠고 있다. 그러므로 구치부 확장 정도의 차이는 호선의 형태 차와 단면두께의 차이 때문일 것이다. 더구나 기성 호선에 의한 0.5~1mm의 팽창은 치료에 따른 자발적인 효과이므로 무시할 만하다. 의도적인 'development of arch' (협측부분을 충분히 확장)란 예측 불가능하다고 여겨져 왔고 아마도 구치부의 경사이동(axial inclination)에 의한 것일 것이다.

Franchi 등[28]은 그의 연구에서 자가결찰 브라켓보다는 마찰력이 적은 결찰법을 사용하였을 때 통상적인 결찰법을

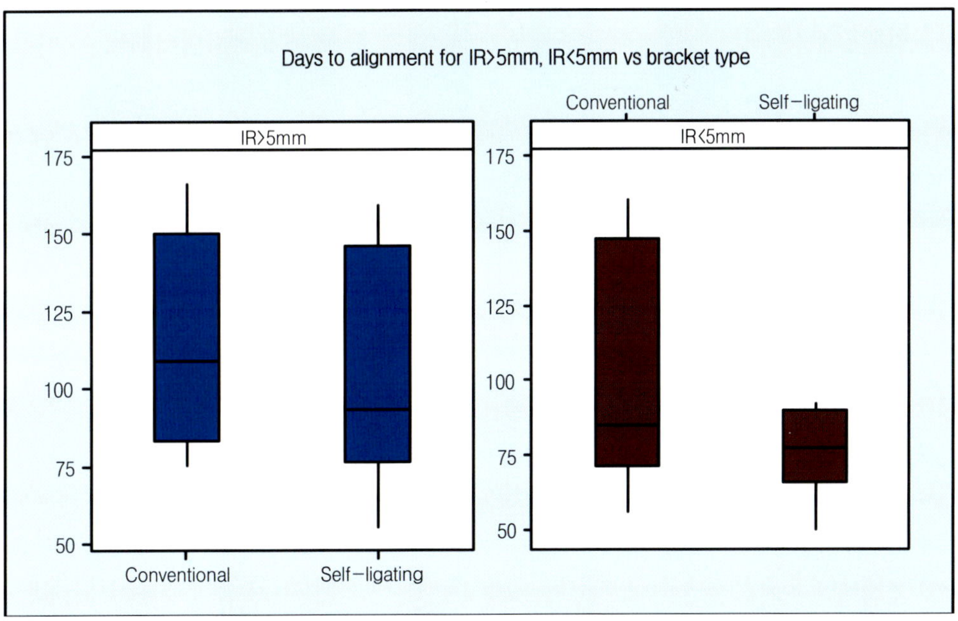

그림 6.3 상자 안의 그림은 하악전치의 총생의 정도에 따라(IR > 5: 심한 총생; IR < 5: 간단한 총생) 치아배열시간의 차이를 보여줌(Pandis 등[19]).

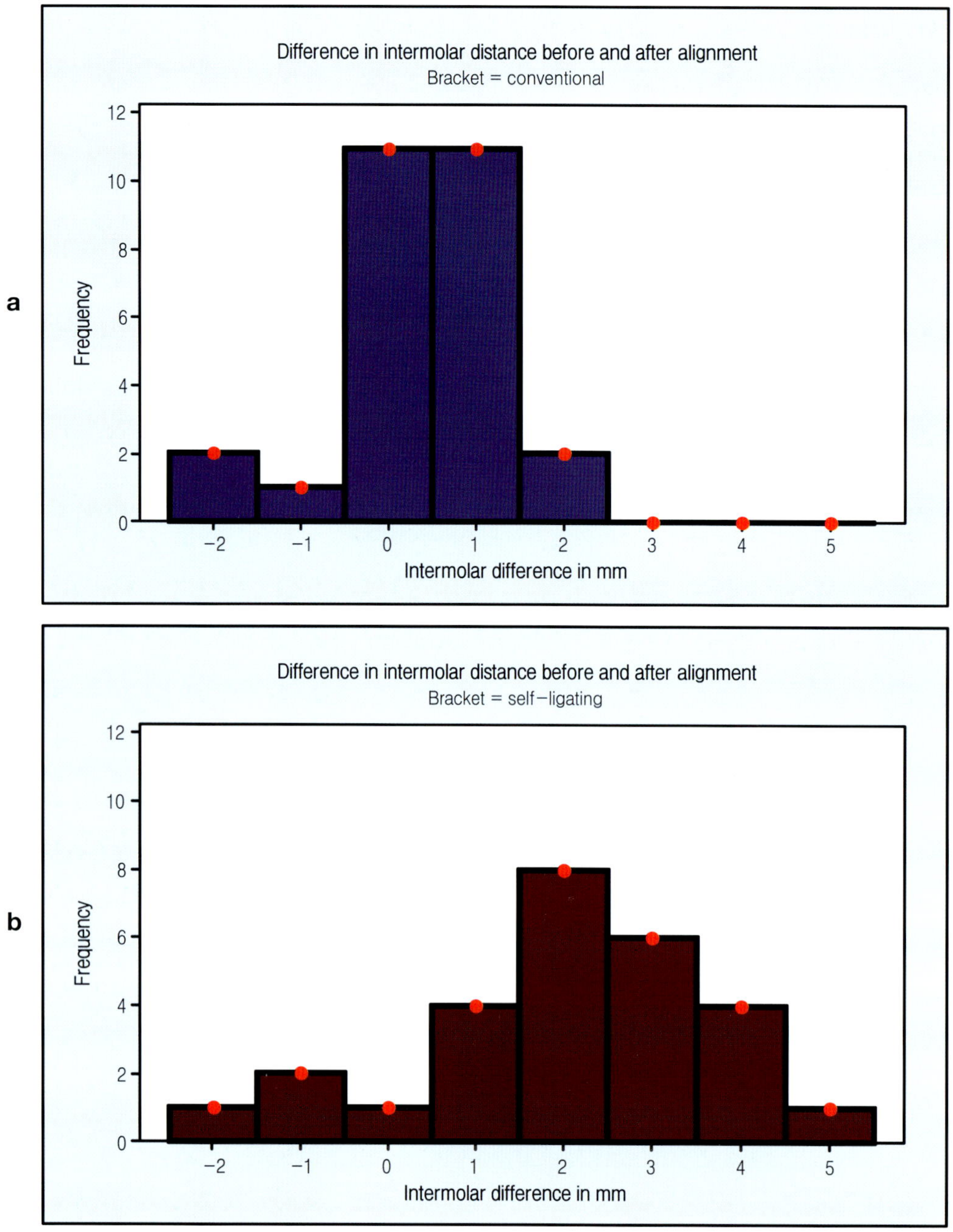

그림 6.4 하악 전치 배열 후에 통상의 브라켓(**a**)과 자가결찰 브라켓(**b**)의 구치 간 확장에 대한 히스토그램(Pandis 등[19]).

사용했을 때보다 구치 간 폭경이 1.7mm 증가하였음을 밝혔다. 또한 구치는 협측으로 4° 경사되었다. 이는 자가결찰 브라켓을 사용 시 생길 수 있는 구치 간 폭경의 확장이 치체 이동이나 상악의 기저골의 확장에 의한 것이 아니라 구치의 가로 이동(rolling)이나 경사(tipping)에 의한 것임을 보여준다.

Scott 등[20]은 두 장치 모두에서 견치 간 폭경의 증가와 치열궁 길이의 감소, 하악 전치의 전방경사로 인해 치아배열의 개선이 나타났다고 하였다. 이 연구는 발치 증례를 포함하였는데, 이는 악궁 길이의 감소와 하악에서의 더 넓은 부분을 향한 견치의 원심이동과 연관이 있을 것이다.

Fleming 등[25]은 두 종류의 미리 조절된(pre-adjusted)

장치가 하악 절치의 각도변화와 하악궁의 횡적 변화(transverse mandibular arch change)에 끼치는 영향을 비교하였다. 이 전향적 무작위화 임상 실험(prospective randomized controlled clinical trial)은 66명의 환자들에 대해 이루어졌고, 이들에게는 SmartClip 자가결찰 브라켓이나 기존의 pre-adjusted Victory edgewise 브라켓 중 하나가 적용되었다. 이들에 대해서는 다음의 호선 순서대로 치료가 진행되었다: 0.016″ 원형와이어; 0.017″×0.025″ 각형와이어; 0.019″×0.025″ 각형 martensitic active NiTi 호선과 0.019″×0.025″ SS 호선. 최소한 30주의 시간이 지난 후, 연구를 마친 60명의 환자들에 대해 최종 기록을 수집하였다. 이들은 브라켓의 종류가 절치의 경사도나 견치 간 거리, 제1소구치 간 거리, 제2소구치 간 거리에 대해 거의 영향을 미치지 않는다는 사실을 발견하였다. 하지만, 자가결찰 장치의 경우 비록 작은 양(0.9mm)이긴 하나 구치부에서 약간 더 큰 확장을 보였다. 이러한 구치부 확장에서의 1~2mm의 작은 변화는 치열궁 둘레(arch perimeter)에서 0.27~ 0.58mm의 변화를 야기하였는데, 이는 임상적으로는 거의 의미가 없는 것이다.[29] 순측 부분이 outset에서 전방경사(proclined)된 부분에서는 전방경사(proclination)가 덜 일어났으며, 넓은 악궁타입에서는 레벨링(leveling)과 배열(alignment) 동안에 확장이 추가로 생기지 않는 경향을 보였다. 연구 기간 동안 총생의 완화가 진행될수록, 더 많은 전치부 전방경사(incisor proclination)와 전방이동이 일어났다.

결론적으로, 제한된 다른 연구의 검토를 통해서는 자가결찰 브라켓이 기존의 장치와 비교하였을 때 치열을 다르게 배열한다고 주장할 만한 근거는 없다. 다시 말해 자가결찰 브라켓에 대한 연구 발표는 제한적이고, 몇몇 브라켓 체계에 대해서는 문헌에서 이용할 만한 것이 없기 때문에 다양한 브라켓 체계에 대한 비교 평가가 추가로 필요하다고 할 수 있다.

토크의 전달

교정치료 증례 결과의 질에 대한 또 다른 관심 분야는 토크의 전달(torque delivery)과 상악 전치부 치열의 최종 위치이다. 구치부와 전치부 치아들의 적절한 협설측 경사도는 교정치료에서 안정성과 적절한 교합관계를 부여하기 위해 필수적인 것이다. 상악 절치의 토크는 심미적인 미소선, 적절한 전치 유도, 완전한 I급(Class Ⅰ) 관계를 확립하는 데 특히 결정적인 영향을 미친다. 왜냐하면 토크가 덜 부여된 전치부 치아들은 상악 전치부 치열의 원심이동을 막기 때문이다. 부적절한 경사도를 가진 절치들은 치열궁의 공간을 감소시킨다. 전치부의 5° 경사는 악궁의 길이 1mm를 생성한다고 볼 수 있다.[30] 반면 구치부에 토크가 덜 부여되면 상악 악궁의 협소화 현상(constricting effect)을 가져오게 된다. 상악과 하악의 치아들 사이에 적절한 교두 대 와(cusp-to-fossa) 관계가 형성되지 못하기 때문이다. 적절한 토크의 필요성에 대한 많은 경험적, 실험적 자료가 있음에도 불구하고, 전치부 치열의 토크 값에 대한 다양한 기술들 사이에는 매우 큰 다양성이 존재한다. Pre-adjusted 장치에서의 상악 중절치의 토크는 Roth prescription의 12°에서부터 bioprogressive prescription의 22°에 이르기까지 거의 100%에 이르는 다양성을 보인다.[31] 이렇듯, 토크 값에 일관성이 결여된 것은 치아의 위치에 대한 개개인의 선호도의 차이나 치료 철학의 차이로 설명할 수 있을 것이다. 또한 이렇게 큰 다양성을 보인다는 것은 심미적으로 아름답거나 기능적으로 건전한 치열에서 관찰되는 절치부의 경사도를 브라켓 슬롯에 바로 적용하는 것이 부적절하다는 바를 시사한다.

토크의 전달과 조절은 와이어의 크기, 와이어의 구성 요소, 재료의 특성, 와이어와 슬롯 크기의 보고된 값과 실제 값의 다양성, 결찰의 완전성, 힘의 감소와 마찰 등의 여러 가지 요소들과 관계가 있다. 더욱이 직사각형의 모양이나 특정 치수에서 변형되어(슬롯은 좀 더 크게, 와이어는 좀 더 작게) 둥글어진 슬롯이나 와이어 모서리(edge)는 play를 증가시키는 데에 기여하였고, 이에 따라 사용된 생역학적 구성 요소의 토크 발현 능력은 감소하게 되었다.[32] 경험적이고, 입증되지 않은 증거들이 많이 존재함에도 불구하고, 공간폐쇄와 토크 조절의 측면에서 자가결찰 브라켓이 가지는 효율성에 대한 제조사의 주장을 뒷받침하는 문서화된 증거는 없다. 활주역학을 이용한 공간폐쇄에서는 마찰이 적어야 하지만, 토크 조절에서는 와이어와 브라켓 슬롯 벽 사이의 마찰력이 필요하다. 이렇듯, 임상에서는 치료역학설계(mechanotherapeutical set-up)에 수반되는 요구 조건이 서로 모순된다.

와이어의 단면적을 점차 증가시킴으로써 브라켓 슬롯을 채워나가는 것은 치료 계획에서 기본적인 치료역학이다. 이와는 달리 Variable modulus orthodontics[33]와 같은 다른 치료철학에서는 치료의 초기단계에서부터 슬롯을 낮은 탄성계수의 재질로 된 큰 호선을 삽입하고, 와이어의 크기를 증가시키는 대신 와이어의 견성(stiffness)을 점진적으로 증가시킨다. 하지만 임상적인 상황에서는 환자의 불편감이 크고, 너무 큰 직사각형 단면의 와이어를 슬롯에 넣는 것이 어렵기 때문에 최종 호선의 단면적이 슬롯의 실제 크기에 다다르는 일은 거의 없다. 이로 인해 브라켓에 부여된 토크의 일부분은 발현되지 못하게 되고, 슬롯-와이어 play나 third-order clearance를 증가시키게 된다.[34] 장치의 개발 초기에 야기된 이러한 공간(clearance) 요소의 효과[35]는 이론적으로 10° 정도의 범위인 것으로 추정된다. 하지만 이론적인 토크 손실의 결과가 슬롯과 와이어 사이에서 발생하는 실제의 play를 나타내는 것은 아니다.[36-38]

추정된 토크 손실과 측정된 토크 손실 사이의 분명한 불일치는 브라켓과 와이어의 제조 과정에서 비롯된 것이다. 브라켓 슬롯에는 금속 구조물이나 groove, striation을 포함시키는데, 이들로 인해 와이어가 슬롯 wall에 완전히 장착되는 것이 불가능해진다.[39] 보고된 토크는 실제의 토크와 5~10% 정도, 대략 1~1.5° 정도 차이가 나는 것으로 알려져 있으나, 실제로 유효한 토크는 기대되는 것보다 더 적을 것이다. 사출성형, 주조, 절삭을 포함하는 다양한 브라켓 제조 과정 역시 지시된 토크 값의 정확도에 영향을 미칠 수 있다. 주조는 재료가 팽창되거나 수축되게 하고, 절삭은 거친 입자의 표면을 야기시킬 수 있다. 최근의 연구에서, 다양한 값의 토크가 장치에 부여되었을 뿐만 아니라 슬롯의 모양이 직사각형의 단면에서 변형되어 다양해졌다는 것이 밝혀졌다.[32]

현재, 자가결찰 브라켓의 상대적인 토크 전달 효율에 대해 참고할 수 있는 증거는 실험실 연구에서 비롯된 것으로, 수동적 자가결찰 브라켓에서는 토크의 손실이 크고, 능동적 자가결찰 브라켓에서는 토크의 손실이 좀 더 적다고 하였다.[40] 참고할 수 있는 두 번째 연구에서도 능동적 자가결찰 브라켓이 수동적 자가결찰 브라켓에 비해 토크 전달의 측면에서 좀 더 효율적이라는 결론에 도달하였다. 임상적으로 의미 있는 최소한의 토크 전달을 이루기 위해서 능동적 자가결찰 브라켓의 경우에는 15° 의 와이어 비틀림이, 수동적 자가결찰 브라켓의 경우에는 22.5° 의 와이어 비틀림이 필요하다는 사실은 흥미롭다. 앞서 언급한 토크 값이 이용 가능한 모든 브라켓 토크 prescription까지는 아니더라도 대부분의 것보다 더 크다는 사실을 생각하면 이는 중요한 발견이다.[41] Pandis 등[42]은 in vivo 방법으로, 발치증례와 비발치증례에서 통상의 브라켓과 Damon 2 브라켓에 맞춰진 상악 절치의 최종 위치를 분석하였다. 저자는 발치 증례와 비발치 증례 모두에서 자가결찰 브라켓이 기존의 브라켓과 동등한 정도의 효율성을 가지고 상악 절치에 토크를 전달함을 밝혔다. 이를 반박할 만한 증거로는 재료의 임상적인 적용과 토크를 임상적으로 적용하는 방법의 차이 정도가 있을 것이다. 환자를 치료할 때에는 실험적인 상황에서 고려되지 않은 reverse curve 호선도 이용된다. 또한, 임상가는 와이어에 토크를 부여하는 선택을 할 수도 있는데, 이는 생체 외 실험 조건에서 표준화할 수 없는 요소이다. 전 치아에 브라켓이 부착된 치열에서는, 치아에 가해지는 힘과 모멘트가 실험실의 단순화된 형태의 조건과 비교했을 때에 다를 수 있다. Second-order bend가 존재하기 때문이다.[43]

0.022″ 슬롯에 최종 와이어로서 0.019″×0.025″ SS 와

이어를 사용한 증례에서는 거의 14°에 가까운 free play가 나타났다.[38] 토크 적용을 위해서 더 큰 단면적을 가지는 NiTi 호선을 선택한 경우에는 free play의 문제와 함께 브라켓에 부여된 모든 범위의 토크를 발현시킬 수 없다는 단점이 나타났다: SS 합금에 비해 감소된 강성의 와이어.[44] NiTi 와이어의 강성이 부족하다는 사실은 deactivation plateau를 유도하기 위해서 와이어 토크가 25° 이상 필요하다는 것을 설명할 수 있다.[37] 그 어떤 prescription에서도 이렇게 큰 토크 값은 찾아볼 수 없기 때문에, 베타-티타늄(β-titanium) 와이어에 적용할 수 있는 와이어 비틀림(twisting)이 도입되지 않는 이상 낮은 탄성계수의 와이어로 토크를 전달하는 것의 임상적인 효율성은 의문스럽다고 할 수 있다. 대신, 역 Spee만곡의 와이어를 사용함으로써 NiTi 호선의 낮은 비틀림 강성(torsional stiffness)을 상쇄시키고 성능을 증진시킬 수 있다; 역만곡 호선이 사용되지 않는다면, 특히 발치증례에서 Damon 2 브라켓이 기존의 결찰된 브라켓과 유사한 토크 전달을 보일 수 있을지는 의심스럽다. 수동형 자가결찰 브라켓에서의 와이어-슬롯 상호작용에 의해 결정된 증가된 play와 마찰의 손실은 상악 절치를 후방경사(retroclination)되게 하는데, 이는 임상적으로 발치 증례에서 종종 일어나는 일이다. Damon 시스템은 다양한 증례들에 적용시키기 위해서 낮은((7°), 중간(10°), 높은 토크(17°)의 세 가지 prescription으로 판매된다. 하지만 이런 다양한 prescription의 토크 전달을 임상적으로 평가한 연구는 없다. 저자의 생각은 수동적 자가결찰의 토크 전달 문제를 최소화하기 위해서는 거의 모든 증례에서 높은 토크 prescription이 더 유리하다는 것이다.

마지막으로, Pandis 등[45]은 두 종류의 능동적 자가결찰 브라켓(In-Ovation R과 SPEED)의 사용 후 나타나는 결찰 clip의 기계적인 성질 변화를 평가하였다. 이 주제에 대한 내용은 3장에서 다룬다. SPEED 브라켓과 비교했을 때에, In-Ovation R에서 clip의 강성 감소가 크게 나타났다. 이 같은 사실은 보다 두꺼운 와이어가 장착되는 치료의 마지막 단계 동안 힘과 토크의 전달에 영향을 미칠 수 있다. 실험에 이용된 두 종류의 브라켓 사이에서 관찰되는 다양성은 조성과 제조과정에서의 차이를 반영하는 것이고, 이것들이 브라켓-호선 장착에 미치는 영향은 좀 더 연구가 필요하다.

공간폐쇄

이 책이 출판될 때에 유일하게 이용할 수 있었던 공간폐쇄에 관한 연구로, Miles[46]는 수동적 자가결찰 SmartClip 브라켓과 SS로 결찰된 기존의 twin 브라켓 사이의 활주역학에 의한 en masse retraction의 속도를 비교 평가하였다. 13명 환자에서 14개의 악궁으로 0.018″ 슬롯 브라켓을 사용하여 전향적 연구를 시행하였다. 모든 환자에서 제1소구치를 발치하였고, 발치 공간의 원심 측에 위치한 제2소구치와 제1대구치에 대해, 한 쪽 편에 SmartClip 브라켓을, 반대 편에는 기존의 twin 브라켓을 부착하였다. 공간폐쇄는 0.016″× 0.022″ SS 와이어와 6~9mm로 활성화된 NiTi 코일 스프링으로 시행하였다. 치아이동의 평균 속도는 SmartClip이 부착된 쪽이 한 달에 1.1mm, 기존의 twin 브라켓이 부착된 쪽이 한 달에 1.2mm로 서로 유사하였다. 호선이 '자유롭게' 활주하는 자가결찰 브라켓 쪽으로 활주할 수 없기 때문에 더 느린 쪽이 공간폐쇄에 있어서 속도 제한 요소가 된다는 논쟁이 있을 수 있다. 측절치의 원심 쪽에 가까이 있는 post와 함께 호선을 사용함으로써 전치부에서는 호선의 어떤 활주도 일어날 수 없게 된다. 이 연구에서는 견치부터 견치까지 6전치를 결찰하였고, 때문에 브라켓을 통한 호선의 활주는 발치 공간의 원심 측에 있는 브라켓을 통해서만 일어났다. 이 경우에서, 공간폐쇄 속도에 차이가 있다면, 다음의 세 가지 상황이 가능할 것이다. (1) 발치 공간의 원심 측에 위치한 치아들이 근심 측으로 더 빨리 이동한다. (2) 정중선/악궁의 형태가 더 빠른 이동이 일어나는 쪽으로 왜곡된다. (3) 둘 모두 일어난다. 모든 경우에서 차이는 이 split-mouth 실험 설계로 확인되었다. 공간폐쇄의 속도에 차이가 나타나지 않았고, 정중선의 왜곡이 확인되지 않았기 때문에, 생리적인 요소가 치아이동의 속도에서 가장 크게 결정적인 역할을 하였거나, 만약 마찰이 중요한 요소였다면, SS 결찰과 수동적 자가결찰 브라켓 사이에는 의미 있는 차이가 없었던 것이라고 생각할 수 있다.

Bokas와 Woods[47]는 0.016″×0.016″ SS 와이어를 기존의 0.018″ 슬롯 twin 브라켓과 함께 사용하여 split-mouth 설계에서의 공간폐쇄를 평가하였다. 그들은 제1대구치에서 체인이나 코일 스프링을 ~200g의 힘이 가해지도록 활성화시켜 견치 브라켓의 원심 측 wing에 SS 결찰로 결찰하였다. 그들이 보고한 바에 따르면, NiTi 코일 스프링을 이용한 견치 견인의 속도는 한 달에 1.9mm였고, 체인을 이용한 속도는 한 달에 1.7mm였다. Deguchi[48]도 금속 슬롯이 삽입된 0.018″ plastic 브라켓에 0.016″ SS 와이어를 사용했을 때 나타나는 견치 견인을 평가하기 위해서 split-mouth 설계를 사용한 적이 있다. 한 쪽의 치아들은 수동적 clip insert로 결찰하였고, 다른 쪽의 치아들은 SS 결찰을 사용하였다. 3가지의 서로 다른 스프링의 힘을 각 그룹당 10명으로 구성된 작은 표본에서 비교하였고(50g, 100g, 150g), clip으로 결찰하는 방법을 이용한 실험 그룹에서 견치의 견인 속도가 ~1.5배 정도 빠르다는 사실을 발견하였다. Bokas의 연구 결과와 동일하게, clip 결찰을 한 경우 100g의 스프링에서는 한 달에 1.8mm의 견인 속도를 보였고, 두 wing을 SS 결찰로 결찰한 경우 한 달에 단지 1.2mm의 속도를 보였다. 이 연구에서는 호선을 SS 결찰로 결찰할 때에 두 wing에 걸쳐서 결찰하였는데, 한 wing에 결찰하여 시행한 Bokas와 Woods의 연구와 비교하였을 때 견치의 견인에 영향을 끼쳤을 것으로 추측된다. Clip 메커니즘을 이용한 견치 견인에서는 단지 50g의 적은 힘도 매우 효과적이었고, 이를 통해 Bokas와 Woods가 사용하였던 큰 힘은 발치 공간의 원심 측에 위치한 치아들에 고정원 부하(anchorage loading)를 증가시킴으로써 더 큰 고정원 소실을 야기하였을 것임을 알 수 있다. 하지만 Southard[49]가 기술한 바에 따르면, 견치에 주어진 마찰력이 견치와 대구치 사이의 호선을 압축함으로써 구치부 치아들의 원심 측을 향한 같은 크기, 반대 방향의 힘이 주어진다고 한다. 견치를 견인하는 힘을 감소시키는 마찰력은 발치 공간의 원심 측에 위치한 치아들을 전방이동하는 힘을 똑같은 정도로 감소시킨다. 따라서 자가결찰 브라켓은 고정원 부하(anchorage loading)에 아무 영향을 끼치지 않을 것이다.

결론적으로, 현재의 제한된 증거들로는 자가결찰 시스템이 더 빠른 공간 안정화를 일으킬 수 있다는 개념을 뒷받침하기 어렵다. 또한 in vitro에서 더 적은 마찰력과 더 빠른 치아이동을 나타낸 것이 생체 내에서도 더 빠른 치아이동을 일으킬 것이라고 하는 것도 무리이다. 무작위화 임상 실험 형태의 더 많은 연구가 요구된다.

조작 편의성

자가결찰 브라켓을 사용 시 호선교환의 효율성이 나아지는가에 대한 연구는 많은 편이다. Shivapuja와 Berger[50]는 Activa(‘A’ Company, Johnson & Johnson, San Diego, CA), Edgelok(Ormco, Glendora, CA), SPEED 자가결찰 브라켓 시스템을 사용했을때, 기존의 브라켓 시스템보다 호선의 제거와 삽입에 극적으로 더 적은 진료시간이 소요된다는 결론을 내렸다. 반면, Harradine[19]은 Activa 자가결찰 브라켓과 기존의 edgewise 브라켓 사이에서 호선 교환에 걸리는 시간의 차이가 유의하지 않은 정도라고 하였다. 2000년도에 Berger와 Byloff[40]는 교정전문의들을 대상으로 우편조사를 시행하였고, 이들의 응답으로부터 SS 결찰의 경우 한 악당 6~7분이 소요된 반면, 탄성고무(elastomeric) 결찰의 경우 한 악당 거의 2분 정도가 소요된다는 결론을 얻었다. 4종류의 자가결찰 브라켓 장치들 각각에 대해서 열고 닫는 데에 걸리는 전체 시간은 한 악당 1분 미만이었고, 이들 중, SPEED 시스템에서 가장 짧은 평균 시간이 소요된 반면 Damon 시스템에서 가장 긴 평균 시간이 소요되었다. TwinLock

(Ormco)을 제외한 모든 자가결찰 브라켓들에서 열고 닫는 데에 소요된 시간은 양악에서 유사하였다. Turnbull과 Birnie[51]는 Damon 2 자가결찰 브라켓과 기존의 탄성고무(elastomeric) 결찰 방법을 비교하여 호선 교환의 상대적인 속도를 평가하였고, 추가적으로 이를 서로 다른 와이어의 크기와 종류에 따라 단계별로 평가하였다. 이들은 Damon 2 자가결찰 시스템이 기존의 탄성고무(elastomeric) 시스템에 비해 호선의 삽입과 제거 모두에서 결찰에 매우 짧은 평균 시간이 소요되었다는 것을 발견하였다. 자가결찰 시스템의 경우 호선의 결찰이 대략 2배 정도 빨리 진행되었다. Damon 2와 기존의 mini-twin 브라켓 사이의 결찰 시간 차이는 치료 단계의 후반부에서 와이어의 크기가 더 커질수록 점점 더 두드러지게 나타났다. 연구에 대한 중요성 강조와 자가결찰 브라켓의 개발과 함께 디자인의 개선은 이러한 장치들의 조작성을 더욱 최적화할 수 있으므로 중요하다.

불편감

불편감은 고정식 장치를 이용한 교정치료 동안 발생할 수 있는 부작용이고, 이는 치료 결과와 치료를 받고자 하는 욕구에 영향을 미칠 수 있다.[52-56] 잠재적으로 중요한 요소는 호선에 의해 치열에 가해진 힘의 크기이고, 초기의 조직학적 연구로부터 가벼운 교정력이 더 효과적이고 외상을 덜 유발한다는 사실을 알게 되었다.[57] 총생이 심한 경우에서와 같이, 힘의 크기가 증가할수록 불편감도 증가하는 것으로 추정된다. 통증은 호선 삽입 24시간 후에 최대에 이르고, 시간이 흐름에 따라 점차 감소하는 것으로 알려져 있다. 하지만, 가해진 힘과 느껴지는 통증 사이의 직접적인 상관관계는 아직 명확히 밝혀지지 않았다.[58-62]

Miles 등[21]은 호선 삽입 후 며칠 동안 느껴지는 불편감의 정도와, 첫 호선 교환 때 느껴지는 불편감의 정도를 통상의 브라켓과 Damon 2 브라켓 간에 비교하였다. 이와 동시에 입술의 편안함, 심미성, 브라켓 탈락율도 기록하였다. 초기 호선에서 통상의 브라켓을 사용한 쪽이 좀 더 불편한 것으로 나타났다(p=0.04). 하지만, 10주 후 호선을 교환할 때에는 Damon 2 브라켓에 대해 점점 많은 환자들이 불편감을 호소하였다(p=0.004). 이들의 결론은 초기에는 Damon 2 브라켓에 대해 통증이 덜 느껴지나 두 번째 호선을 삽입할 때에는 점점 더 큰 통증이 느껴지게 된다는 것이었다. 두 번째 호선을 삽입할 때에 나타나는 불편감은 주로 와이어 삽입 직후에 심한 것으로 평가되었는데, 결찰 과정이나 와이어를 삽입하는 술자의 경험이 결과에 영향을 미쳤을 것으로 생각된다. 이 사실은 저자의 in vitro 연구와도 일치한다. 저자는 연구를 통해, 0.014″×0.025″ Cu-NiTi 와이어를 장착하는 동안 발생하는 모멘트가 기존의 브라켓이나 In-Ovation R 브라켓에 비해 Damon 2 브라켓에서 훨씬 더 크다는 사실을 밝힌 바가 있다.[63] 이는 Damon 브라켓 시스템에서는 슬롯을 닫기 위해 와이어가 브라켓의 슬롯에 완전히 장착되어야 하는 반면, 다른 두 브라켓에서는 'O' ring과 NiTi clip의 탄성력 때문에 약간의 모멘트 소실이 일어나기 때문이다.

Fleming 등[64]은 SmartClip 자가결찰 브라켓과 기존의 Victory 장치 사이에서 교정 아치와이어를 삽입하고 제거하는 동안에 느껴지는 통증의 차이를 분석하였다. 장치에 0.016″ NiTi 호선을 삽입하고 장착한 후, 4시간, 24시간, 72시간, 7일 후에 느껴지는 통증의 정도를 visual analog scale(VAS) 설문 조사로 기록하였다. 매 내원 시, 실험 참가자들은 019″×0.025″ 호선을 제거하고 삽입하는 동안에 느껴지는 통증을 100mm의 VAS 설문조사로 추가적으로 기록하였다. 0.016″ NiTi 호선을 삽입하였을 때에는 시간에 관계없이 브라켓의 종류가 느껴지는 통증의 정도에 영향을 미치지 않았다. 그러나 019″×0.025″ 와이어를 제거하고 삽입하는 과정에서는 SmartClip 장치에서 훨씬 더 큰 불편감이 나타났다. 최근 들어 SmartClip 브라켓의 clip은 와이어를 장착하는 데에 필요한 힘의 크기를 줄이기 위해 개선되고 있다. 또한, 토크 조절의 측면에서 약간 효율성이 감소되더라도 각이 둥근 와이어를 사용하여 환자가 좀 더 편안해 할 수 있도록 하는 것이 추천되고 있다.

Scott 등[65]은 Damon 3 자가결찰 브라켓 시스템과 Synthesis conventional ligating pre-adjusted 브라켓 시스템을 사용하여 치아의 초기 교정적 이동이 일어나는 기간 동안 느껴지는 불편감의 정도를 비교하였다. 두 곳에서 진행된 연구는 하악 절치에 5~12mm의 총생을 가지는 62명의 환자들을 대상으로 하였고, 이들의 치료에는 제1소구치의 발치가 동반되었다. 0.014″ Cu-NiTi Damon 호선을 삽입한 후 대상자들에게 미리 준비된 불편감 일지를 제공하여 첫 1주일 동안 다양한 시간 간격에 대해 VAS를 이용하여 불편감을 기록하도록 하였다. 연구자들은 초기 치아의 배열이 일어나는 동안, Damon 3 자가결찰 브라켓이 기존의 pre-adjusted 브라켓보다 불편감을 덜 유발한다는 사실을 뒷받침 할 만한 증거를 찾을 수 없었다. 여기에서 비교는 단지 둥근 단면의 0.014″ NiTi 와이어에 대해서만 이뤄졌다는 사실에 주목해야 한다.

Pringle 등[66]은 0.014″ Cu-NiTi 와이어를 이용하여 기존의 브라켓을 부착한 환자들과 Damon 3 자가결찰 브라켓을 부착한 환자들이 치료를 시작한 후 첫 1주일 동안 느끼는 통증의 정도를 비교하였다. 비록 대상자 간에 다양성이 존재하긴 했으나, Damon 그룹의 환자들에서 통증 정도의 평균값이 더 낮았는데, 이는 임상적으로 무의미한 수준이었다. Damon 3 그룹($p=0.012$)에서 나타나는 평균적인 통증 정도는 기존 브라켓 그룹에 비해 매우 낮았다. 이 연구에 대해 중요한 점은 다음과 같다:

- 치료는 7명의 술자에 의해 진행되었다. 이 사실은 혼돈 변수로서 작용할 수 있다.
- 표본에는 성인과 청소년이 포함되어 있다. 연령 그룹 사이에 통증 지각의 다양성이 있을 수 있다.[62]
- Miles 등[21]이 직사각형 단면의 NiTi 와이어를 삽입한 후에 대해서도 통증의 정도를 평가한 반면, 이 연구에서는 통증의 정도를 0.014″ Cu-NiTi 와이어에 대해서만 평가하였다.

Conventional, Damon 2, In-Ovation R set-up에 0.014″ Cu-NiTi 와이어를 삽입한 후 발생되는 초기 힘의 크기를 비교한 생체 외 연구[67]에서는 다음의 결론을 내린다.

- 실험에 이용된 세 가지 종류의 브라켓 사이에서 나타나는 힘 크기의 다양성은 복잡한 형태를 보인다. 결찰 메커니즘, 브라켓 폭, 악궁 형태, 치아 위치 등의 여러 가지 요소들에 의해 영향을 받는 것으로 생각되고, 이들 각 요소는 악궁과 와이어의 특정 성질에 따라 다양한 정도로 기여하는 것으로 보인다.
- 발생한 힘의 크기는 이동의 방향에 따라 다양하게 나타났고, 브라켓의 종류와는 일치되지 않았다. 이는 수동적 자가결찰 브라켓의 free play가 통상적인 브라켓-와이어-탄성고무 set-up에 비해 더 적은 크기의 힘이 나타나게 한다는 개념을 여전히 의문스럽게 한다.

다시 말해, 기존의 브라켓과 자가결찰 브라켓이 통증의 정도에 있어서 유의할 만한 차이를 보이는지를 뒷받침할 수 있는 결정적인 증거는 존재하지 않는다.

참고문헌

1. Harradine NW. Self-ligating brackets: where are we now? J Orthod 2003; 30: 262–273
2. Berger JL. The SPEED System: an overview of design and clinical performance. Semin Orthod 2008; 14: 54–63
3. Khambay B, Millett D, McHugh S. Evaluation of methods of archwire ligation on frictional resistance. Eur J Orthod 2004; 26: 327–332
4. Cacciafesta V, Sfondrini MF, Ricciardi A, Scribante A, Klersy C, Auricchio F. Evaluation of friction of stainless steel and esthetic self-ligating brackets in various bracket-archwire combinations. Am J Orthod Dentofac Orthop 2003; 124: 395–402
5. Griffi ths HS, Sherriff M, Ireland AJ. Resistance to sliding with 3 types of elastomeric modules. Am J Orthod Dentofac Orthop 2005; 127: 670–675
6. Thomas S, Sherriff M, Birnie D. A comparative in vitro study of the frictional characteristics of two types of self-ligating brackets and two types of preadjusted edgewise brackets tied with elastomeric ligatures. Eur J Orthod 1998; 20: 589–596
7. Hain M, Dhopatkar A, Rock P. The effect of ligation method on friction in sliding mechanics. Am J Orthod Dentofac

Orthop 2003; 123: 416–422
8. Pizzoni L, Ravnholt G, Melsen B. Frictional forces related to self-ligating brackets. Eur J Orthod 1998; 20: 283–291
9. Shivapuja PK, Berger J. A comparative study of conventional ligation and self-ligation bracket systems. Am J Orthod Dentofac Orthop 1994; 106: 472–480
10. Berger JL, Byloff FK. The clinical effi ciency of selfligated brackets. J Clin Orthod 2001; 35: 304–308
11. Sims AP, Waters NE, Birnie DJ, Pethybridge RJ. A comparison of the forces required to produce tooth movement in vitro using two self-ligating brackets and a pre-adjusted bracket employing two types of ligation. Eur J Orthod 1993; 15: 377–385
12. Eliades T, Brantley WA, Eliades G. Orthodontic brackets. In: Brantley WA, Eliades T (eds) Orthodontic Materials: Scientifi c and Clinical Aspects. Stuttgart: Thieme, 2001: 143–172
13. Blake M, Woodside DG, Pharoah MJ. A radiographic comparison of apical root resorption after orthodontic treatment with the edgewise and SPEED appliances. Am J Orthod Dentofac Orthop 1995; 108: 76–84
14. Kula K, Phillips C, Gibilaro A, Profi t WR. Effect of ion implantation of TMA archwires on the rate of orthodontic sliding space closure. Am J Orthod Dentofac Orthop 1998; 114: 577–580
15. Kusy RP, Whitley JQ. Effects of sliding velocity on the coeffi cients of friction in a model orthodontic system. Dent Mater 1989; 5: 235–240
16. Eliades T, Eliades G, Athanasiou AE, Bradley TG. Surface characterization of retrieved NiTi orthodontic archwires. Eur J Orthod 2000; 22: 317–326
17. Eberting JJ, Straja SR, Tuncay OC. Treatment time, outcome, and patient satisfaction comparisons of Damon and conventional brackets. Clin Orthod Res 2001; 4: 228–234
18. Harradine NW. Self-ligating brackets and treatment effi ciency. Clin Orthod Res 2001; 4: 220–227
19. Pandis N, Polychronopoulou A, Eliades T. Selfligating vs conventional brackets in the treatment of mandibular crowding: a prospective clinical trial of treatment duration and dental effects. Am J Orthod Dentofac Orthop 2007; 132: 208–215
20. Scott P, T DiBiase A, Sherriff M, Cobourne M. Alignment effi ciency of Damon3 self-ligating and conventional orthodontic bracket systems: a randomized clinical trial. Am J Orthod Dentofac Orthop 2008; 134: 470.e1–8
21. Miles PG, Weyant RJ, Rustveld L. A clinical trial of Damon2 versus conventional twin brackets during initial alignment. Angle Orthod 2006; 6: 480–485
22. Miles PG. Smartclip versus conventional twin brackets for initial alignment: is there a difference? Aust Orthod J 2005; 21: 123–127
23. Henao S, Kusy R. Frictional evaluations of dental typodont models using four self-ligating designs and a conventional design. Angle Orthod 2004; 75: 75–85
24. Berger, JL, Waram T. Force levels of nickel titanium initial archwires. J Clin Orthod 2007; 41: 286–292
25. Fleming P, DiBiase AT, Sarri G, Lee RT. A comparison of the effi ciency of mandibular arch alignment with two preadjusted edgewise appliances. Am J Orthod Dentofac Orthop (in press)
26. Kuhn TS. The Structure of Scientifi c Revolutions. Chicago: University of Chicago Press, 1962
27. Sandstrom RA, Klapper L, Papaconstantinou S. Expansion of the lower arch concurrent with rapid maxillary expansion. Am J Orthod Dentofac Orthop 1988; 94: 296–302
28. Franchi L, Baccetti T, Camporesi M, Lupoli M. Maxillary arch changes during leveling and aligning with fixed appliances and low-friction ligatures. Am J Orthod Dentofac Orthop 2006; 130: 88–91
29. Germane N, Lindauer SJ, Rubenstein LK, Revere JH, Isaacson RJ. Increase in arch perimeter due to orthodontic expansion. Am J Orthod Dentofac Orthop 1991; 100: 421–427
30. Proffi t W, Fields HW. Contemporary Orthodontics. St Louis, MO: Mosby, 1986; 441–445
31. O'Higgins EA, Kirschen RH, Lee RT. The infl uence of maxillary incisor inclination on arch length. Br J Orthod 1999; 26: 97–102
32. Cash AC, Good SA, Curtis RV, McDonald F. An evaluation of slot size in orthodontic brackets—re standards as expected? Angle Orthod 2004; 74: 450–453
33. Burstone CJ. Variable modulus orthodontics. Am J Orthod 1981; 80: 1–16
34. Meling TR, Odegaard J. The effect of cross-sectional dimensional variations of square and rectangular chrome-cobalt archwires on torsion. Angle Orthod 1998; 68: 239–248
35. Lang RL, Sandrik JL, Klapper L. Rotation of rectangular wire in rectangular molar tubes. Part II. Pretorqued molar tubes. Am J Orthod 1982; 81: 22–31
36. Meling TR, Odegaard J, Meling EO. On mechanical properties of square and rectangular stainless steel wires tested in torsion. Am J Orthod Dentofac Orthop 1997; 111: 310–320
37. Eliades T, Eliades G, Brantley WA. Orthodontic brackets. In: Brantley WA, Eliades T (eds) Orthodontic Materials: Scientifi c and Clinical Aspects. Stuttgart: Thieme, 2001: 143–173
38. Sebanc J, Brantley WA, Pincsak JJ, Conover JP. Variability of effective root torque as a function of edge bevel on orthodontic arch wires. Am J Orthod 1984; 86: 43–51
39. Gioka C, Eliades T. Materials-induced variation in the torque expression of preadjusted appliances. Am J Orthod Dentofac Orthop 2004; 125: 323–328
40. Morina E., Eliades T, Pandis N, Jäger A, Bourauel C. Torque expression of self ligating brackets compared to conventional metallic, ceramic and plastic brackets. Eur J Orthod 2008; 30: 233–238
41. Badawi H, Toogood RW, Carey JPR, Heo G, Major PW. Torque delivery of self-ligating brackets. Am J Orthod Dentofac Orthop 2008; 133: 721–728
42. Pandis N, Strigou S, Eliades T. Maxillary incisor torque with conventional and self-ligating brackets: a prospective clinical trial. Orthod Craniofac Res 2006; 9: 193–198
43. Meling TR, Odegaard J. The effect of second-order couple on the application of torque. Am J Orthod Dentofac Orthop 1998; 113: 256–262
44. Kusy RP. On the use of nomograms to determine the elastic property ratios of orthodontic arch wires. Am J Orthod Dentofac Orthop 1983; 83: 374–381
45. Pandis N, Bourauel C, Eliades T. Changes in the stiffness of ligating mechanism in retrieved active self ligating brackets. Am J Orthod Dentofac Orthop 2007; 132: 834–837
46. Miles PG. Self-ligating vs conventional twin brackets during

en-masse space closure with sliding mechanics. Am J Orthod Dentofac Orthop 2007; 132: 223–235
47. Bokas J, Woods M. A clinical comparison between nickel titanium springs and elastomeric chains. Aust Orth J 2006; 22: 39–46
48. Deguchi T, Imai M, Sugawara Y, Ando R, Kushima K, Takano-Yamamoto T. Clinical evaluation of a low-friction attachment device during canine retraction. Angle Orthod 2007; 77: 968–972
49. Southard TE, Marshall SD, Grosland NM. Friction does not increase anchorage loading. Am J Orthod Dentofac Orthop 2007; 131: 412–414
50. Shivapuja PK, Berger J. A comparative study of conventional ligation and self-ligation bracket systems. Am J Orthod Dentofac Orthop 1994; 106: 472–480
51. Turnbull NR, Birnie DJ.Treatment effi ciency of conventional vs self-ligating brackets: effects of archwire size and material. Am J Orthod Dentofac Orthop 2007; 131: 395–399
52. Kvam E, Bondevik O, Gjerdet NR. Traumatic ulcers and pain in adults during orthodontic treatment. Comm Dent Oral Epidemiol 1989; 17: 154–157
53. Scheurer PA, Firestone AR, Bürgin WB. Perception of pain as a result of orthodontic treatment with fi xed appliances. Eur J Orthod 1996; 18: 349–357
54. Oliver RG, Knapman YM. Attitudes to orthodontic treatment. Br J Orthod 1985; 12: 179–188
55. Sergl HG, Klages U, Zentner A. Functional and social discomfort during orthodontic treatment – effects on compliance and prediction of patients' adaptation by personality variables. Eur J Orthod 2000; 22: 307–315
56. Patel V. Non-completion of active orthodontic treatment. Br J Orthod 1992; 19: 47–54
57. Reitan K. Selecting forces in orthodontics. Transaction of the European Orthodontic Society 1956; 108–125
58. Ngan P, Kess B, Wilson S. Perception of discomfort by patients undergoing orthodontic treatment. Am J Orthod Dentofac Orthop 1989; 96: 47–53
59. Ertan Erdinç AM, Dinçer B. Perception of pain during orthodontic treatment with fi xed appliances. Eur J Orthod 2004; 26: 79–85
60. Jones M, Chan C. The pain and discomfort experienced during orthodontic treatment: a randomized controlled clinical trial of two initial aligning arch wires. Am J Orthod Dentofac Orthop 1992; 102: 373–381
61. Jones ML. An investigation into the initial discomfort caused by placement of an archwire. Eur J Orthod 1984; 6: 48–54
62. Bergius M, Kiliaridis S, Berggren U. Pain in orthodontics. A review and discussion of the literature. J Orofac Orthop 2000; 61: 125–137
63. Pandis N, Eliades E, Partowi S, Bourauel C. Assessment of moments generated during simulated rotational correction with self-ligating and conventional brackets. Angle Orthod 2008; 78: 1030–1034
64. Fleming PS, DiBiase AT, Sarri G, Lee RT. Pain experience during initial alignment with a self-ligating and a conventional fi xed orthodontic appliance system: a randomized controlled clinical trial. Angle Orthod 2009; 79: 46–50
65. Scott P, Sherriff M, Dibiase AT, Cobourne MT. Perception of discomfort during initial orthodontic tooth alignment using a self-ligating or conventional bracket system: a randomized clinical trial. Eur J Orthod 2008; 30: 227–232
66. Pringle AM, Petrie A, Cunningham SJ, McKnight M. A prospective randomized clinical trial to compare pain levels associated with two orthodontic fi xed bracket systems. Am J Orthod Dentofac Orthop (in press)
67. Pandis N, Eliades E, Bourauel C. Forces and moments exerted by conventional and self-ligating brackets during simulated levelling and aligning. Eur J Orthod (in press)

제 7 장

교정학에서의 치근흡수

M. Ali Darendeliler and Lam L. Cheng

서론

치근흡수에 대한 연구는 한 세기 이상 꾸준히 이루어지고 있는데, 치근흡수는 광화된 백악질과 상아질에서 어떠한 물질이 소실되면서 발생하는 생리학적 혹은 병리학적인 과정이다.[1,2] 교정학에서의 외흡수는 치주인대 내의 유리화된 조직의 손실과 관련된 국소적 손상에 의한 병리학적 과정이다.[3,4] 여기서 모순된 것은 염증 반응이 치근흡수를 일으키지만 한편으로는 치아이동에 필수적인 요소란 것이다. 따라서 치근흡수는 교정치료에 있어서 필수 불가결한 부작용이라고 할 수 있다. 치근흡수는 가해진 힘이 제거된 후에도 유리 조직 안에서 계속되지만,[5] 교정력이 멈추거나 어느 수준 이하로 감소하면 치주조직에서의 회복 과정이 시작된다.[6,7] 이 치유 과정은 교정력이 가해진 일주일 뒤부터 시작하여 시간이 갈수록 증가한다.[8-10] 교정력에 의한 염증성 치근흡수(orthodontically induced inflammatory root resorption, 치근흡수)의 정도에 영향을 주는 생물학적, 기계적 요소들이 있는데, 임상가는 치근흡수의 부작용을 최소화 하고, 회복 시기를 부여함으로써 기계적 원인 요소를 조절할 수 있다. 치근흡수 연구에 방사선,[11] 현미경,[12] Scanning Electron Microscopy(SEM),[8] Transmission electron microscopy(TEM)[13] 등의 2D 방법 등이 사용되었는데, 스테레오 SEM 이미지와 X-ray microtomography(XMT)를 포함하는 3D 방법은 보다 정확하고, 치근흡수 연구를 위한 길이 측정에도 효과적이다.[14-16]

교정력에 의한 염증성 치근흡수의 역사

1856년 Bates는 영구치의 치근흡수는 치주막의 외상으로 인한 흡수라고 처음 언급하였고,[17] 1914년 Ottolengui[18]는 교정치료에 의해 유발되는 치근흡수를 정의하였다. 그 후에 Ketcham[19]은 치근 단축에 대한 해부학적 다양성, 매복, 교정치료의 결과와의 상관성에 대해 방사선학적 연구를 발표하였다. Ketcham[20]은 또한 호르몬 불균형과 영양 섭취 부족이 치근흡수 발생의 원인이 될 수 있음을 제시하였다. 그 시기의 치근흡수는 absorption과 resorption 두 가지 용어로 사용되었으며, 모두 뿌리 끝 물질의 손실을 의미하였다. 1932년 Becks와 Marshall[21]은 치근흡수는 모든 경우 이미 형성된 조직이 파괴되는 것이고, 이것은 혈류나 림프를 통해 흡수되기 때문에 absorption 대신 resorption이라는 용어를 사용할 것을 주장하였다. 그 후로 치근흡수는 root resorption이라는 용어 하나로 불리기 시작하였다.

교정력에 의한 염증성 치근흡수의 발생

치근흡수는 대부분 교정적 치아이동 후에 발생한다. Lupi 등[22]은 88명의 서로 다른 민족의 성인을 대상으로 방사선학적 연구를 시행하였는데, 이들 중 15%는 이미 교정치료 전에 치근흡수가 발견되었으며, 교정치료 12개월 후에는 치근흡수의 발생률이 73%로 증가하였다. 868 케이스 이상의 보다 많은 표본을 대상으로 한 연구에서는, 2mm 이상의 치근첨 외흡수(external apical root resorption, EARR)가 치료받은 환자의 25%에서 발생하였지만,[23] 다행히 심한 치근흡수(5mm 이상의 치근흡수)로 고통을 호소하는 환자는 5%에 불과했다.[24-26]

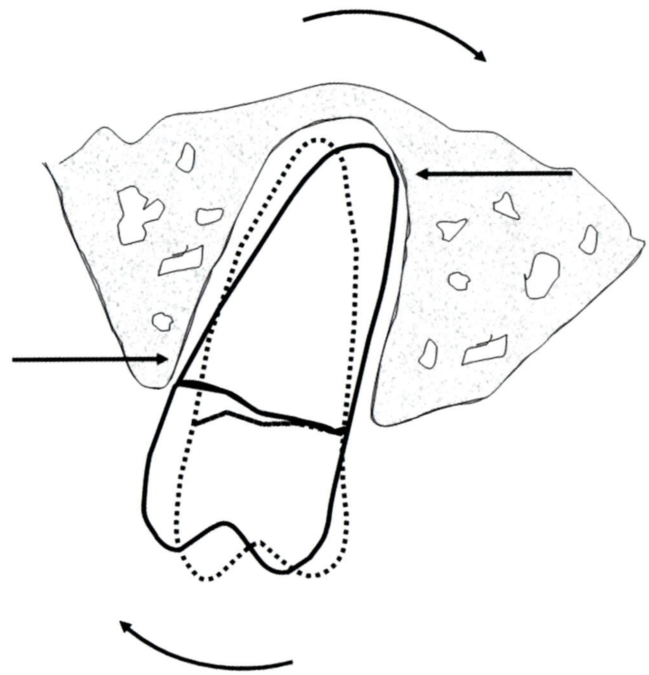

그림 7.1 치주인대 내의 압박과 인장 영역은 치아이동의 종류와 모멘트에 따라 달라진다. 위 그림은 협측 경사 이동 시 압박부위를 나타낸다.

교정력에 의한 염증성 치근흡수의 발생위치

치근흡수의 분포는 치아이동 형태에 따른 압박 위치에 따라 달라진다. Stenvik와 Mjor[27]는 치아의 60%에서 백악질과 상아질의 흡수가 관찰되고, 치아의 변연부(marginal parts)와 끝(apical parts)에서의 흡수 분포는 같다는 것을 발견하였다. 그러나 대부분의 치아이동의 축(fulcrum)이 뿌리 중간 위치에 존재하기 때문에 치근흡수는 치근첨 부위에 호발한다(그림 7.1).[28] 게다가, 치근첨 부위의 치주 섬유 주행 방향이 달라서 그 부분에 응력이 집중되고,[29] 치근의 치근첨 1/3(apical 1/3) 부위는 더 약한 acellular cementum으로 이뤄져 있다.[28-30]

교정력에 의한 염증성 치근흡수의 정도

Brezniak와 Wasserstein[31]은 치근흡수의 정도를 다음과 같이 세 가지로 분류하였다.

- Remodeling이 일어나는 백악질 혹은 표면 흡수. 흡수된 백악질층이 완전 재생되는 trabecular bone 리모델링과 유사하다.
- Repair가 일어나는 상아질 흡수. 흡수된 백악질과 상아질의 바깥층은 백악질 성분으로 repair되며, 치근의 원래 크기와 모양은 회복될 수도 아닐 수도 있다.
- 치근첨 부위의 원형 흡수. 치근첨의 흡수는 재생이 불가능하여 치근 길이 단축을 가져오지만, 날카로운 형태의 흡수는 편평화 될 수 있다. 때때로 백악질층에서는 표면 회복이 일어나기도 한다.

교정력에 의한 염증성 치근흡수의 진단

임상적으로 방사선사진은 치근흡수 진단에 가장 널리 쓰인다. 치과 파노라마 방사선사진은 전악 구강 내 방사선사진보다 적은 방사선 노출량으로 구강 전체에 대한 정보를 제공해 준다.[32] 그러나 상층(focal trough)부가 좁아 전치부 치근첨 부위와 구개부 구조물은 초점을 벗어나게 된다. 그러므로 파노라마 사진뿐 아니라, 치근단 방사선사진이나 교합 방사선사진과 같은 추가적인 방사선사진 촬영이 필요할 수 있는데, 치근단 방사선사진의 촬영법으로 평행 촬영법이 추천된다. 방사선사진은 2D 이미지로 나타나기 때문에, 순측이나 설측의 치근흡수 상태를 구분해서 알 수 없고 정확성에 있어서 한계를 갖고 있다.[34] CT는 이러한 단점을 극복해 주지만 가격이 비싸고, 방사선 노출량이 많다는 단점으로 인해 환자에게는 제한적으로 사용되며, 주로 in vitro 실험에서 많이 사용된다.

교정력에 의한 염증성 치근흡수의 병인

치근흡수는 치주인대의 국소적인 압박으로 인한 aseptic coagulation 괴사 과정(예, hyalinization)을 통해 진행된다. 백악질의 흡수는 유리 조직의 제거와 동시에 일어난다.[6,36-38] 이것은 주위 치근과 뼈 표면의 흡수와 혈관의 침입[12]에 의해 생성된 유리화된 치주막의 주변에서부터 시작된다.[4,39] 치근흡수 과정은 유리조직이 존재하지 않을 때까지 혹은 가해진 힘이 제거될 때까지 일어난다. 흡수 분화구(crater)는 치근 표면에서 확장되어 나가며, 간접적으로 적용되는 압력을 줄인다. 압력이 감소(decompression)되면 치근흡수의 재생과 백악질 회복이 시작되며, 이는 치근 표면의 흡수된 부위는 능동적인 흡수와 재생이 동시에 일어나고 있음을 보여준다.[8,27]

교정력에 의한 염증성 치근흡수의 광학 현미경 관찰

Brudvik와 Rygh[4,12]는 광학 현미경과 TEM을 이용하여 치근흡수와 회복의 조직학적 특징에 대해 많은 연구를 수행하였다. 이 연구는 치아 주위 기구들의 세포 활동성이 시간과 장소에 따라 매우 다르다는 것을 보여준다. 치근흡수의 진행과정은 두 가지 다른 부위(주요 유리화된 지역과 그 주변부)에서 세 가지 단계로 이루어진다.

1. Tartrate resistant acid phosphatase(TRAP)-negative mono-nucleated fibroblast-like cell은 적절한 혈류 공급이 존재하는 곳에서 가장 가까운 곳의 유리화된 지역과 그 주변부에서 치근흡수를 시작한다.
2. TRAP-positive multi-nucleated cell은 유리화된 조직의 제거와 주변 치근 구조물의 흡수에 관여한다. 이것은 치조골과 치근면 사이에서 많은 양의 유리화 조직이 제거된 후에만 발생하고, 심지어 최초 치근흡수가 멈춘 후에도 계속된다. 이러한 흡수 단계의 세포들은 주위 골수강으로부터 분화된다.
3. 능동적인 치근흡수는 교정력이 멈춘 후에도 유리화 조직 안에서 계속된다. 회복 과정은 흡수 분화구의 주변부에서 시작되며, 중심부로 확장된다.

교정력에 의한 염증성 치근흡수의 SEM 관찰

SEM을 이용하면 치근흡수에 대한 좀더 자세한 투시 영상을 얻을 수 있다(그림 7.2). 또한 SEM을 통해 면적 land-mark를 이용하여 흡수된 분화구의 2D 거리를 측정할 수 있다. Chan 등[40]은 28일 후의 치근흡수 분화구의 2D 측정값과 3D 측정값을 비교한 결과, 굴곡진 치근 표면에서의 측정값에서 유의할 만한 차이를 발견하지 못했다(그림 7.3). 그러나 오랜 시간이 지난 후에는 분화구의 깊이가 깊어짐에 따라 2D 측정값과 3D 측정값 사이에 차이가 발생하였다.

Kvam[37]은 SEM을 이용하여 치근흡수량을 측정하고 연구하였는데, 변연부의 치근흡수는 10일 후에 시작되며 치근흡수 분화구는 지름 6㎛의 작은 크기로 시작되었다. 흡수가 진행될수록 원형의 작고 얇은 벽의 분화구의 수가 증가하고, 크고 넓은 분화구로 합쳐지며, 격자형태의 섬유들이 활발하게 흡수되는 부분(상아질, 백악질의 콜라겐 성분에 앞서 제거되는 무기질)에서 발견되었다. Harry와 Sims[41]는 cellu-

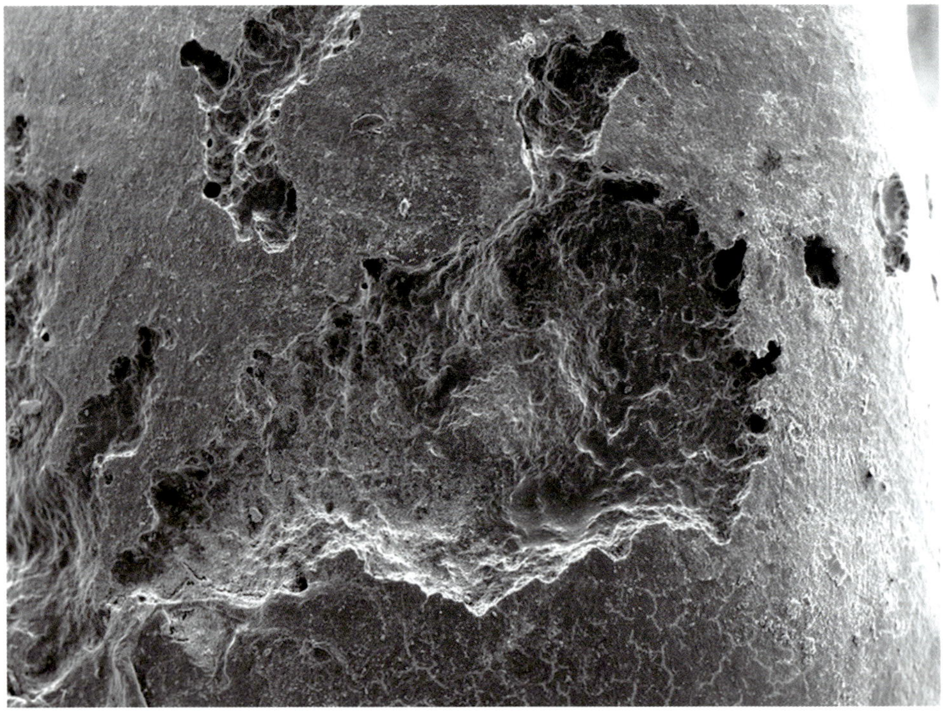

그림 7.2 치근흡수 분화구의 2D 전자 스캔 이미지.

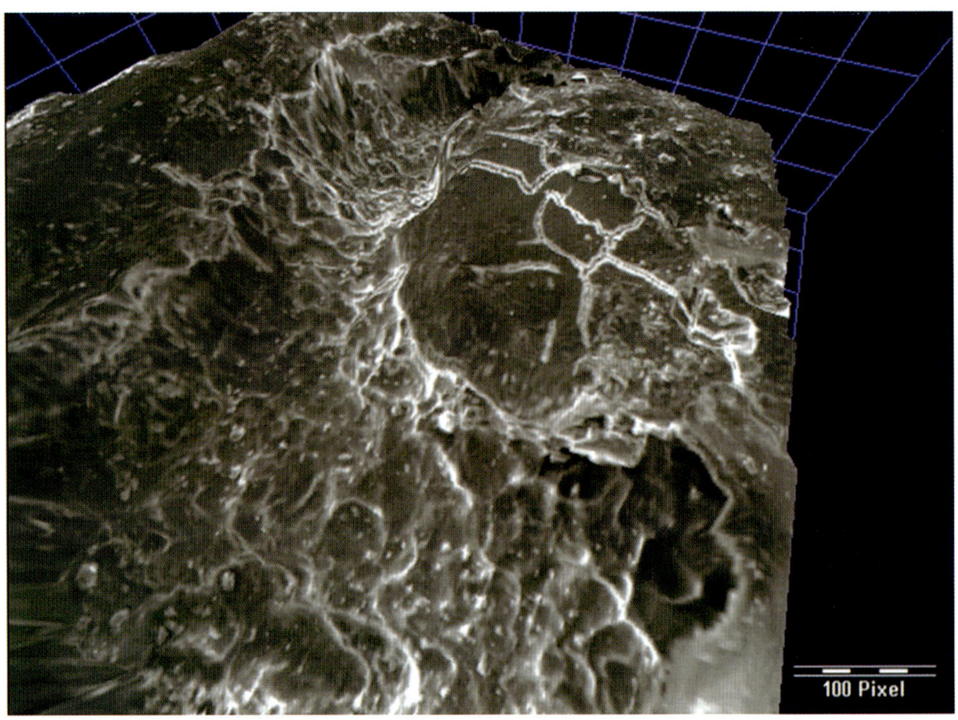

그림 7.3 SEM 스테레오 이미지 기법을 이용한 치근흡수 분화구의 3D 시뮬레이션 이미지.

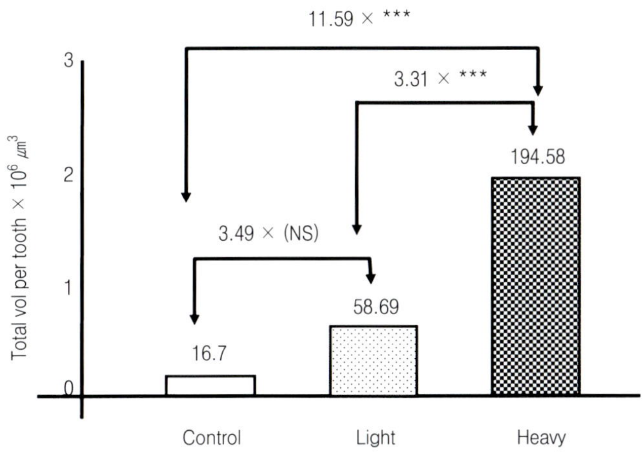

그림 7.4 약한 힘(25g)과 강한 힘(225g)을 이용하여 4주 간 협측으로 가해진 힘에 대한 치근흡수량.

lar cementum 회복 지역에서 진행되는 치근단 흡수는 소구치에 힘이 적용된 지 70일 후에 발견된다고 하였다. Barber와 Sims[8]는 RME 사용 시 치근흡수 분화구의 형태를 조사하였는데, 활발하게 흡수되는 면에서는 매끄럽고 multilocular하였으며, 상대적으로 얇게 퍼진 백악질에 의해 경계되어 있다고 하였다. 상아질 흡수는 odontoblastic process에 의한 미세한 표면의 존재로 인해 백악질의 흡수와 쉽게 구분되었다.

Chan 등[44]은 4주 동안 stereo SEM을 이용하여 가벼운 교정력과 강한 교정력에 의한 치근흡수를 양적으로 측정하였다(그림 7.4). 치근흡수의 평균 부피는 가벼운 교정력일 때와 비교했을 때 강한 교정력에서 3배 더 크게 나타났다.

교정력에 의한 염증성 치근흡수와 관련된 생화학과 분자생물학

치근흡수는 프로스타글란딘 E2(PGE_2)의 합성과 cyclic adenosine monophosphate의 부수적인 증가에 따른 치주인대 세포의 기계적 및 화학적 자극에 의해 발생한다.[45] 이 현상은 호르몬(부갑상선,[45] 칼시토닌[46,47]), 신경전달물질(substance P,[48] vasoactive intestinal peptide,[49] calcitonin-gene related peptide[50]), 사이토카인, 모노카인(interleukin-1-alpha,[46,50] interleukin-1-beta,[51,52] interleukin-2[53], tumor necrosis factor,[46,53] interferon-gamma[54]) 등에 의해 조절되는데, 이는 파골세포가 다양한 방법으로 조골세포에 의해 조절되는 것을 보여준다.

최근 연구들은 Osteoclastogenesis와 치근흡수에서 osteoprotegerin(OPG)과 receptor activator of nuclear factor kappa B ligand(RANKL)의 역할[55]에 대해 주목하고 있다.[56] RANKL의 증가와 OPG 발현 수준의 감소는 유치의 생리적 치근흡수에서 관찰된다. Low 등[57]은 쥐를 이용하여 인공적으로 발생시킨 치근흡수에서 OPG와 RANKL의 역할에 대하여 조사하였는데, 치아이동은 강한 힘에 의해 일어나고, 흡수가 없는 치아와 비교하여 흡수가 일어나는 부분과 근접한 지역에서 RANKL과 OPG 레벨이 모두 증가하는 것이 관찰되었다. 최근 Yamaguchi 등[58]은 압축력과 RANKL, OPG의 생성의 관계에 대하여 조사하였는데, 심한 치근흡수를 일으킨 그룹에서는 RANKL의 증가와 OPG의 감소를 보였다. Kojima 등[59]은 PGE2와 RANKL의 생산을 자극하는 substance P는 치근흡수와 밀접한 관련이 있을 것이라고 보고하였다.

교정력에 의한 염증성 백악질흡수의 물리적 성질

치근의 치은 1/3과 중간 1/3의 백악질은 치근단 1/3보다 더 단단하고 탄성계수가 크다(그림 7.5).[60,61] 이것은 cellular cementum과 acellular cementum의 다양한 무기질 함량 차이 때문이다. Chutimanutskul[62]은 교정력 크기와 백악질의 물리적인 성질과의 관계에 대한 연구를 시행하였는데, 백악질의 평균 경도와 탄성계수는 강한 힘을 가한 그룹보다 약한 힘을 가한 그룹에서 더 크게 나타났다. 백악질의 평균 경도와 탄성계수는 치은쪽에서 치근첨으로 갈수록 점차 감소하였으며, 이는 이전의 연구들과 일치하는 결과이다.[60,61] 이 연구를 통해 백악질의 경도와 탄성계수는 교정력에 의해

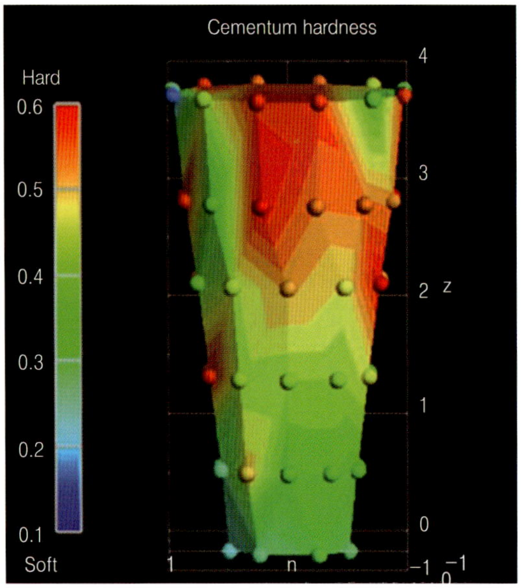

그림 7.5 치근 백악질의 경도.

영향을 받는다는 것이 입증되었다.

Rex 등[63]은 교정력에 따른 소구치 백악질의 무기질(칼슘, 인, 불소) 구성에 대해 연구하였는데, 약한 힘을 가한 후에는 백악질의 무기질 구성이 제한된 변화를 보였다. 압박 받은 치주인대의 여러 부분에서 백악질의 칼슘과 인 성분이 증가하는 경향을 보였으며, 강한 힘을 가한 경우에는 인장력이 가해진 치주인대 부분에서 백악질의 칼슘 성분이 크게 감소되는 것이 관찰되었다. 가해진 교정력은 백악질의 불소 구성에는 영향을 미치지 않았다.

교정력에 의한 염증성 치근흡수에 영향주는 요소

치근흡수는 생물학적 및 기계적인 요소들에 의해 영향 받는다. 생물학적인 요소들은 임상가들에 의해 조절될 수는 없지만 환자에게는 직접적으로 관련 있는 요소들을 포함하며, 이 요소들 중 몇 가지는 환자들에 의해 조절되는 것도 있다. 기계적 요소는 어떤 교정장치가 사용되는가에 따라 다르며, 임상가와 환자 모두에 의해 조절될 수 있다.

생물학적 요소

유전적 요소

치근흡수는 교정치료를 받지 않은 정상인에서도 발생할 수 있다.[29] 사실, 치근흡수는 개인의 조직 반응과 대사 활동 정도와 관련 있다. 대사 신호들(예, 호르몬, 신체형, 대사율)은 세포 대사, 질병, 외상, 나이 등에 대한 반응 형태를 조절하는 골형성과 골파괴 활동 사이의 관계에 영향을 준다.[6] 치근흡수는 사람마다 큰 차이가 날 수 있으며, 한 사람 내에서도 다른 시기에 발생할 수 있다.

치근흡수의 민감도에 대한 유전적 영향은 아직 논란이 많다. Harris 등[65]은 형제들을 조사(sib-pair 모델)하여 EARR에 미치는 유전적 영향을 조사하였으며, 상악 절치와 하악 제1대구치의 근심 원심 치근흡수의 70%는 유전적이라고 주장하였다. 이것은 전체 표현형의 다양성 중에 대략 반 정도이며, 형제는 교정치료에 대하여 비슷한 형태의 EARR이 나타난다는 것을 의미한다. 최근의 연구에서도 치근흡수가 가족력과 관련 있음이 나타나고 있다.[66]

Al-Qawasmi 등[67]은 교정치료에 대한 EARR의 유전적 영향에서 IL-1β 유전자의 동질이상이 가장 중요한 요소라고 하였다. IL-1β (+3953) allele 1에 동형접합이 있는 사람은 그렇지 않은 사람에 비하여 EARR이 2mm 이상 발생할 확률이 5.6배 높았다. 이 동질 이상은 상악 중절치의 EARR에서 약 15%의 다양성을 설명해준다. EARR과 관련된 또 다른 유전자는 파골세포의 형성과 활동에 중요한 신호 분자인 receptor activator nuclear factor-kappa B가 담긴 TNFRSF11A이다.[69]

치근흡수에 미치는 유전자의 영향을 평가하기 어려운 이유 중에 하나는 교정력과 같은 환경적 요소로부터 유전적 요소만을 분리하기가 어렵기 때문이다.[70] Ngan 등[70]은 16쌍의 일란성 쌍둥이와 10쌍의 이란성 쌍둥이의 치료 전후의 기록을 평가를 통해 치근흡수에 유전적 요소가 미치는 영향에 대해 조사하였다. 각 쌍둥이는 같은 부정교합을 보였으며, 같은 임상가를 통해 같은 종류의 장치를 사용하여 치료하였다. DPT 치근 측정법을 사용하여 EARR의 양, 질을 평가하였는데, 일란성 쌍둥이에서 질적인 치근흡수의 concordance estimate는 44.9%였고, 양적으로는 49.2%로 나타났다. 이란성 쌍둥이에서는 질적으로 24.7%, 양적으로 28.3%로 나타났다. 결론적으로 저자는 치근흡수에 유전적 요소가 관여한다고 주장하였으나, 보다 확실한 연구를 위해서는 더 많은 샘플을 필요로 한다고 덧붙였다.[70]

민족성 또한 치근흡수에 영향을 줄 수 있는데, Sameshima와 Sinclair[23]는 Caucasian과 Hispanic이 Asian보다 치근흡수가 발생할 확률이 높다고 하였다.

환경적 요소

천식과 알레르기

만성 천식환자에서는 치근흡수 발생 확률이 높았는데, 특히 상악 대구치 치근이 뭉툭한 경우가 많았다.[71,72] 이는 만성적 천식을 가진 환자는 상악동의 염증이나 염증 매개 물질들이 인접한 치근에 영향을 주기 때문일 것이라 생각된다. McNab 등[71]은 천식환자에서 EARR의 발생 확률이 높으나, 치근흡수의 정도는 천식환자나 건강한 사람에서 유사한 정도로 나타남을 보고하였다. 이것은 천식 환자에서 EARR의 발생 확률 증가는 단지 치근을 뭉툭하게 만드는 정도로 한정된다는 것을 의미한다. 그러므로 천식은 구치부 치아의 기능이나 수명에 악영향을 미치거나 EARR을 일으킬 위험이 크지 않다.

알레르기는 치근흡수의 위험성을 증가시킬 수 있는데,[72,73] Nishioka 등[74]은 일본 교정 환자들을 대상으로 과도한 치근흡수와 면역체계와의 상관관계에 대해 조사하였다. 연구 결과, 치근이 흡수된 그룹에서는 알레르기, 천식, 비정상적 치근 형태를 가진 환자가 많았다.

코르티코스테로이드는 알레르기, 천식, 피부염, 습진 등에 흔히 사용된다. 교정치료 중 치근흡수를 치료하기 위해 코르티코스테로이드를 사용하는 것에 대해서는 아직 논란이 많다. 이는 코르티코스테로이드 사용량이나 다양한 동물실험 모델로부터 기인하는데,[79] 최근 Verna 등[79]은 치근흡수에 급성, 만성 코르티코스테로이드 치료의 효과를 조사하였다. 이 연구결과 만성 치료한 그룹이나 대조군에 비하여 급성 치료군에서는 치근흡수가 더 많이 발생하였다. 만성 치료 그룹에서 치근흡수가 덜 일어난 것은, 만성치료군에서 뼈의 리모델링이 빠른 반면, 유리화와 치근의 리모델링은 느리기 때문이다.

내분비계와 호르몬 불균형

내분비계는 뼈 활성과 대사에 밀접한 관련이 있다. 갑상선 기능저하증, 뇌하수체 기능저하증, 뇌하수체 기능항진증, 부갑상선 기능항진증,[80] Paget병,[81] 저인산염혈증[82] 등으로 인한 내분비계의 불균형은 치근흡수와 관련있다고 생각된다.[80,83,84] 쥐 실험에서 뼈의 대사를 활발하게 해주는 갑상선 호르몬의 과잉 분비는 교정적 치아이동 동안 치근흡수를 감소시켰다.[85] 그러나 갑상선 기능저하증은 교정력이 없을 때 치근흡수를 증가시키는 것과 관련이 있었다.[86]

칼시토닌은 파골세포의 활동성을 억제시키는데,[87] 칼시토닌은 파골세포 발생의 마지막 단계에 작용하며, 이는 성숙한 multinucleated cell로부터 pre-osteoclast가 융합되는 것을 방해한다.

알코올 섭취

혈액 내 존재하는 에탄올은 간에서 비타민 D3의 수산화(hydroxylation)를 억제한다. 그러므로 칼슘의 항상성 유지를 방해하고, 그 결과 부갑상선 호르몬(PTH)의 상승을 가져온다. PTH는 치근을 포함하여 광화된 조직의 흡수를 증가시키기 때문에 교정치료 중 만성적 알코올 섭취는 치근흡수의 위험성을 심각하게 증가시킬 수 있다.

영양

동물 실험에서 칼슘과 비타민 D 결핍 시 치근흡수가 관찰되었다.[80,84] Engstrom 등[80]은 쥐실험에서 칼슘과 비타민 D

가 결핍되어 hypocalcemia를 보이는 그룹에서, 정상 영양 섭취를 한 대조군에 비하여 alkaline phosphatase의 활동성이 증가되고 circulating PTH가 증가되는 것을 관찰하였다. 또한 실험군에서 교정적 치아이동 시 더 크고, 더 빠른 뼈 흡수와 더 심한 치근흡수를 보였다. 실험군의 치주인대 내의 파골세포 수가 증가하였으며, 이것은 PTH 레벨의 증가 때문인 것으로 보인다.

이와는 반대로 영양 결핍이 치근흡수에 주된 영향을 주지 못한다는 연구 결과도 있었다.[88] Goldie와 King[88]은 칼슘과 인을 제외하고 영양 섭취한 쥐를 정상적으로 영양 섭취한 쥐와 비교하였는데, 치아이동량이 많음에도 불구하고, 영양 결핍 그룹에서의 치근흡수는 더 적게 일어났다.

약물

Inhibiting cyclo-oxygenase와 NSAID에 의한 프로스타글란딘의 생성 억제는 뼈와 치근흡수를 감소시키는 데 도움이 된다. Villa 등[89]은 NASID의 한 종류인 nabumetone 사용 시, 교정적 함입력에 따른 치근흡수에 대한 효과를 조사하였다. 연구 결과 nabumetone을 복용한 환자에서 치근흡수가 덜 일어났으며, 치아이동의 방해도 나타나지 않았다. Kameyama 등[90]은 aspirin을 복용한 쥐에서 치근흡수가 감소된 실험 결과를 통해 이 결과를 뒷받침해주었다.

Bisphosphonate는 직간접적으로 파골세포의 자연사(apoptosis)를 일으켜 뼈 흡수를 방해하는 역할을 한다.[91] Liu 등[92]은 질소가 함유되지 않은 bisphosphonate인 clodronate를 쥐에게 복용시켜 교정적 치아이동과 치근흡수에 미치는 효과에 대해 조사하였다. 결과적으로 치아이동은 감소하였고, 파골세포의 수와 치근흡수 영역이 감소하였다. 따라서 clodronate는 파골세포의 생성을 억제하거나 파골세포의 자연사를 증진시키며,[93] 대식세포와 조골세포의 pro-inflammatory 분자의 생산과 방출을 억제한다.[94-98]

연령

연령의 증가는 치아-치조골의 경조직 및 연조직에 변화를 가져온다. 치주막의 성형성이 줄어들고, 얇아지며 혈류량도 줄어든다. 뼈는 단단해지고, 성형성이 줄고, 혈류량이 감소하며, 백악질의 두께는 증가한다.[7] 또한 성인은 이미 교정치료를 받았거나, 염증과 관련되어 신경치료 받은 치아, 외상을 받은 치아 등을 가지고 있어, 치근흡수가 발생하기 쉬운 상태인 경우가 많다.[99,100]

Mirabella와 Artun[26]은 다수의 성인을 대상으로 상악 전치부의 치근흡수 유병률과 정도를 조사하였다. 성인의 40%는 하나 혹은 그 이상의 치아에서 2.5mm 이상의 치근흡수를 보였는데, 이는 성인이 평균적으로 청소년(16.5%)에 비하여 심한 치근흡수를 보인다는 것을 의미한다. 반면 Harris와 Baker[101]는 교정치료 후의 치근흡수율이 성인은 61%, 청소년은 58%로 큰 차이가 없다고 하였다. Linge와 Linge[99]는 11세 이전에 치료 받은 환자에서 치근흡수가 덜 일어난다고 하였으며, 치아이동이 치근이 완전히 완성되기 전, 즉 약 11.5세 이전에 일어난다면 치근흡수를 피할 수 있다고 하였다. 하지만 실제적으로 이 나이에 치료할 수 있는 환자는 많지 않다.

치령

부분적으로 형성된 치근은 교정치료 동안 정상적으로 발육되며, 치근단이 닫히지 않은 치아는 치근외흡수에 더 저항성을 갖는다.[99,102-104] Mavragani 등[105]은 환자의 나이, 치근의 발육정도, 예상되는 치근 성장과 관련하여 교정치료 동안 치근의 길이에 대해 조사하였다. 연구 결과 나이가 어릴수록 치료 후 치근흡수가 보다 적은 것으로 나타났다.

성별

몇몇 연구에서 여성이 남성에 비해 교정치료 후 치근흡수가 발생할 가능성이 더 높다고 언급하였는데,[64,106-108] Newman[64]은 치근흡수가 여성:남성에서 3.7:1의 비율로 나타난다고 하였다. Dougherty[109]는 이것이 치아이동 시기에 남성과 여성의 치근 성숙도가 다르기 때문이라고 주장하였다. 다른 연구에서는 반대로, 남성이 여성보다 치근흡수가 발생할 가능성이 더 크다고 주장하였으나,[30,110] 대부분의 연구에서는 성별과 치근흡수는 큰 상관관계가 없는 것으로 밝혀졌다.[23,28,65,11-114]

국소적 요인

습관

여러 습관들이 치근흡수의 위험을 증가시킨다는 보고가 있다. 7살이 지나도록 손가락 빨기가 계속되는 경우 치근흡수를 일으킬 위험 요인이 될 수 있으며,[99] 손톱 깨물기[115], 혀 내밀기[64,99] 또한 위험요인이 될 수 있다. 몇몇 연구[116,117]에서는 손톱 깨물기 환자에서 교정치료 전에 이미 치근흡수가 많다고 하고 있고, 또 다른 연구[104]에서는 손톱 깨물기는 치근흡수와 관련 없다고 주장하기도 한다. 전치부 개교합을 가져오는 장기간의 혀 내밀기는 치근흡수를 증가시키는데,[118] 특히 혀 내밀기와 관련된 개교합을 닫기 위해 수직 고무줄을 사용할 경우 치근흡수가 증가된다.

외상병력

심하게 외상을 받은 치아의 교정적 치아이동은 치근흡수를 증가시킨다.[99,104,119-121] Linge와 Linge[104]는 정상 치아의 교정적 치아이동 후에 0.64mm의 치근흡수를 보인 반면, 외상 병력이 있는 치아는 1.07mm의 흡수를 보였다고 하였다. 그러나 Kjaer[107]는 가벼운 혹은 중등도의 외상은 정상치아와 비교하여 특별히 치근흡수가 유발될 가능성이 높지 않다고 하였다. Malmgren 등[120]은 외상을 받은 경우 교정적 치아이동을 시작하기 전에 1년 정도 기다릴 것을 추천하였다.

치조골의 밀도와 교체

치근흡수는 치밀한 치조골에서 더 확대되는데, 특히 골수강의 수적 증가와 관련된 흡수 세포 수의 증가로 나타난다.[7,38] Reitan[38]은 낮은 밀도의 치조골에 강하고 계속되는 힘을 가하는 것은 높은 밀도의 치조골에 약하고 계속되는 힘을 가하는 것과 같은 양의 치근흡수를 일으킨다고 하였다.

Verna 등[124]은 쥐실험을 통해 치아이동과 치근흡수의 발생 정도가 치조골의 교체율과 관련 있다고 하였다. 실험적으로 치조골의 교체율이 높은 경우 치아이동량이 증가되었고, 뼈의 교체율이 낮은 부분에서는 더 많은 치근흡수가 나타났다. 이는 치조골의 교체율이 낮은 곳의 치근면은 이미 기본적으로 치근흡수에 의해 영향을 받았다는 것을 의미한다.

상악과 하악

최근 연구에서 협측에서 교정적 힘을 12주 간 가하였을 때, 하악 제1소구치보다 상악 제1소구치에서 더 많은 치근흡수가 일어났다.[125] 이것은 이 부위에서 상악동 근처의 염증성 세포들이 더 많이 존재하기 때문이다.

부정교합의 종류

수많은 연구에서 치근흡수와 부정교합 간의 관계에 대한 조사가 이루어졌다.[23,65,99,118] 심각한 부정교합은 더 많은 치아이동을 필요로 하는데, 예를 들어 큰 수평피개는 더 많은 견인을 필요로 하고, 깊은 수직피개는 더 많은 함입을 필요로 한다.[65,111] 그러므로 이러한 경우 더 많은 치근흡수가 발생한다. Kaley와 Phillips[122]는 Ⅲ급 부정교합 환자가 구개치밀골에 가까운 치근단을 갖는 경우 심한 치근흡수를 보인다고 보고하였다. Ⅲ급 부정교합 환자는 교합관계를 보상하기 위하여 상악 전치부가 앞으로 기울어져 있는데, 이는 치근이 구개 치밀골에 가깝다는 것을 의미한다. Ⅲ급 수술 교정 환자의 경우 상악, 하악 전치부의 길이에 있어서 각 1.6%, 20.8%의 감소를 보였는데,[122] 이것은 악교정 수술이 치주조직의 혈행이나 영양 공급상태를 변화시켜 치근흡수를 일으키는 데 기여할 수 있다는 것을 보여준다.[128]

기능이 저하된 치주조직

치주조직의 기능이 저하되면, 치주인대막 공간이 좁아지고, 기능 섬유가 교란된다. 이것은 치주인대막 공간에 의한 쿠션작용의 저하를 가져와 힘의 집중이 유발된다.[129] 결과적으로 치아와 골을 파괴시키는 국소적 세포로부터 염증 매개물질 분비가 증진되어 염증반응을 일으킨다.[130] Sringkarn-boriboon 등[131]은 쥐실험을 통해 정상조직과 기능저하된 치주조직에서 치근흡수 양의 관계를 조사하였는데, 정상 조직에 비해 기능저하된 치주조직에서 더 많은 치근흡수를 보였다.

교합장애

부적절한 보철 수복물 등에 의한 교합장애는 치근흡수를 가속화 시킨다.[132,133] 단일 치아의 기능적인 교합장애는 치근흡수의 원인이 되지만, 흡수된 면적의 85%는 2차 백악질로 자동 회복된다.

상실치

4개 이상의 다수의 상실치가 있는 환자에서 고무줄과 각형 와이어를 이용한 견인은 치근흡수를 발생시킬 가능성이 크다. 특히 비정상적인 치근 형태를 가진 치아는 더욱 가능성이 높다.

치근흡수 발생이 잦은 치아

치근흡수에 가장 흔히 이환되는 치아는 상악 측절치, 상악 중절치, 하악 전치부, 하악 제1대구치 원심치근, 하악 제2소구치, 상악 제2소구치이다.[23,136-138] 상악 측절치는 비정상적인 치근 형태 때문에 치근흡수에 더 잘 이환되며,[23] 상악 치아는 하악 치아보다 치근흡수의 발생률이 높다.[19,64,112,139,140]

치아함입

치아함입은 치근흡수의 기여 요인 중 하나로 생각되어 왔으나,[107,141] 교정적 치근흡수의 위험 요소로써 치아함입을 고려해야 한다는 것에 대해 다수의 동의를 얻지 못하고 있다. Mavragani 등[143]은 교정치료 중 치아함입과 치근흡수와의 관계를 조사한 결과, 치근외흡수의 위험요소로 고려될 수 있는 변형된 치근형태가 관찰되었다. 그러나 발육 지연과 미성숙된 치근은 치근흡수에 저항성이 높을 것으로 생각된다.[105] 그러므로 CEJ를 넘지 않고 치관에 국한된 미약한 치아함입은 치근외흡수의 위험요소가 되지 못한다.

비정상적 치근형태

치근흡수는 비정상적 치근형태를 가진 치아에서 더 자주 발생한다.[11,23,107,144,145] 최근, Oyama 등[147]은 유한요소법(FEM)을 이용하여 교정력이 가해질 때 다양한 치근형태에 따른 치근단의 응력 분포를 조사하였는데, 짧고, 굴곡지고 피펫 모양의 치근이 정상적인 모양의 치근보다 더 큰 응력 분포를 보였다. 이것은 치근모양의 다양성이 치근흡수를 증가시킬 수 있다는 것을 의미한다.

교정치료 전 치근흡수

치근흡수가 이미 존재하는 환자들은 교정치료 중 치근흡수 발생 확률이 훨씬 더 크다.[116,118]

신경치료된 치아

신경치료 받은 치아가 치근흡수가 일어날 확률이 더 크다는 데는 많은 논쟁이 있다. 신경치료 받은 치아의 치근흡수 발생률이 높지만, 이것은 외상의 결과로 신경치료를 받은 이후 치아가 실활되었기 때문일 수 있다.[148] Spurrier 등[110]은 신경치료를 받은 전치보다 생활력 있는 전치의 치근흡수량이 더 크다고 하였고, 신경치료를 받은 치아가 상아질이 더 강해지고 치밀해져 치근흡수에 저항성이 크다는 의견도 있다.[7,110,139,145]

교정적 치아이동 자체는 이미 존재하는 치근흡수 과정을 증가시키는 염증 반응을 일으킨다. 신경치료가 성공적으로

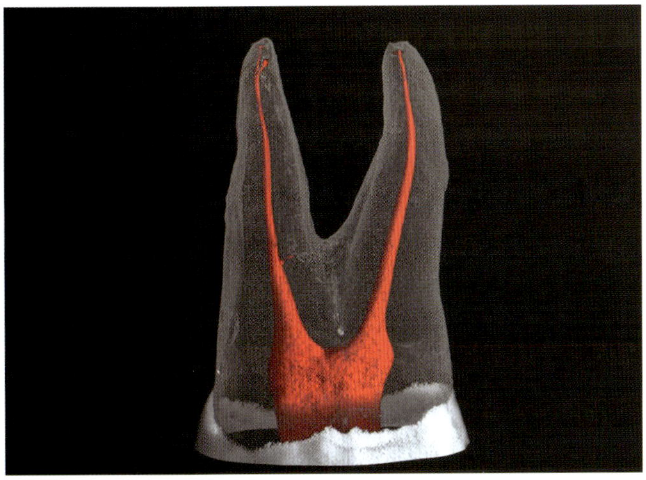

그림 7.6 상악 제1소구치의 micro-CT 이미지.

이뤄지고 치주조직이 염증 없이 건강한 치아는 정상 치아보다 치근흡수에 더 민감하지 않다. CT의 사용은 가까운 미래에 치근 신경관의 진단과 치료를 더욱 쉽게 할 것이다(그림 7.6).

기계적 요소

치료기간

많은 연구에서 치근흡수 정도와 교정치료기간 사이에는 직접적인 관련이 있다고 하였고,[111,114,126,136,144,151–154] 단지 몇몇 소수의 연구에서만 이와 반대되는 의견이 있었다.[127,140]

Artun 등[155]은 2,467명의 환자를 대상으로 치료 전(T1)과 치료 6개월(T2), 12개월(T3)에 상악 전치부의 치근단 방사선사진을 평가하였는데, 1.0mm 이상의 흡수가 발생할 위험이 T2–T3 기간 동안에 T1–T2 기간보다 3.8배 높았다.

Paetyangkul 등[156]은 상하악 제1소구치에 협측으로 25g과 225g의 힘을 주어 4주, 8주, 12주 동안 치근흡수 발생 정도를 관찰한 결과, 치료기간에 따라 치근흡수의 양이 증가하는 것이 관찰되었다(그림 7.7).

치아이동량

알려진 바와 같이, 치아이동량이 클수록 치근흡수의 양도 커진다. 그러므로 치근흡수의 정도는 치아이동량에 비

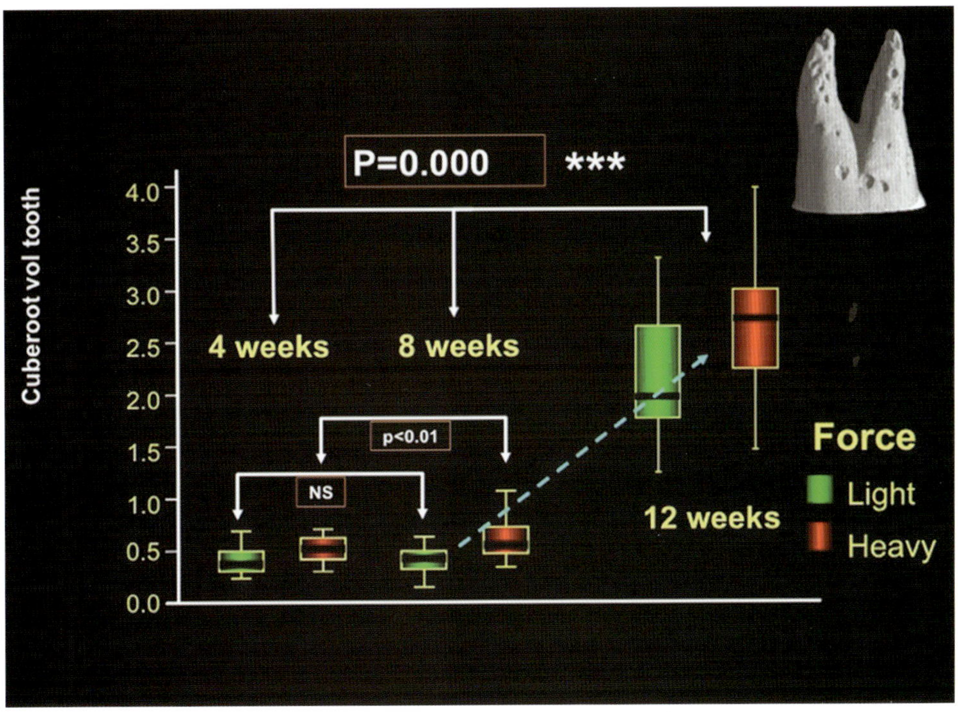

그림 7.7 약한 힘(25g)과 강한 힘(225g)을 이용하여 협측으로 가해진 힘에 대한 치근흡수량.

례하여 증가한다고 볼 수 있다.[127,153,157-159] 특히 상악 전치부는 가장 치아이동량이 많고, 치근흡수의 위험도 가장 크다.[153,157,158,160,161]

적용된 힘의 크기

치근흡수의 정도는 적용된 힘의 크기와 직접적으로 비례관계에 있다는 사실이 많은 동물 실험[162-164]과 인체실험[13,40,165-167]을 통해 밝혀졌다. 강한 힘은 과도한 유리화를 일으키고, 흡수 분화구의 회복 과정을 방해한다.[6,27,38,41,163,168]

최근 SEM과 micro-CT를 이용한 연구에서도 상악 제1소구치에 25g, 225g의 협측, 함입 힘을 가했을 때, 힘이 증가함에 따라 치근흡수의 양도 증가하는 것이 관찰되었다.[14,16]

장치종류와 치료기법

교정장치에 따른 치근흡수의 정도를 비교하는 많은 연구가 있어 왔다. McNab 등[171]은 edgewise 장치를 이용할 때보다 Begg 장치를 이용하였을 때 치근외흡수가 더 심하다고 보고하였다. Begg 술식의 경우 stage Ⅲ 마지막에 상악 전치 치근의 설측 토오크를 부여하는 것이 치근외흡수를 더 심하게 하는 원인으로 작용한다. Blake 등[112]은 edgewise SPEED와 자가결찰 장치로 치료 한 후에 치근단 흡수량을 방사선학적으로 비교하였는데, 두 장치 사이에는 유의할 만한 차이가 없었다. 그럼에도 불구하고, Tip-Edge와 MBT에 비해 SPEED를 사용했을 때 좌측 하악 중절치가 짧다는 최근 연구가 있는데, 이것은 하악 전치의 전방경사와 DPT에서의 이미지와 관련된 것으로 보인다.[172]

고정식 교정장치는 가철식 교정장치에 비하여 치근에 더 해로운 영향을 준다는 방사선학적 연구 결과가 있다.[104] Barbagallo 등[174]은 전통적인 교정장치와 투명교정장치 사이의 치근흡수형태를 비교하여 투명교정장치에 의한 치근흡수는 25g의 약한 교정력을 가한 경우와 비슷하게 나타남을 알아냈다.

악간 고무줄의 이용은 가볍게 흔드는(jiggling) 힘으로 인해 치근흡수 양을 증가[104]시킨다는 의견이 있지만, 혹자는 둘 사이에 관계가 없다고 주장한다.[153]

힘의 방향

치아이동의 종류와 방향은 치근흡수와 관련있는데, 함입과 토오크는 강한 힘을 유발하며, 조직 괴사나 치근흡수를 더 많이 일으킨다.[7] 치아의 경사이동과 비교하여 치체이동을 할 때는 서로 다른 응력 분포로 인해 치근흡수가 적게 나타나며,[7,175] 치아의 함입은 정출보다 치근흡수를 4배 더 일으킨다.[176] Weekes와 Wong[177]은 치아의 정출 후에 치근의 치은 1/3 부위 치간 사이 치근흡수를 관찰함으로써 정출력이 위험요소가 된다는 것을 밝혀냈다. Harris 등[16]은 약한 25g과 강한 225g의 함입력을 사용했을 때 치근흡수량을 비교한 결과, 치근흡수량이 함입력과 직접적인 비례관계를 나타내는 것을 관찰하였다(그림 7.8). Costopoulos와 Nanda[178]는 상악 중절치에 가해진 함입력이 치근외흡수에 미치는 영향에 대해 조사하였는데, 약한 함입력은 거의 치근외흡수 없이 수직피개를 줄일 수 있음을 알아냈다.

힘 적용 기간

계속적인 힘과 단속적인 힘이 가해졌을 때 치근흡수 양의 차이에 대한 다양한 연구결과가 있는데, 적용된 힘의 단속

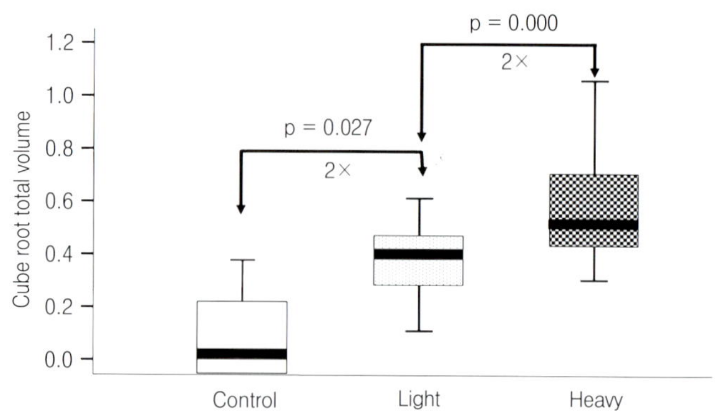

그림 7.8 약한 힘(25g)과 강한 힘(225g)을 이용하여 4주 간 협측으로 가해진 힘에 대한 치근흡수량.

기간과 빈도에 따라 다양한 결과가 나타날 수 있다.

Levander 등[180]은 고정식 교정장치로 6개월 간 치료 후, 교정치료로 인한 치근흡수가 발견됐을 때 2~3개월 정도 치료를 멈추고, 그 효과에 대해 연구하였다. 치근흡수의 양은 치료를 중단하지 않은 환자에 비하여 유의할 만한 감소를 보였고, 힘의 단속은 손상받은 치주조직의 재형성과 치근흡수의 감소를 가져왔다. Weiland[182]는 계속적인 힘과 단속적인 힘 간의 치근흡수량 차이를 비교하였다. 12주 동안 초탄성 와이어로 계속적인 힘을 적용하였고, SS 와이어를 매 4주마다 activation시켜 단속적인 힘을 가하였다. 결과적으로 단속적인 힘에 비해 계속적인 힘을 줬을 때 140% 더 많은 치근흡수가 일어났다. Ballard 등[183]은 간헐적인 교정력(4일/주)에 의한 치근흡수의 양이 계속적인 교정력보다 유의할 만큼 적다는 것을 micro-CT를 통해 밝혔다.

발치 대 비발치 치료

발치 치료와 치근흡수 양의 관계에 대한 연구들이 있는데,[114,153,171] 심한 총생을 해결하기 위한 발치는 수평피개를 줄이기 위한 발치만큼의 상악 전치부 이동을 유발하지 않는다.

치근흡수의 회복

적용된 교정력이 멈추거나 일정 레벨 이하로 감소됐을 때 치근흡수의 회복이 시작된다.[6,7] Schwarz[185]에 따르면, 교정력이 20~26g/cm^2 정도의 최적 힘 이하로 감소됐을 때 치근흡수는 멈추게 되며, 많은 연구들에서 흡수된 부위는 새로운 백악질과 새로운 치주인대로 회복된다고 하였다.[8,9,38,186–188] Brudvik와 Rygh[5,189]는 치근흡수 회복 과정은 치근흡수 분화구 주위에서 시작되며, 이는 치아 발육 시 백악질 형성 과정과 유사하다고 하였다. 치근흡수는 능동적인 힘이 제거된 후에도 발생하는데, 이는 파괴 세포가 자극 변화에 적응이 느리기 때문이며, 치주인대 내에 괴사된 조직이 치근흡수를 가중시키고 새로운 위치에서 치아에 지연된 수동적 스트레스를 준다. 파골세포의 활동성은 치주인대 내 모든 괴사된 조직이 흡수됐을 때 감소한다. Multinucleated TRAP-positive staining 세포는 치주막과 치근흡수 분화구 내의 유리화된 조직 잔사에 집중하여 존재하며, TRAP-negative mononucleated fibroblast-like 세포는 새롭게 형성된 백악질 근처에서 관찰된다. 회복 과정이 진행되면서 치근면과 치주막의 TRAP-positive 세포 수가 감소하고, 새로운 치주인대 세포, 섬유, 혈행은 유리화 조직이 완전 제거된 곳에서 발견된다.

회복에는 해부학적 회복과 기능적 회복 두 가지가 있다. 해부학적 회복은 치근면의 원래 형태로 수복됨을 의미하고, 기능적 회복은 원래 치근 형태는 아니더라도 노출된 상아질이 수복된 백악질로 얇게 덮이는 것을 의미한다. 두 경우 모두 치주인대는 원래 두께로 회복된다.

Vardimon 등[191]은 치근흡수의 회복단계를 정의하였는데, incipient phase(14일)는 침착이 없는 시기(lag phase)부터 능동적으로 백악질이 회복되어 침착되는 변화 단계이다. 남아있는 힘의 결과로 lag phase가 지속되며, 파골 세포가 조골세포로 대체된다.[27,38] Lagphase 다음은 matrix 형성이 시작되는 peak phase(14-28일)이다. Peak phase는 기능적 회복이 일어나는 내백악질 매트릭스 안으로 외섬유가 들어가는 단계이다. 마지막으로 deposit phase(42-56일)는 혼합된 섬유화 백악질이 되는 과정으로, 보통 보정용 장치의 제거에 의해 차단된다.

치근흡수 회복의 양은 시간이 지날수록 증가하는데,[8–10,169] Owman-Moll과 Kurol[193]은 2~3주 보정 기간 때보다 6~7주 보정기간에 치근흡수 회복이 더 많이 일어난 것을 발견하였다. 회복 과정은 보정 시작 4주 때까지 증가하다가 5~6주 정도 지난 후에 점차 느려지고, 이후 일정하게 유지된다.[10] 이러한 회복 과정은 오랜 기간 동안 유지되는 것처럼 보인다. 치근흡수의 회복과정은 흡수된 분화구 주위에서[5,13,189,194] 혹은 그 중심에서[8] 시작된다고 하여 회복이 일어나는 부위에 대한 의견 차이를 보이는데, 이 차이는 조직 표본

단면의 방향 때문인 것으로 보인다.

최근 micro-CT를 이용한 연구에서 치근흡수는 교정력이 멈춘 후 4주 정도 지속된다고 하였다.[195] 회복 과정은 적용되는 힘의 정도에 따라서도 달라지는데, 약한 힘이 4주 간 주어진 경우에는 4주 간의 보정기간 후에 안정된 상태에 들어선 반면, 강한 힘이 4주 간 주어진 경우에는 4주 간의 보정기간 후에 회복 과정이 활발하게 일어났다(그림 7.9).

재발과 치근흡수

교정장치를 제거한 후에는 치료기간 동안 압박을 받았던 부위가 재발기간에는 인장력을 받는 부위로 변화된다.[191] Langford와 Sims[9]는 재발을 일으키는 힘이 구개급속확장술 후 3개월 동안 치근흡수가 일어나는 원인이 될 수 있다고 하였다. Zimring과 Issacson[196]은 확장 장치 후 5~7주의 보정기간 동안에 잔류된 힘이 남아 있음을 발견하였다. 게다가 과교정된 치아의 위치는 비정상적인 교합관계를 갖게 하고, 이로 인해 생긴 교합력은 계속되는 치근흡수를 일으킬 수 있다.

치근흡수의 임상적 중요성

교정치료 후에 발생하는 치근흡수에 대한 장기간의 방사선학적 평가는 치근면에서 점진적인 리모델링이 일어남을 보여주었다.[139] 뾰족하게 흡수된 단면은 둥글둥글해지며, 날카로운 치근 끝단은 동시에 뭉툭해진다. 그러나 원래의 치근 외형과 길이는 절대 회복되지 않는다. 그럼에도 불구하고, 심하게 흡수된 치아는 적절한 수준에서 기능을 하는 것으로 알려져 있다. 100여 명의 케이스 중에 중 가장 안 좋았던 결과는 단 두 명의 환자에서 발생한 동요도의 증가였다.[139]

치근단의 흡수로 인한 치근 길이의 감소는 3mm 이하의 치근외흡수인 경우, 치조골에 부착된 치주조직의 상실보다 덜 해로운 것으로 알려져 있다.[22] Kalkwarf 등[197]은 컴퓨터 그래픽시스템을 이용하여 치근길이와 부착치주조직 사이의 선형적 관계를 조사하였다. 그 결과 4mm의 치근흡수는

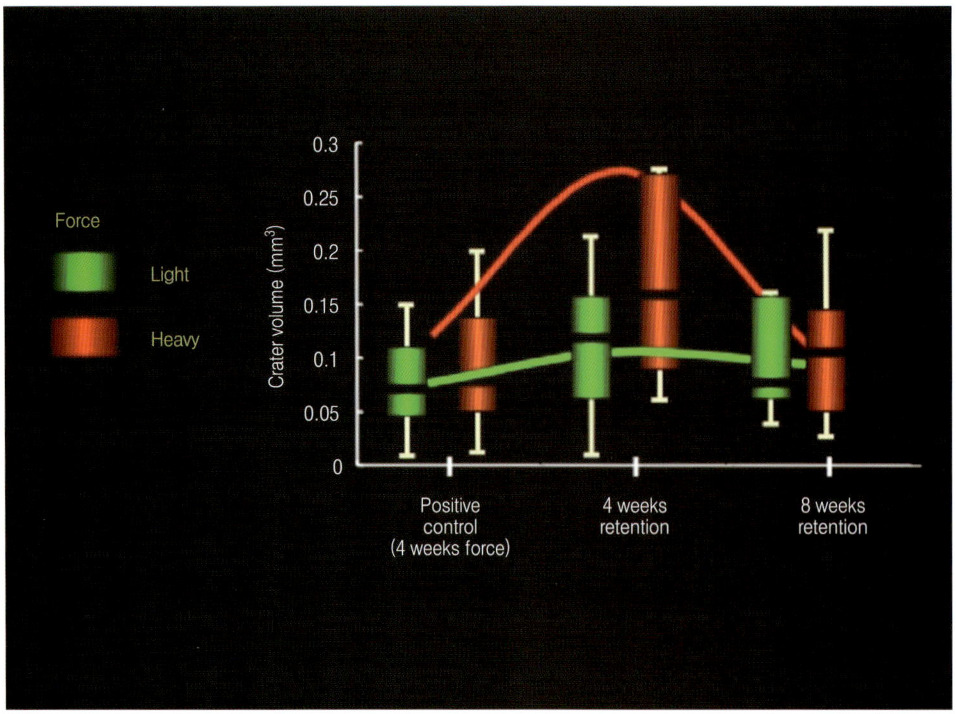

그림 7.9 약한 힘(25g)과 강한 힘(225g)을 4주 간 가한 뒤 4주, 8주 간 회복기의 치근흡수량.

전체 부착치은의 20%의 상실을 의미하며, 3mm의 치근단 흡수는 단지 1mm의 치조골 흡수와 같다고 하였다. 그러므로 치주가 좋지 않은 환자는 심하게 치근이 흡수된 치아를 상실하게 될 위험이 크다. 이것은 심하게 치근이 흡수된 치아를 가진 환자에서 치주질환을 조절하는 것이 중요하다는 것을 의미한다. 게다가 비정상적으로 짧은 치근과 부착 치은 상실을 보이는 치아는 브릿지 치료 시 지대치로 사용하기 부적절하다.

치근흡수의 예방과 치료

Vlaskalic 등[154]과 Ghafari[128]는 임상적으로 치근흡수를 최소화하는 다음과 같은 방법을 기술하였다. 치료의 기간을 줄이고,[27,144] 약하고 간헐적인 힘을 적용하며,[6,27,38,41] 계속된 악간 고무줄의 사용을 피하고,[99] 함입이나 토크 조절 등 치근흡수를 일으키기 쉬운 치아이동을 자제하고,[113] 습관을 조절하고,[115] 가족력이나 병력 등을 미리 조사한다.[23,64,114,198]

Vlaskalic 등[154]은 또한 중등도 혹은 심한 부정교합의 치료는 전치부 치근의 치근단이 열렸을 때, 9세 이전에 하는 것이 좋다고 하였다. 이것은 치근이 미완성된 경우 치근흡수 발생이 적다는 사실과 관련 있다.[102–104]

치근흡수가 발생하는지 확인하기 위하여 최소 1년에 한 번씩 치근단 방사선사진을 찍는 것을 강력히 추천한다.[128] 최근에 방사선사진을 촬영한 지 6~9개월 후에 나타난 약간의 흡수나 치근의 불규칙한 외형은 치근흡수가 더 발생할 가능성이 높다는 것을 의미한다.[144] 원래 치료 목적은 치근흡수량, 교정력 강도, 수동적인 와이어로 2~3개월 정도 멈춘 상태를 관찰한 후에 재평가되어야 한다.[180] 치근흡수 위험이 있는 환자는 치근흡수의 진행 정도를 확인하기 위해 방사선사진을 3개월마다 찍어야 한다.[11,128] 고정식 교정장치를 제거할 때 방사선사진을 찍어보는 것은 필수적이다.[34] 또한 심각한 치근흡수를 보이는 치아에서는 추가적인 치근흡수가 더 이상 발생하지 않을 때가지 방사선사진을 정기적으로 찍어야 한다.[199]

다양한 동물 실험을 통해 조골세포, 파골세포, 파치세포(odontoclast)의 활동성을 조절하는 약물을 사용하여 치근흡수의 위험성을 줄이려는 노력이 있어 왔다. Arginine-glycine-aspartic acid가 포함된 단백질은 파치세포의 인테그린 수용체를 목표로 하여 독립된 파치세포의 흡수 활동을 저해하며, 치아를 이동하는 동안 치근흡수를 감소시키는데 효과가 있는 것으로 나타났다.[200] 쥐에 낮은 용량의 독시사이클린(doxycycline)을 전신적으로 투여했을 때, 파치세포, 파골세포, 단핵세포, 치근의 TRAP-positive 세포가 감소하였고, 이를 통해 치근흡수의 억제 효과가 있었다.[201] 낮은 용량의 갑상선 호르몬 투여 또한 치근흡수에 대항하여 치근면을 보호하는 역할을 한다.[202] 스테로이드 처리한 쥐 역시 압박측의 치근흡수가 줄고, 치주인대 공간 내 TRAP-positive 세포가 줄었다.[78] 그러나 이 많은 약물들은 치조골의 조골세포와 파골세포의 활동성에도 변화를 주어 치아이동 속도를 늦출 수 있다. PGE2는 치아이동을 증진시키는 반면 치근흡수량도 증가시킨다.[3,203]

Foo 등[15]은 동물실험을 통해 전신적인 불소의 섭취가 교정적 치아흡수에 미치는 영향을 조사하였는데, 연구 결과 평균적으로 불소는 흡수 분화구의 크기를 감소시켰으나, 그 효과는 다양하였고 통계학적으로 유의성이 없었다(그림 7.10).

최근 연구는 gingival crevicular fluid(GCF) 내의 생물학적 지표(marker)로 치근흡수의 위험성을 표시하는 데 초점을 두고 있다. 이것이 성공한다면, 환자는 교정치료 시 치근흡수의 위험성을 미리 쉽게 알 수 있게 된다. Mah와 Prasad[204]는 흡수된 유치와 교정력을 받는 치아의 GCF 내에서 dentine phosphoprotein이 증가한다는 것을 발견하였다. 게다가 Balducci 등[205]은 심하게 흡수된 치근의 GCF에서 dentin phosphophoryn과 dentin sialoprotein이 증가하는 것을 발견했다. 그러므로 dentin phosphophoryn과 dentin sialoprotein은 교정치료 중인 환자의 치근흡수 위험성을 결정하고 관찰하는 데 중요한 생물학적 지표가 될 수 있다.

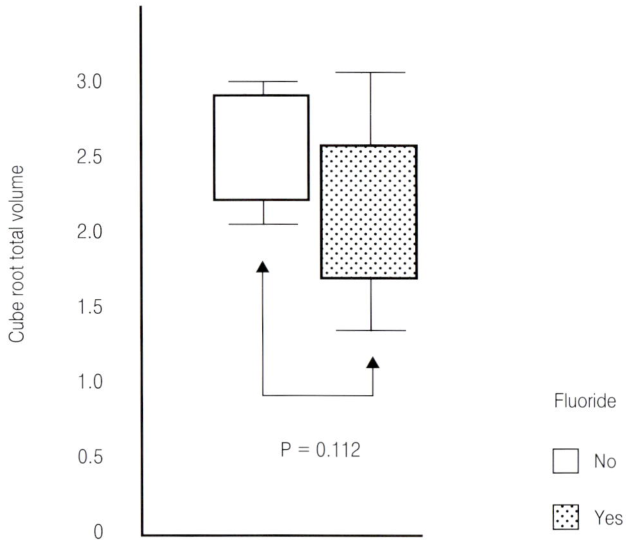

그림 7.10 쥐에서 전신적인 불소의 투여가 교정력에 의한 치근흡수량에 미치는 효과.

참고문헌

1. Cohen S, Burns RC. Pathways of the Pulp. St Louis: Mosby, 1998
2. Brudvik P, Rygh P. Non-clast cells start orthodontic root resorption in the periphery of hyalinized zones. Eur J Orthod 1993; 15: 467–480
3. Brudvik P, Rygh P. Root resorption after local injection of prostaglandin E2 during experimental tooth movement. Eur J Orthod 1991; 13: 255–263
4. Brudvik P, Rygh P. Root resorption beneath the main hyalinized zone. Eur J Orthod 1994; 16: 249–263
5. Brudvik P, Rygh P. Transition and determinants of orthodontic root resorption-repair sequence. Eur J Orthod 1995; 17: 177–188
6. Rygh P. Orthodontic root resorption studied by electron microscopy. Angle Orthod 1977; 47: 1–16
7. Reitan K. Biomechanical principles and reactions. In: Graber TM, Swain BF (eds) Orthodontics. Current principles and techniques. St Louis: CV Mosby Company, 1985; 101–192
8. Barber AF, Sims MR. Rapid maxillary expansion and external root resorption in man: a scanning electron microscope study. Am J Orthod 1981; 79: 630–652
9. Langford SR, Sims MR. Root surface resorption, repair, and periodontal attachment following rapid maxillary expansion in man. Am J Orthod 1982; 81: 108–115
10. Owman Moll P, Kurol J, Lundgren D. Repair of orthodontically induced root resorption in adolescents. Angle Orthod 1995; 65: 403–408
11. Levander E, Bajka R, Malmgren O. Early radiographic diagnosis of apical root resorption during orthodontic treatment: a study of maxillary incisors. Eur J Orthod 1998; 20: 57–63
12. Brudvik P, Rygh P. The initial phase of orthodontic root resorption incident to local compression of the periodontal ligament. Eur J Orthod 1993; 15: 249–263
13. Faltin RM, Faltin K, Sander FG, Arana-Chavez VE. Ultrastructure of cementum and periodontal ligament after continuous intrusion in humans: a transmission electron microscopy study. Eur J Orthod 2001; 23: 35–49
14. Chan EK, Darendeliler MA, Petocz P, Jones AS. A new method for volumetric measurement of orthodontically induced root resorption craters. Eur J Oral Sci 2004; 112: 134–139
15. Foo M, Jones A, Darendeliler MA. Physical properties of root cementum: part 9. Effect of systemic fl uoride intake on root resorption in rats. Am J Orthod Dentofac Orthop 2007; 131: 34–43
16. Harris DA, Jones AS, Darendeliler MA. Physical properties of root cementum: part 8. Volumetric analysis of root resorption craters after application of controlled intrusive light and heavy orthodontic forces: a microcomputed tomography scan study. Am J Orthod Dentofac Orthop 2006; 130: 639–647
17. Bates S. Absorption. Br J Dent Sci 1856; 1: 256
18. Ottolengui R. The physiological and pathological resorption of tooth roots. Item of Interest 1914; 36: 332–362
19. Ketcham AH. A preliminary report of an investigation of apical root resorption of permanent teeth. Int J Orthod 1927; 13: 97–127
20. Ketcham AH. A progress report of an investigation of apical root resorption of vital permanent teeth. Int J Orthod 1929; 15: 310–328
21. Becks H, Marshall JA. Resorption or absorption? J Am Dent Assoc 1932: 1528–1537
22. Lupi JE, Handelman CS, Sadowsky C. Prevalence and severity of apical root resorption and alveolar bone loss in orthodontically treated adults. Am J Orthod Dentofac Orthop 1996; 109: 28–37
23. Sameshima GT, Sinclair PM. Predicting and preventing root resorption: part I. Diagnostic factors. Am J Orthod Dentofac Orthop 2001; 119: 505–510
24. Smale I, Artun J, Behbehani F, Doppel D, van't Hof M, Kuijpers-Jagtman AM. Apical root resorption 6 months after initiation of fi xed orthodontic appliance therapy. Am J Orthod Dentofac Orthop 2005; 128: 57–67
25. Killiany DM. Root resorption caused by orthodontic treatment: an evidence-based review of literature. Semin Orthod 1999; 5: 128–133
26. Mirabella AD, Artun J. Prevalence and severity of apical root resorption of maxillary anterior teeth in adult orthodontic patients. Eur J Orthod 1995; 17: 93–99
27. Stenvik A, Mjor IA. Pulp and dentine reactions to experimental tooth intrusion. A histologic study of the initial changes. Am J Orthod 1970; 57: 370–385
28. Harris EF, Boggan BW, Wheeler DA. Apical root resorption in patients treated with comprehensive orthodontics. J Tenn Dent Assoc 2001; 81: 30–33
29. Henry JL, Weinmann JP. The pattern of resorption and repair of human cementum. J Am Dent Assoc 1951; 42: 270–290
30. Baumrind S, Korn EL, Boyd RL. Apical root resorption in orthodontically treated adults. Am J Orthod Dentofacial Orthop 1996; 110: 311–320
31. Brezniak N, Wasserstein A. Orthodontically induced infl ammatory root resorption. Part I: The basic science aspects. Angle Orthod 2002; 72: 175–179

32. Leach HA, Ireland AJ, Whaites EJ. Radiographic diagnosis of root resorption in relation to orthodontics. Br Dent J 2001; 190: 16–22
33. Sameshima GT, Asgarifar KO. Assessment of root resorption and root shape: periapical vs panoramic films. Angle Orthod 2001; 71: 185–189
34. Brezniak N, Wasserstein A. Orthodontically induced infl ammatory root resorption. Part II: The clinical aspects. Angle Orthod 2002; 72: 180–184
35. Heimisdottir K, Bosshardt D, Ruf S. Can the severity of root resorption be accurately judged by means of radiographs? A case report with histology. Am J Orthod Dentofac Orthop 2005; 128: 106–109
36. Stuteville OE. Injuries to the teeth and supporting structures caused by various orthodontic appliances and methods of preventing these injuries. J Am Dent Assoc 1938; 24: 1494–1507
37. Kvam E. Scanning electron microscopy of human premolars following experimental tooth movement. Trans Eur Orthod Soc 1972: 381–391
38. Reitan K. Initial tissue behavior during apical root resorption. Angle Orthod 1974; 44: 68–82
39. Brudvik P, Rygh P. Multi-nucleated cells remove the main hyalinized tissue and start resorption of adjacent root surfaces. Eur J Orthod 1994; 16: 265–273
40. Chan EK, Petocz P, Darendeliler MA. Validation of two-dimensional measurements of root resorption craters on human premolars after 28 days of force application. Eur J Orthod 2005; 27: 390–395
41. Harry MR, Sims MR. Root resorption in bicuspid intrusion. A scanning electron microscope study. Angle Orthod 1982; 52: 235–258
42. Timms DJ, Moss JP. A histological investigation into the effects of rapid maxillary expansion on the teeth and their supporting tissues. Trans Eur Orthod Soc 1971: 263–271
43. Mavragani M, Amundsen OC, Selliseth NJ, Brudvik P, Selvig KA. Early root alterations after orthodontic force application studied by light and scanning electron microscopy. Eur J Orthod 2004; 26: 119–128
44. Chan E, Darendeliler MA. Physical properties of root cementum: Part 5. Volumetric analysis of root resorption craters after application of light and heavy orthodontic forces. Am J Orthod Dentofac Orthop 2005; 127: 186–195
45. Ngan PW, Crock B, Varghese J, Lanese R, Shanfeld J, Davidovitch Z. Immunohistochemical assessment of the effect of chemical and mechanical stimuli on cAMP and prostaglandin E levels in human gingival fibroblasts in vitro. Arch Oral Biol 1988; 33: 163–174
46. Takahashi N, Kukita T, MacDonald BR, Bird A, Mundy GR, McManus LM, Miller M, Boyde A, Jones SJ, Roodman GJ. Osteoclast-like cells form in long-term human bone marrow but not in peripheral blood cultures. J Clin Invest 1989; 83: 543–550
47. Kess B, Rifkin B, Kleckner A, Auszmann J, Vernillo A, Shanfeld J. Immunocytochemical characterization of cAMP accumulation in avian osteoclasts. J Dent Res 1988; 67: 322, abst. 1676
48. Nicolay O, Marvec J, Shanfeld J, Davidovitch Z. SP immunoreactivity in dental pulp and periodontium during tooth movement. J Dent Res 1988; 67: 301, abst. 957
49. Patrone P, Nicolay O, Shanfeld J, Davidovitch Z. VIP immunoreactivity in cat dental and peridontal tissues. J Dent Res 1989; 68: 340, abst.1822
50. Davidovitch Z, Lynch P, Lehky L, Shanfeld J. Interleukin 1 in dental root ankylosis. J Dent Res 1988; 67: 297, abst. 1476
51. Ngan P, Zadeh Y, Shanfeld J, Davidovitch Z. The effect of interleukin 1B and parathyroid hormone on cyclic nucleotide and prostaglandin levels in human periodontal ligament fi broblasts in vitro. In: Davidovitch Z. (ed) Biological Mechanisms of Tooth Eruption and Root Resorption. Farmington, 1988; 261–267
52. Lynch P, Davidovitch Z, Shanfeld J. Interleukin-1a at bone resorption sites: localization during tooth movement in vitro. J Dent Res 1988; 67: 297, abst. 1474
53. Davidovitch Z, Lynch P, Shanfeld J. Interleukin 2 localization in the mechanically stressed periodontal ligament. J Dent Res 1989; 68: 333, abst. 1209
54. Ngan P, Saito S, Saito M, Shanfeld J, Davidovitch Z. Bone resorption activity and PGE produced by PDL cells. J Dent Res 1990; 69: 206, abst. 783
55. Kong YY, Yoshida H, Sarosi I, Tan HL, Timms E, Capparelli C, Morony S, Oliveira-dos-Santos AJ, Van G, Itie A, Khoo W, Wakeham A, Dunstan CR, Lacey DL, Mak TW, Boyle WJ, Penninger JM. OPGL is a key regulator of osteoclastogenesis, lymphocyte development and lymph-node organogenesis. Nature 1999; 397: 315–323
56. Fukushima H, Kajiya H, Takada K, Okamoto F, Okabe K. Expression and role of RANKL in periodontal ligament cells during physiological rootresorption in human deciduous teeth. Eur J Oral Sci 2003; 111: 346–352
57. Low E, Zoellner H, Kharbanda OP, Darendeliler MA. Expression of mRNA for osteoprotegerin and receptor activator of nuclear factor kappa beta ligand (RANKL) during root resorption induced by the application of heavy orthodontic forces on rat molars. Am J Orthod Dentofac Orthop 2005; 128: 497–503
58. Yamaguchi M, Aihara N, Kojima T, Kasai K. RANKL increase in compressed periodontal ligament cells from root resorption. J Dent Res 2006; 85: 751–756
59. Kojima T, Yamaguchi M, Kasai K. Substance P stimulates release of RANKL via COX-2 expression in human dental pulp cells. Infl amm Res 2006; 55: 78–84
60. Malek S, Darendeliler MA, Swain MV. Physical properties of root cementum: Part I. A new method for 3-dimensional evaluation. Am J Orthod Dentofacial Orthop 2001; 120: 198–208
61. Poolthong S. Determination of the mechanical properties of enamel, dentine and cementum by an ultra micro-indentation system. Dept of Orthodontics. Sydney, Australia: University of Sydney, 1998
62. Chutimanutskul W, Darendeliler AM, Shen G, Petocz P, Swain M. Changes in the physical properties of human premolar cementum after application of 4 weeks of controlled orthodontic forces. Eur J Orthod 2006; 28: 313–318
63. Rex T, Kharbanda OP, Petocz P, Darendeliler MA. Physical properties of root cementum: part 6. A comparative quantitative analysis of the mineral composition of human premolar cementum after the application of orthodontic forces. Am J Orthod Dentofac Orthop 2006; 129: 358–367
64. Newman WG. Possible etiologic factors in external root resorption. Am J Orthod 1975; 67: 522–539

65. Harris EF, Kineret SE, Tolley EA. A heritable component for external apical root resorption in patients treated orthodontically. Am J Orthod Dentofac Orthop 1997; 111: 301–309
66. Bednar JR, Wise RJ. A practical clinical approach to the treatment and management of patients experiencing root resorption during and after orthodontic therapy. In: Davidovitch Z, Mah J (eds) Biological Mechanisms of Tooth Eruption, Resorption and Replacement by Implants. Boston, MA: Harvard Society for the Advancement of Orthodontics, 1998; 425–437
67. Al-Qawasmi RA, Hartsfi eld JK, Jr, Everett ET, Flury L, Liu L, Foroud TM, Macri JV, Roberts WE. Genetic predisposition to external apical root resorption. Am J Orthod Dentofac Orthop 2003; 123: 242–252
68. Hartsfi eld JK, Jr, Everett ET, Al-Qawasmi RA. Genetic factors in external apical root resorption and orthodontic treatment. Crit Rev Oral Biol Med 2004; 15: 115–122
69. Al-Qawasmi RA, Hartsfi eld JK, Jr, Everett ET, Flury L, Liu L, Foroud TM, Macri JV, Roberts WE. Genetic predisposition to external apical root resorption in orthodontic patients: linkage of chromosome-18 marker. J Dent Res 2003; 82: 356–360
70. Ngan DC, Kharbanda OP, Byloff FK, Darendeliler MA. The genetic contribution to orthodontic root resorption: a retrospective twin study. Aust Orthod J 2004; 20: 1–9
71. McNab S, Battistutta D, Taverne A, Symons AL. External apical root resorption of posterior teeth in asthmatics after orthodontic treatment. Am J Orthod Dentofac Orthop 1999; 116: 545–551
72. Davidovitch Z. The etiology of root resorption. In: McNamara JA, Trotman CA (eds) Orthodontic Treatment: Management of Unfavorable Sequelae. Monograph No 31, Craniofacial growth series. Ann Arbor: Centre for Human Growth and Development, University of Michigan, 1995; 93–117
73. Davidovitch Z. Etiologic factors in force-induced root resorption. In: Davidovitch Z, Mah J (eds) Biological Mechanisms of Tooth Eruption, Resorption and Replacement by Implants. Boston, MA: Harvard Society for the Advancement of Orthodontics, 1998; 349–355
74. Nishioka M, Ioi H, Nakata S, Nakasima A, Counts A. Root resorption and immune system factors in the Japanese. Angle Orthod 2006; 76: 103–108
75. Yamane A, Fukui T, Chiba M. In vitro measurement of orthodontic tooth movement in rats given betaaminopropionitrile or hydrocortisone using a timelapse videotape recorder. Eur J Orthod 1997; 19: 21–28
76. Kalia S, Melsen B, Verna C. Tissue reaction to orthodontic tooth movement in acute and chronic corticosteroid treatment. Orthod Craniofac Res 2004; 7: 26–34
77. Ashcraft MB, Southard KA, Tolley EA. The effect of corticosteroid-induced osteoporosis on orthodontic tooth movement. Am J Orthod Dentofac Orthop 1992; 102: 310–319
78. Ong CK, Walsh LJ, Harbrow D, Taverne AA, Symons AL. Orthodontic tooth movement in the prednisolone-treated rat. Angle Orthod 2000; 70: 118–125
79. Verna C, Hartig LE, Kalia S, Melsen B. Infl uence of steroid drugs on orthodontically induced root resorption. Orthod Craniofac Res 2006; 9: 57–62
80. Engstrom C, Granstrom G, Thilander B. Effect of orthodontic force on periodontal tissue metabolism. A histologic and biochemical study in normal and hypocalcemic young rats. Am J Orthod Dentofac Orthop 1988; 93: 486–495
81. Smith NHH. Monostotic Paget's disease of the mandible, presenting with progressive resorption of the teeth. Oral Surg Oral Med Oral Pathol 1978; 46: 246–253
82. Tangney NJ. Hypophosphotasia: a case report and literature review. J Irish Med Assoc 1979; 72: 530–531
83. Goultschin J, Nitzan D, Azaz B. Root resorption. Review and discussion. Oral Surg Oral Med Oral Pathol 1982; 54: 586–590
84. Becks H. Root resorptions and their relation to pathological bone formation. Part 1: statistical data and roentgenographic aspects. Int J Orthodont Oral Surg 1936; 22: 445–482
85. Melsen F, Mosekilde L. Morphometric and dynamic studies of bone changes in hyperthyroidism. Acta Pathol Microbiol Scand 1977; 85A: 141–150
86. Becks H, Cowden R. Root resorptions and their relationship to pathologic bone formation. Part II. Am J Orthod Oral Surg 1942; 28: 513–526
87. Wiebkin OW, Cardaci SC, Heithersay GS, Pierce AM. Therapeutic delivery of calcitonin to inhibit external infl ammatory root resorption. I. Diffusion kinetics of calcitonin through the dental root. Endod Dent Traumatol 1996; 12: 265–271
88. Goldie RS, King GJ. Root resorption and tooth movement in orthodontically treated, calciumdefi cient, and lactating rats. Am J Orthod 1984; 85: 424–430
89. Villa PA, Oberti G, Moncada CA, Vasseur O, Jaramillo A, Tobon D, Agudelo J. Pulp-dentine complex changes and root resorption during intrusive orthodontic tooth movement in patients prescribed nabumetone. J Endod 2005; 31: 61–66
90. Kameyama Y, Nakane S, Maeda H, Fujita K, Takesue M, Sato E. Inhibitory effect of aspirin on root resorption induced by mechanical injury of the soft periodontal tissues in rats. J Periodontal Res 1994; 29: 113–117
91. Reszka AA, Halasy-Nagy JM, Masarachia PJ, Rodan GA. Bisphosphonates act directly on the osteoclast to induce caspase cleavage of mst1 kinase during apoptosis. A link between inhibition of the mevalonate pathway and regulation of an apoptosispromoting kinase. J Biol Chem 1999; 274: 34967–34973
92. Liu L, Igarashi K, Haruyama N, Saeki S, Shinoda H, Mitani H. Effects of local administration of clodronate on orthodontic tooth movement and root resorption in rats. Eur J Orthod 2004; 26: 469–473
93. Rogers MJ, Gordon S, Benford HL, Coxon FP, Luckman SP, Monkkonen J, Frith JC. Cellular and molecular mechanisms of action of bisphosphonates. Cancer 2000; 88: 2961–2978
94. Felix R, Bettex JD, Fleisch H. Effect of diphosphonates on the synthesis of prostaglandins in cultured calvaria cells. Calcif Tissue Int 1981; 33: 549–552
95. Pennanen N, Lapinjoki S, Urtti A, Monkkonen J. Effect of liposomal and free bisphosphonates on the IL-1 beta, IL-6 and TNF alpha secretion from RAW 264 cells in vitro. Pharm Res 1995; 12: 916–922
96. Makkonen N, Salminen A, Rogers MJ, Frith JC, Urtti A, Azhayeva E, Monkkonen J. Contrasting effects of alendronate and clodronate on RAW 264 macrophages: the role of a bisphosphonate metabolite. Eur J Pharm Sci 1999; 8: 109–118
97. Monkkonen J, Pennanen N, Lapinjoki S, Urtti A. Clodronate (dichloromethylene bisphosphonate) inhibits

LPS-stimulated IL-6 and TNF production by RAW 264 cells. Life Sci 1994; 54: PL229–234
98. Igarashi K, Hirafuji M, Adachi H, Shinoda H, Mitani H. Effects of bisphosphonates on alkaline phosphatase activity, mineralization, and prostaglandin E2 synthesis in the clonal osteoblast-like cell line MC3T3-E1. Prostaglandins Leukot Essent Fatty Acids 1997; 56: 121–125
99. Linge L, Linge BO. Patient characteristics and treatment variables associated with apical root resorption during orthodontic treatment. Am J Orthod Dentofac Orthop 1991; 99: 35–43
100. Aguilar PE, Aguilar AP, Rolleri MF, Ubios AM. Root resorption in elderly patients. Acta Odontol Latinoam 2001; 14: 3–8
101. Harris EF, Baker WC. Loss of root length and crestal bone height before and during treatment in adolescent and adult orthodontic patients. Am J Orthod Dentofac Orthop 1990; 98: 463–469
102. Rosenberg HN. An evaluation of the incidence and amount of apical root resorption and dilaceration occurring in orthodontically treated teeth having incompletely formed roots at the beginning of Begg treatment. Am J Orthod 1972; 61: 524–525
103. Rudolph CE. An evaluation of root resorption occuring during orthodontic treatment. J Dent Res 1940; 19: 367
104. Linge BO, Linge L. Apical root resorption in upper anterior teeth. Eur J Orthod 1983; 5: 173–183
105. Mavragani M, Boe OE, Wisth PJ, Selvig KA. Changes in root length during orthodontic treatment: advantages for immature teeth. Eur J Orthod 2002; 24: 91–97
106. Massler M, Perreault JG. Root resorption in the permanent teeth of young adults. J Dent Child 1954; 21: 158–164
107. Kjaer I. Morphological characteristics of dentitions developing excessive root resorption during orthodontic treatment. Eur J Orthod 1995; 17: 25–34
108. Horiuchi A, Hotokezaka H, Kobayashi K. Correlation between cortical plate proximity and apical root resorption. Am J Orthod Dentofac Orthop 1998; 114: 311–318
109. Dougherty HL. The effect of mechanical forces upon the mandibular buccal segments during orthodontic treatment. Am J Orthod 1968; 54: 83–103
110. Spurrier SW, Hall SH, Joondeph DR, Shapiro PA, Riedel RA. A comparison of apical root resorption during orthodontic treatment in endodontically treated and vital teeth. Am J Orthod Dentofac Orthop 1990; 97: 130–134
111. Beck BW, Harris EF. Apical root resorption in orthodontically treated subjects: analysis of edgewise and light wire mechanics. Am J Orthod Dentofac Orthop 1994; 105: 350–361
112. Blake M, Woodside DG, Pharoah MJ. A radiographic comparison of apical root resorption after orthodontic treatment with the edgewise and Speed appliances. Am J Orthod Dentofac Orthop 1995; 108: 76–84
113. Parker RJ, Harris EF. Directions of orthodontic tooth movements associated with external apical root resorption of the maxillary central incisor. Am J Orthod Dentofac Orthop 1998; 114: 677–683
114. McFadden WM, Engstrom C, Engstrom H, Anholm JM. A study of the relationship between incisor intrusion and root shortening. Am J Orthod Dentofac Orthop 1989; 96: 390–396
115. Odenrick L, Brattstrom V. Nailbiting: frequency and association with root resorption during orthodontic treatment. Br J Orthod 1985; 12: 78–81
116. Massler M, Malone AJ. Root resorption in human permanent teeth; a roentgenographic study. Am J Orthod 1954; 40: 619–633
117. Odenrick L, Brattstrom V. The effect of nailbiting on root resorption during orthodontic treatment. Eur J Orthod 1983; 5: 185–188
118. Harris EF, Butler ML. Patterns of incisor root resorption before and after orthodontic correction in cases with anterior open bites. Am J Orthod Dentofac Orthop 1992; 101: 112–119
119. Andreasen JO. External root resorption: its implication in dental traumatology, paedodontics, periodontics, orthodontics and endodontics. Int Endod J 1985; 18: 109–118
120. Malmgren O, Goldson L, Hill C, Orwin A, Petrini L, Lundberg M. Root resorption after orthodontic treatment of traumatized teeth. Am J Orthod 1982; 82: 487–491
121. Hines FB, Jr. A radiographic evaluation of the response of previously avulsed teeth and partially avulsed teeth to orthodontic movement. Am J Orthod 1979; 75: 1–19
122. Kaley J, Phillips C. Factors related to root resorption in edgewise practice. Angle Orthod 1991; 61: 125–132
123. Otis LL, Hong JS, Tuncay OC. Bone structure effect on root resorption. Orthod Craniofac Res 2004; 7: 165–177
124. Verna C, Dalstra M, Melsen B. Bone turnover rate in rats does not infl uence root resorption induced by orthodontic treatment. Eur J Orthod 2003; 25: 359–363
125. Paetyangkul A. The extent of root resorption after the application of continuous and controlled orthodontic forces for 12 weeks: a micro-CT scan study. University of Sydney, Department of Orthodontics, 2007.
126. Taner T, Ciger S, Sencift Y. Evaluation of apical root resorption following extraction therapy in subjects with Class I and Class II malocclusions. Eur J Orthod 1999; 21: 491–496
127. VonderAhe G. Postretention status of maxillary incisors with root-end resorption. Angle Orthod 1973; 43: 247–255
128. Ghafari JG. Root resorption associated with combined orthodontic treatment and orthognathic surgery: modifi ed defi nitions of the resorptive process sugested. In: Davidovitch Z. (ed) Biological Mechanisms of Tooth Eruption, Resorption and Replacement by Implants. Birmingham: EBSCO Media, 1994; 545–556
129. Selliseth NJ, Selvig KA. The vasculature of the periodontal ligament: a scanning electron microscopic study using corrosion casts in the rat. J Periodontol 1994; 65: 1079–1087
130. Cooper SM, Sims MR. Evidence of acute infl ammation in the periodontal ligament subsequent to orthodontic tooth movement in rats. Aust Orthod J 1989; 11: 107–109
131. Sringkarnboriboon S, Matsumoto Y, Soma K. Root resorption related to hypofunctional periodontium in experimental tooth movement. J Dent Res 2003; 82: 486–490
132. Ruben MP, Goldman HM, Schulman SM. Diseases of the periodontium. In: Thoma KH, Goldman HM, Gorlin RJ (eds) Thoma's Oral Pathology. St Louis: CV Mosby, 1970; 394–444
133. Ramfjord SP, Ash MM. Occlusion. Philadelphia: Saunders, 1971.
134. Brown WA. Resorption of permanent teeth. Br J Orthod 1982; 9: 212–220
135. Levander E, Malmgren O, Stenback K. Apical root resorp-

tion during orthodontic treatment of patients with multiple aplasia: a study of maxillary incisors. Eur J Orthod 1998; 20: 427–434
136. Brezniak N, Wasserstein A. Root resorption after orthodontic treatment: Part 2. Literature review. Am J Orthod Dentofac Orthop 1993; 103: 138–146
137. Brin I, Tulloch JF, Koroluk L, Philips C. External apical root resorption in Class II malocclusion: a retrospective review of 1- versus 2-phase treatment. Am J Orthod Dentofac Orthop 2003; 124: 151–156
138. Alexander SA. Levels of root resorption associated with continuous arch and sectional arch mechanics. Am J Orthod Dentofac Orthop 1996; 110: 321–324
139. Remington DN, Joondeph DR, Artun J, Riedel RA, Chapko MK. Long-term evaluation of root resorption occurring during orthodontic treatment. Am J Orthod Dentofac Orthop 1989; 96: 43–46
140. Phillips JR. Apical root resorption under orthodontic therapy. Angle Orthod 1955; 25: 1–12
141. Thongudomporn U, Freer TJ. Anomalous dental morphology and root resorption during orthodontic treatment: a pilot study. Aust Orthod J 1998; 15: 162–167
142. Lee RY, Artun J, Alonzo TA. Are dental anomalies risk factors for apical root resorption in orthodontic patients? Am J Orthod Dentofac Orthop 1999; 116: 187–195
143. Mavragani M, Apisariyakul J, Brudvik P, Selvig KA. Is mild dental invagination a risk factor for apical root resorption in orthodontic patients? Eur J Orthod 2006; 28: 307–312
144. Levander E, Malmgren O. Evaluation of the risk of root resorption during orthodontic treatment: a study of upper incisors. Eur J Orthod 1988; 10: 30–38
145. Mirabella AD, Artun J. Risk factors for apical root resorption of maxillary anterior teeth in adult orthodontic patients. Am J Orthod Dentofac Orthop 1995; 108: 48–55
146. Taithongchai R, Sookkorn K, Killiany DM. Facial and dentoalveolar structure and the prediction of apical root shortening. Am J Orthod Dentofac Orthop 1996; 110: 296–302
147. Oyama K, Motoyoshi M, Hirabayashi M, Hosoi K, Shimizu N. Effects of root morphology on stress distribution at the root apex. Eur J Orthod 2007; 29: 113–117
148. Wickwire NA, Mc Neil MH, Norton LA, Duell RC. The effects of tooth movement upon endodontically treated teeth. Angle Orthod 1974; 44: 235–242
149. Huettner RJ, Young RW. The movability of vital and devitalized teeth in the Macacus rhesus monkey. Oral Surg Oral Med Oral Pathol 1955; 8: 189–197
150. Mattison GD, Delivanis HP, Delivanis PD, Johns PI. Orthodontic root resorption of vital and endodontically treated teeth. J Endod 1984; 10: 354–358
151. Brezniak N, Wasserstein A. Root resorption after orthodontic treatment: Part 1. Literature review. Am J Orthod Dentofac Orthop 1993; 103: 62–66
152. Goldin B. Labial root torque: effect on the maxilla and incisor root apex. Am J Orthod Dentofac Orthop 1989; 95: 208–219
153. Sameshima GT, Sinclair PM. Predicting and preventing root resorption: Part II. Treatment factors. Am J Orthod Dentofac Orthop 2001; 119: 511–515
154. Vlaskalic V, Boyd RL, Baumrind S. Etiology and sequelae of root resorption. Semin Orthod 1998; 4: 124–131
155. Artun J, Smale I, Behbehani F, Doppel D, Van't Hof M, Kuijpers-Jagtman AM. Apical root resorption six and 12 months after initiation of fi xed orthodontic appliance therapy. Angle Orthod 2005; 75: 919–926
156. Paetyangkul A, Turk T, Elekdag-Turk S, Jones A, Petocz P, Darendeliler MA. Comparison of the amount of root resorption and the characteristics of resorption craters after the application of light and heavy continuous and controlled orthodontic forces during 4 versus 8 versus 12 weeks. Sydney: University of Sydney, 2007.
157. Hollender L, Ronnerman A, Thilander B. Root resorption, marginal bone support and clinical crown length in orthodontically treated patients. Eur J Orthod 1980; 2: 197–205
158. Sharpe W, Reed B, Subtelny JD, Polson A. Orthodontic relapse, apical root resorption, and crestal alveolar bone levels. Am J Orthod Dentofacial Orthop 1987; 91: 252–258
159. Dermaut LR, De Munck A. Apical root resorption of upper incisors caused by intrusive tooth movement: a radiographic study. Am J Orthod Dentofac Orthop 1986; 90: 321–326
160. DeShields RW. A study of root resorption in treated class II, division I malocclusions. Angle Orthod 1969; 39: 231–245
161. Goldson L, Henrikson CO. Root resorption during Begg treatment; a longitudinal roentgenologic study. Am J Orthod 1975; 68: 55–66
162. Dellinger EL. A histologic and cephalometric investigation of premolar intrusion in the Macaca speciosa monkey. Am J Orthod 1967; 53: 325–355
163. King GJ, Fischlschweiger W. The effect of force magnitude on extractable bone resorptive activity and cemental cratering in orthodontic tooth movement. J Dent Res 1982; 61: 775–779
164. Vardimon AD, Graber TM, Voss LR, Lenke J. Determinants controlling iatrogenic external root resorption and repair during and after palatal expansion. Angle Orthod 1991; 61: 113–122; discussion 123–114
165. Casa MA, Faltin RM, Faltin K, Sander FG, Arana-Chavez VE. Root resorptions in upper fi rst premolars after application of continuous torque moment. Intra-individual study. J Orofac Orthop 2001; 62: 285–295
166. Darendeliler MA, Kharbanda OP, Chan EK, Srivicharnkul P, Rex T, Swain MV, Jones AS, Petocz P. Root resorption and its association with alterations in physical properties, mineral contents and resorption craters in human premolars following application of light and heavy controlled orthodontic forces. Orthod Craniofac Res 2004; 7: 79–97
167. Faltin RM, Arana-Chavez VE, Faltin K, Sander FG, Wichelhaus A. Root resorptions in upper fi rst premolars after application of continuous intrusive forces. Intra-individual study. J Orofac Orthop 1998; 59: 208–219
168. Bondevik O. Tissue changes in the rat molar periodontium following application of intrusive forces. Eur J Orthod 1980; 2: 41–49
169. Owman Moll P, Kurol J, Lundgren D. The effects of a fourfold increased orthodontic force magnitude on tooth movement and root resorptions. An intra individual study in adolescents. Eur J Orthod 1996; 18: 287–294
170. Owman Moll P, Kurol J, Lundgren D. Effects of a doubled orthodontic force magnitude on tooth movement and root resorptions. An inter-individual study in adolescents. Eur J Orthod 1996; 18: 141–150
171. McNab S, Battistutta D, Taverne A, Symons AL. External apical root resorption following orthodontic treatment.

Angle Orthod 2000; 70: 227–232
172. Armstrong D, Kharbanda OP, Petocz P, Darendeliler MA. Root resorption after orthodontic treatment. Aust Orthod J 2006; 22: 153–160
173. Janson GR, De Luca Canto G, Martins DR, Henriques JF, De Freitas MR. A radiographic comparison of apical root resorption after orthodontic treatment with 3 different fi xed appliance techniques. Am J Orthod Dentofac Orthop 2000; 118: 262–273
174. Barbagallo LJ, Jones AS, Petocz P, Darendeliler MA. Physical properties of root cementum: Part 10. Comparison of the effects of invisible removable thermoplastic appliances with light and heavy orthodontic forces on premolar cementum. A microcomputed- tomography study. Am J Orthod Dentofac Orthop 2008; 133: 218–227
175. Reitan K. Effects of force magnitude and direction of tooth movement on different alveolar bone types. Angle Orthod 1964; 34: 244–255
176. Han G, Huang S, Von den Hoff JW, Zeng X, Kuijpers-Jagtman AM. Root resorption after orthodontic intrusion and extrusion: an intraindividual study. Angle Orthod 2005; 75: 912–918
177. Weekes WT, Wong PD. Extrusion of root-fi lled incisors in beagles-a light microscope and scanning electron microscope investigation. Aust Dent J 1995; 40: 115–120
178. Costopoulos G, Nanda R. An evaluation of root resorption incident to orthodontic intrusion. Am J Orthod Dentofac Orthop 1996; 109: 543–548
179. Jimenez-Pellegrin C, Arana-Chavez VE. Root resorption in human mandibular fi rst premolars after rotation as detected by scanning electron microscopy. Am J Orthod Dentofac Orthop 2004; 126: 178–184; discussion 184–195
180. Levander E, Malmgren O, Eliasson S. Evaluation of root resorption in relation to two orthodontic treatment regimes. A clinical experimental study. Eur J Orthod 1994; 16: 223–228
181. Acar A, Canyurek U, Kocaaga M, Erverdi N. Continuous vs discontinuous force application and root resorption. Angle Orthod 1999; 69: 159–163; discussion 163–174
182. Weiland F. Constant versus dissipating forces in orthodontics: the effect on initial tooth movement and root resorption. Eur J Orthod 2003; 25: 335–342
183. Ballard D, Jones AS, Petocz P, Darendeliler MA. Physical properties of root cementum: Part 11. Comparison of the effects of continuous versus intermittent controlled orthodontic forces on the amount of root resorption using micro-CT scan. University of Sydney: Department of Orthodontics Sydney, 2006
184. Owman Moll P, Kurol J, Lundgren D. Continuous versus interrupted continuous orthodontic force related to early tooth movement and root resorption. Angle Orthod 1995; 65: 395–401
185. Schwartz AM. Tissue changes incidental to tooth movement. Int J Orthod 1932; 18: 331–352
186. Listgarten MA. Electron microscopic study of the junction between surgically denuded root surfaces and regenerated periodontal tissues. J Periodontal Res 1972; 7: 68–90
187. Andreasen JO. Cementum repair after apicoectomy in humans. Acta Odontol Scand 1973; 31: 211–221
188. Brice GL, Sampson WJ, Sims MR. An ultrastructural evaluation of the relationship between epithelial rests of Malassez and orthodontic root resorption and repair in man. Aust Orthod J 1991; 12: 90–94
189. Brudvik P, Rygh P. The repair of orthodontic root resorption: an ultrastructural study. Eur J Orthod 1995; 17: 189–198
190. Reitan K. Bone formation and resorption during reversed tooth movement. In: Kraus BS, Riedel RA.(eds) Vistas in Orthodontics. Philadelphia: Lee & Febiger, 1962; 69–84
191. Vardimon AD, Graber TM, Pitaru S. Repair process of external root resorption subsequent to palatal expansion treatment. Am J Orthod Dentofac Orthop 1993; 103: 120–130
192. Isaacson RJ, Ingram AH. Forces produced by rapid maxillary expansion. II. Forces present during treatment. Angle Orthod 1964; 34: 261–270
193. Owman Moll P, Kurol J. The early reparative process of orthodontically induced root resorption in adolescents-location and type of tissue. Eur J Orthod 1998; 20: 727–732
194. Lindskog S, Blomlof L, Hammarstrom L. Cellular colonization of denuded root surfaces in vivo: cell morphology in dentin resorption and cemen -tum repair. J Clin Periodontol 1987; 14: 390–395
195. Cheng LL. Repair of root resorption four and eight weeks following the application of continuous light and heavy forces four weeks. University of Sydney: Department of Orthodontics, 2007
196. Zimring JF, Isaacson RJ. Forces produced by rapid maxillary expansion. 3. Forces present during retention. Angle Orthod 1965; 35: 178–186
197. Kalkwarf KL, Krejci RF, Pao YC. Effect of apical root resorption on periodontal support. J Prosthet Dent 1986; 56: 317–319
198. Jacobson O. Clinical signifi cance of root resorption. Am J Orthod 1952; 38: 687–696
199. Levander E, Malmgren O. Long-term follow-up of maxillary incisors with severe apical root resorption. Eur J Orthod 2000; 22: 85–92
200. Talic NF, Evans C, Zaki AM. Inhibition of orthodontically induced root resorption with echistatin, an RGD-containing peptide. Am J Orthod Dentofacial Orthop 2006; 129: 252–260
201. Mavragani M, Brudvik P, Selvig KA. Orthodontically induced root and alveolar bone resorption: inhibitory effect of systemic doxycycline administration in rats. Eur J Orthod 2005; 27: 215–225
202. Vazquez-Landaverde LA, Rojas-Huidobro R, Alonso Gallegos-Corona M, Aceves C. Periodontal 5′ - deiodination on forced-induced root resorption – the protective effect of thyroid hormone administration. Eur J Orthod 2002; 24: 363–369
203. Boekenoogen DI, Sinha PK, Nanda RS, Ghosh J, Currier GF, Howes RI. The effects of exogenous prostaglandin E2 on root resorption in rats. Am J Orthod Dentofacial Orthop 1996; 109: 277–286
204. Mah J, Prasad N. Dentine phosphoproteins in gingival crevicular fluid during root resorption. Eur J Orthod 2004; 26: 25–30
205. Balducci L, Ramachandran A, Hao J, Narayanan K, Evans C, George A. Biological markers for evaluation of root resorption. Arch Oral Biol 2007; 52: 203–208

제 8 장

자가결찰 브라켓에서의 치근흡수

Maria Mavragani, Nikolaos Pandis and Theodore Eliades

서론

자가결찰 브라켓은 교정학 분야에서 오래 전에 등장했음에도 불구하고, 최근에 들어서야 제조회사들이 적극적으로 광고를 하기 시작했다. 그리고 상대적으로 교정학회, 저널 등에 게시된 과학적 증거들이 불충분한 상황이다. 자가결찰 브라켓으로 교정치료를 한 후의 치근흡수와 관련된 연구 역시 턱없이 부족한 실정이다.

교정의는 몇 가지 요소들과 관련하여 교정력에 의한 염증성 치근흡수(orthodontically induced inflammatory root resorption)[1]를 방지하기 위해 노력해 왔다. 그 평가 대상은 치료기간, 발치/비발치 치료, 악간 고무줄의 사용, 각형 와이어, 장치 종류, 치료 기법, 치아이동의 종류와 양, 교정력의 종류와 크기 등이다.[2]

관련문헌

Blake 등[3]은 SPEED와 edgewise 장치 사이의 치근흡수 정도를 비교하였다. SPEED(Strite Industries Ltd, Ontario, Canada)는 스프링 클립 메커니즘을 통해 회전과 토크를 지속적으로 가하는 능동적 자가결찰 브라켓이다. 치근단 방사선사진을 통해 두 장치가 치근에 미치는 영향을 조사하였는데, 상악 중절치, 측절치, 하악 중절치의 치근흡수 관련해서 두 장치 사이에는 통계학적으로는 유의할 만한 차이가 관찰되지 않았으나, 하악 측절치에서는 통계학적으로 유의한 차이를 보였다($p<0.05$)(그림 8.1). 저자는 SPEED 브라켓을 사용할 경우 스프링 클립 메커니즘에 의해 치아에 힘이 지속적으로 가해지지만, 이 힘이 치근흡수를 증가시킬 만큼 충분한 세기는 되지 못한다고 본다.

가장 최근 연구에서 Pandis 등[4]은 0.022″ slot의 수동적 자가결찰 브라켓과 전통적인 브라켓 사이의 치근흡수 차이에 대해 조사하였다. 교정치료는 Damon 2(ORMCO, Glendora, CA, USA)와 Microarch(GAC, Bohemia, NY, USA) 자가결찰 브라켓을 사용하고, 치료 전, 후 파노라마 사진에서 치주용 probe를 사용하여 길이를 측정하였다. 수동적 자가결찰 장치를 이용한 환자에서 더 심한 치근흡수 발생 경향이 있음에도 불구하고($p=0.06$), 전체적으로 수동적 자가결찰 브라켓과 전통적인 edgewise 장치 사이에 통계적으로 유의할 만한 차이는 없었다.

교정 영역에서 위에 제시한 두 연구 외에는 다른 과학적

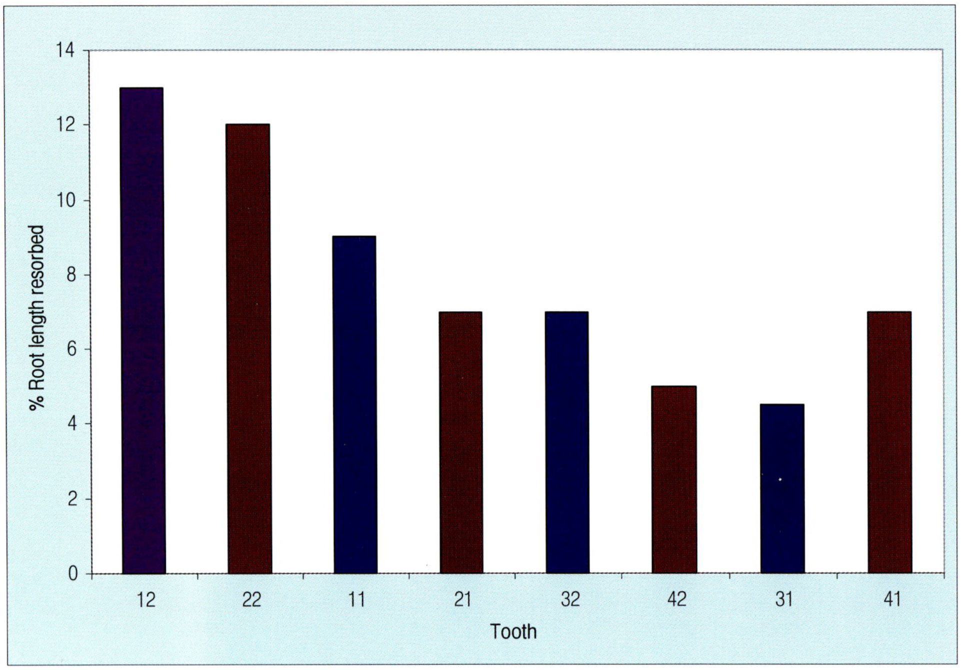

그림 8.1 Edgewise(파란색)와 SPEED(빨간색) 장치에서의 치근흡수 발생률(Blake 등, 1995[3], Elsevier).

인 보고가 없으나, 제조회사는 자가결찰 장치가 치근흡수를 줄인다고 주장하고 있다. 이렇게 연구 결과가 부족한 이유는 연구의 대부분이 이루어지는 교육기관의 교정과에 자가결찰 장치가 늦게 소개되었기 때문이다.

치근흡수에 영향을 주는 잠재요소

자가결찰 장치에 대한 과학적 연구는 아직까지 부족하지만, 기존의 치근흡수와 관련된 여러 평가 요소들이 그대로 적용될 수 있을 것이다. 그러나 이것은 자가결찰 장치가 전통적인 장치와 비교하여 치근흡수를 더 많이, 적게 혹은 유사하게 일으키는가? 라는 질문에 대한 답이 될 수는 없다. 이것은 단지 미래의 연구를 위한 몇 가지 평가 지침에 불가한 것이다.

힘의 크기

자가결찰 장치의 장점 중 하나는 마찰이 적어서 치료하는 데 약한 힘을 이용할 수 있다는 것이다.[5] 힘의 크기는 치근흡수의 위험 요소 중 하나이다.[6,7] 그러나 더 최근 연구에서는 200cN까지의 교정력은 치근흡수를 증가시키지 않는다고 하였다. 인체에서 소구치를 협측으로 움직이는 데 필요한 힘을 50cN, 100cN, 200cN으로 주었을 때, 치근흡수량에는 차이가 없었다.[8,9] Maltha 등[10]이 비글견에서 10, 25, 50, 100, 200cN의 힘을 소구치에 가했을 때도 유사한 결과를 보였었다. 또 다른 연구에서도 유리화 영역의 증가는 힘의 크기와 관련 없다고 하였다.[11] 이러한 연구 결과들에 따르면, 자가결찰 장치를 이용하여 약한 힘으로 치료하는 것은, 치근흡수를 줄이는 데 어떠한 장점도 가지고 있지 않다.

치료기간 단축

치료기간은 치근흡수의 위험 요소 중 하나이다. 대부분의 연구는 치료기간이 길어질수록 치근이 짧아진다는 데 동의하고 있다.[10–14] 자가결찰 장치는 치료기간을 약 4~6개월, 내원 횟수를 4~7회 정도 단축시키는 것으로 알려져 있다.[15,16] 그러나 자가결찰 장치를 이용했을 때 초기 치아배열을 위한 시간[17,18], 하악 총생을 해결하는 시간[19], 슬라이딩 메

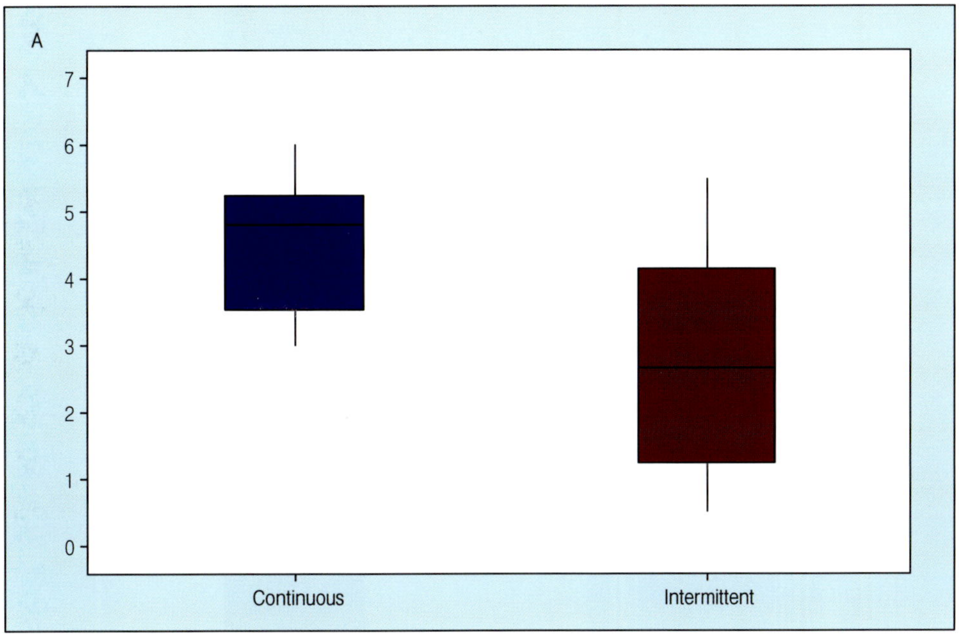

그림 8.2 계속적인 힘과 간헐적인 힘의 결과(Box and Whisker plot) - 평균, 5%, 25%, 75%, 95%.

커니즘을 이용한 en masse 공간폐쇄를 위한 시간 등이 단축되지 않았다는 최근 연구 결과도 있다.[20] 치료기간 단축은 치근흡수를 억제시킬 수 있는데, 이러한 효과를 평가하기 위해서는 치료기간이 실제로 감소가 되었는지를 평가해야 할 것이다.

높은 빈도의 비발치치료

자가결찰 장치를 사용할 경우 더 많은 케이스에서 비발치로 치료가 가능해진다. 발치가 치근흡수에 미치는 영향에 대한 연구가 있었는데, 몇 가지 예외를 제외하고는,[3,22] 대부분의 연구에서 발치와 치근흡수의 정도는 관련이 없는 것으로 나타났다.[12,23,24] 결론적으로 자가결찰 장치를 이용한 비발치 치료의 편리성이 치근의 흡수에 미치는 영향은 없는 것으로 볼 수 있다.

계속적인 힘

자가결찰 장치의 장점 중의 하나는 계속적인 힘을 가할 수 있다는 것이다. 이것은 생물학적 및 기계적인 관점에서 치아이동 시 많은 장점을 가져다 준다. 그럼에도 불구하고, 치근흡수를 고려하면 계속적인 힘은 간헐적인 힘보다 치근흡수를 더 많이 일으킬 수 있다. Maltha 등[10]은 비글견을 대상으로 한 실험에서 하루에 8시간씩 장치를 비활성화시켜주면 계속적인 힘을 가한 경우보다 치근흡수가 40~70% 줄어들 수 있다고 하였다(그림 8.2). 쥐를 이용한 실험에서도 하루에 4~9시간 장치를 비활성화시킴으로써 이와 유사한 결과를 얻었다[25](그림 8.3).

Owman-Moll 등[26]에 의한 임상실험에서 고정식 교정장치를 이용하여 상악 제1소구치를 협측으로 이동시킬 때, 같은 크기(50cN)로 계속적인 힘을 적용했을 때와 간헐적인 힘(4주당 1주)을 이용한 경우, 치근흡수 정도의 차이는 없었다. Acar 등[27]의 조사에 따르면, 상악 제1소구치의 경사이동을 위해 고무줄을 계속적으로 사용한 경우, 간헐적으로 사용(12시간/하루)했을 때보다 더 많은 치근흡수가 생겼다. 이러한 결과는 Weiland[28]가 실시한 발치가 계획된 84개의 소구치를 사용한 split mouth 실험을 통해 증명되었다. 한쪽은 0.016″ SS 와이어를 이용하였고, 적용된 힘은 활성화 후

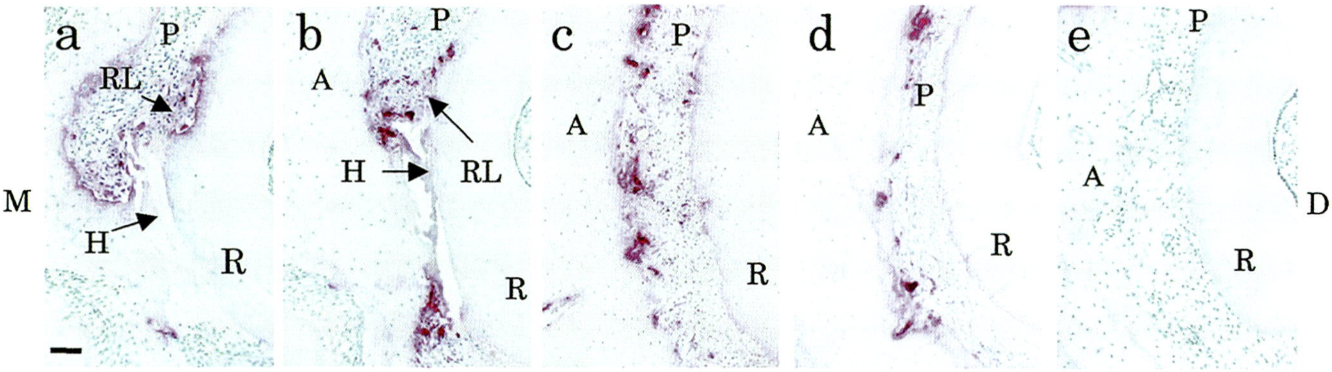

그림 8.3 14일째의 장치비활성 기간에 따른 제1대구치의 원심협측 치근의 근심 압박부 부위. (**a**) 0시간 그룹; (**b**) 1시간 그룹; (**c**) 4시간 그룹; (**d**) 9시간 그룹; (**e**) 대조군. 0시간 그룹, 1시간 그룹에서는 유리화된 조직과 하방의 골흡수가 발견된다(**a**, **b**). 4시간 그룹, 9시간 그룹에서는 이와 달리 유리화 조직은 거의 없고, 하방의 골흡수는 존재한다(**c**, **d**). 대조군에서는 TRAP-positive 세포가 치근면에 나타나지 않는다(**e**). (A: 치조골, R: 치근, P: 치주인대, RL: 치근흡수 분화구, H: 유리화 조직, M: 근심, D: 원심, TRAP 염색. Bar=50㎛). (Kameyama 등, 2003[25])

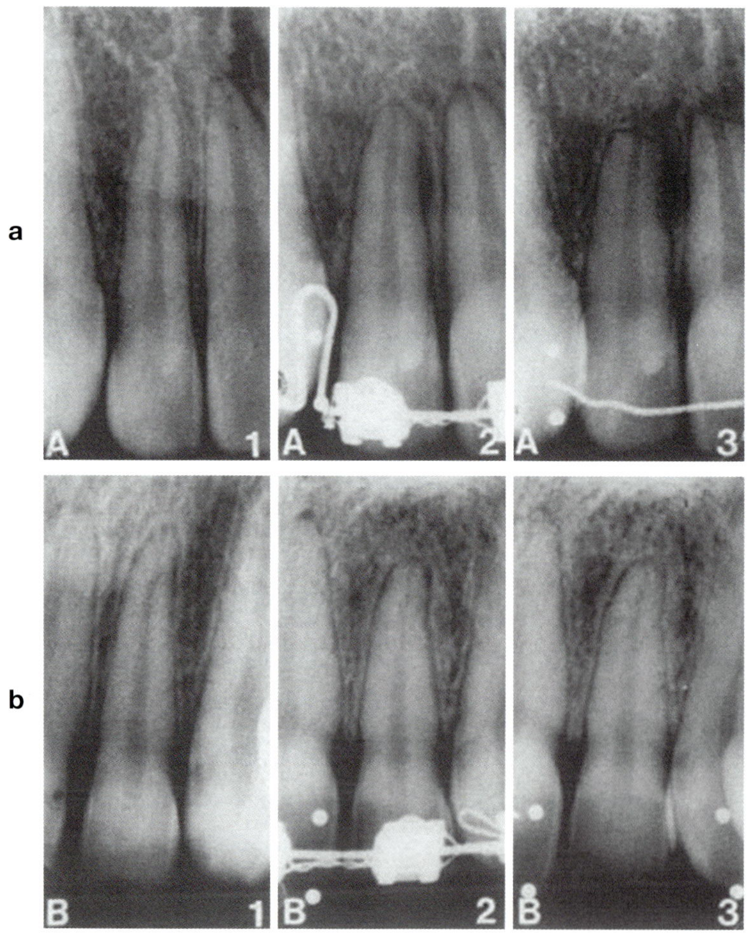

그림 8.4 치근흡수의 효과. (**a**) 중단(pause)없는 치료, (**b**) 중단 있는 치료. (1) 치료 전, (2) 치료 시작 3개월 후, (3) 치료 후. (Levander 등, 1994[29], Oxford 대학 출판사)

에 빠른 속도로 0까지 감소하기 때문에 매 4주마다 다시 활성화시켜주었다. 반대측은 초탄성 와이어를 처음 활성화 이후 그대로 놔두었다. 12주 후에 치아를 발치하여 치근흡수를 평가하였는데, 흡수된 분화구의 깊이를 제외하고 둘레, 면적, 부피 값에서 SS 와이어 그룹보다 초탄성 와이어 그룹에서 140% 크게 나타났다.

방사선학적 평가 결과, 임상적으로 고정식 교정장치 치료의 초기 6개월 후에 2~3개월 간의 휴식기간을 부여하면 치근흡수의 양을 줄일 수 있었다(그림 8.4).

다음 연구들은 계속적인 힘이 치근흡수를 증가시킨다는 것을 보여주며, 치근흡수의 회복과정을 위한 휴식 기간의 중요성을 보여준다. Rygh[30]는 계속적인 교정적 힘의 적용은 유리화 조직이 제거된 후에도 흡수 과정이 계속될 수 있으며, 교정적 힘이 중단되거나 어느 기준 이하로 내려간다면, 흡수된 면은 회복된다고 하였다. 그는 Wistar 쥐의 구치를 근심화시키는 실험에서 힘을 제거한 후 21일 동안 흡수 회복 과정이 일어남을 관찰하였다(그림 8.5). 그러나 흡수 활동은 남은 유리화 조직 근처에서 여전히 일어나고 있었다(그림 8.6). Tartrate-resistant acid phosphatase(TRAP)-positive 세포는 치근면에서 발견되지 않았다(그림 8.7). Brudvik와 Rygh[31]는 SEM을 이용하여 힘이 제거된 후 회복 과정이 치아 발육단계의 초기 백악질 형성 과정과 유사

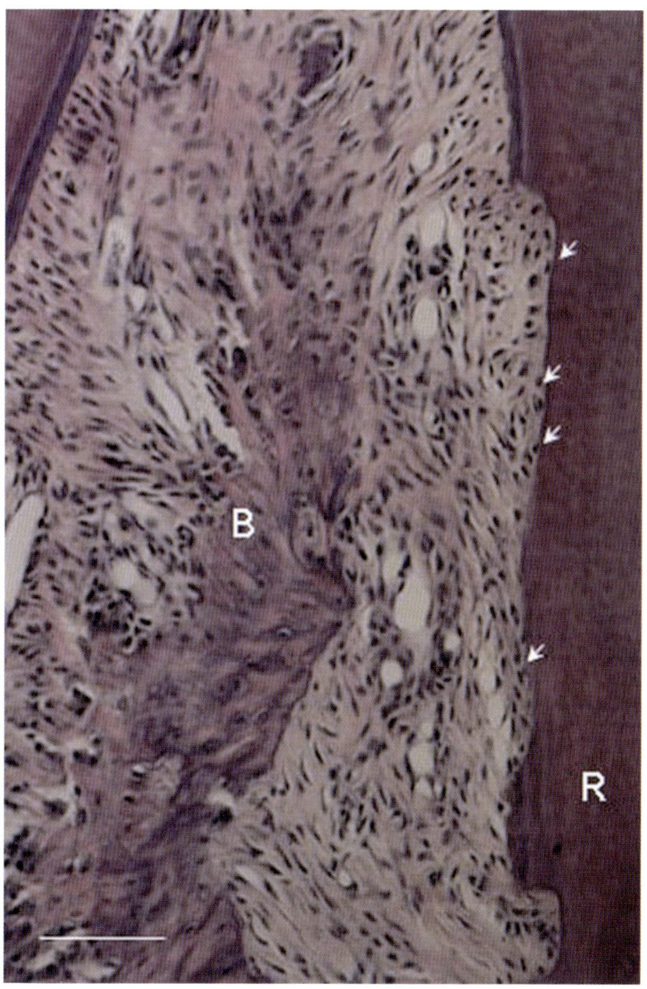

그림 8.5 치근면(화살표)의 단핵 세포와 회복 과정 (21일) (R: 치근, B: 치조골, bar=100㎛).

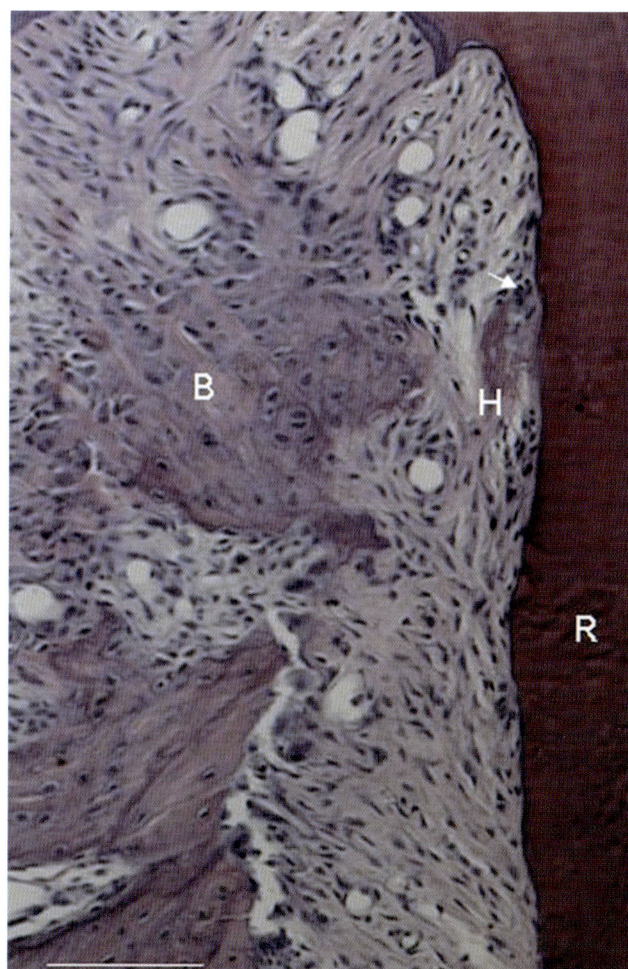

그림 8.6 21일. 초기 흡수 분화구의 회복. 잔류한 유리화 조직(H) 근처의 다핵 세포(화살표)(R: 치근, B: 치조골, bar=100㎛).

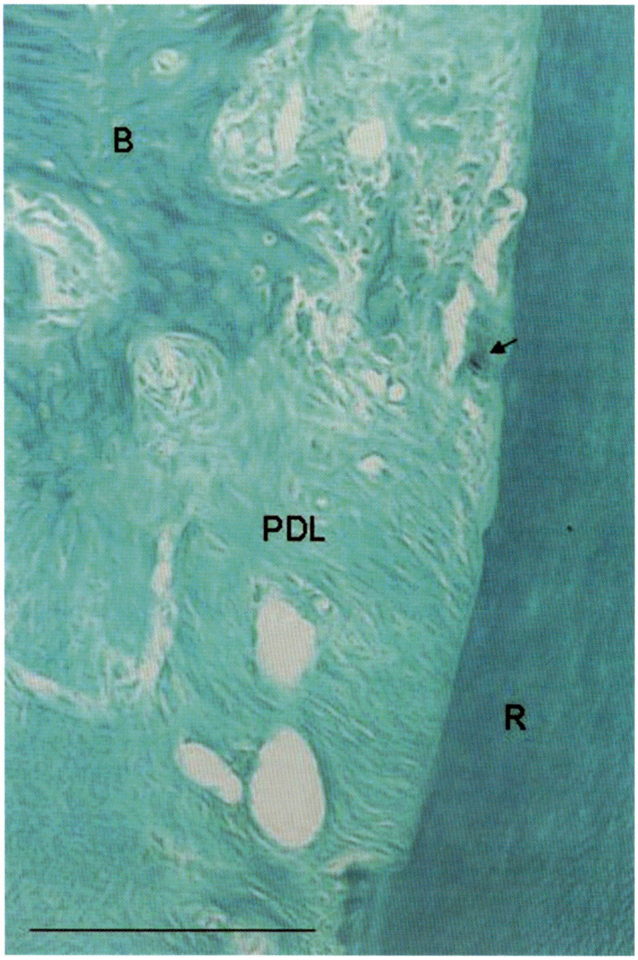

그림 8.7 21일. 치근에 TRAP-positive 세포 부재. 치주인대 내 잔류된 괴사 조직에 약하게 염색된 TRAP 세포(R: 치근, B: 치조골, bar=100 ㎛).

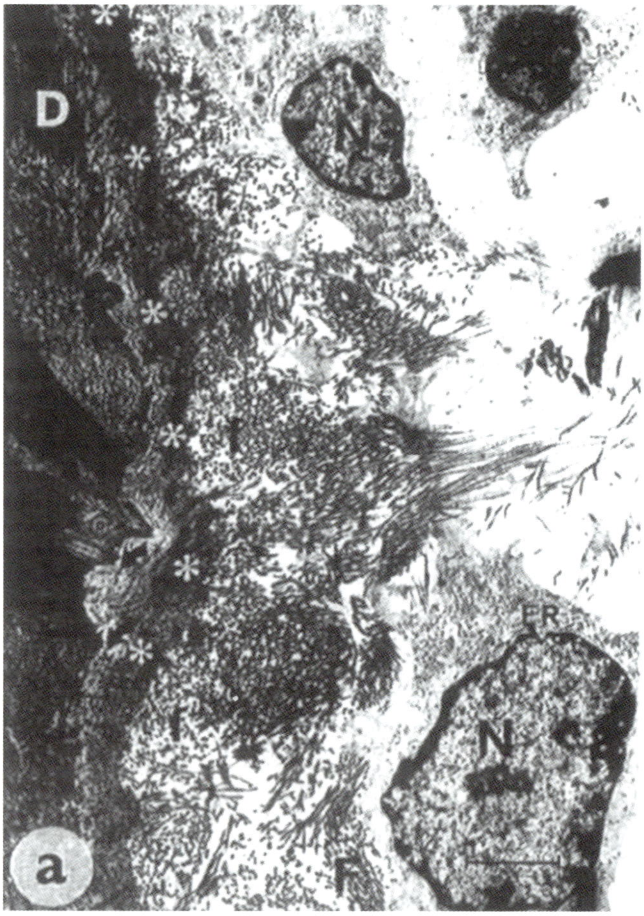

그림 8.8 치아이동 후 21일 간 힘을 차단한 후 흡수 부위의 회복. 밝은 부위(화살표)는 흡수된 상아질(D)로부터 새로운 전기적 밀집 물질(별표) 층을 분리. 밀집 영역과 치주인대 세포(N) 사이에 콜라겐 섬유(f)층(ER: endoplasmic reticulum, bar=2㎛). (Brudvik와 Rygh, 1995[31], Oxford 대학 출판사)

하다는 것을 밝혔다(그림 8.8). 기계적 응력과 유리화된 조직이 감소되고, 혈행의 증가와 기능이 회복되고, 사이토카인 생성이 감소하고 이어진 파치세포 형성은 힘이 제거되면서 발생하는 방어 메커니즘이라고 제안하였다.[25] 이러한 연구 결과에 기초하여 Faltin 등[32]은 계속적인 함입력에 대한 백악질과 치주인대를 반응을 통해 계속적인 힘의 이상적 수준은 간헐적인 힘의 이상적 수준보다 낮아서 조직에 가해지는 위해가 적다고 하였다. Weiland[33]는 치주인대의 괴사를 일으킬 정도의 강한 힘과, 표면의 손상이 회복될 시간을 주지 않는 계속적인 힘은 위험하므로 추천되지 않는다고 하였다. 임상적으로 대부분의 교정력은 계속적이지만 활성화 된 후 힘이 감소한다. 이러한 힘의 감소로 인한 치료 중단(pause)의 기간은 문헌에서는 제시되지 않았지만 약 1~2주 정도로 추정된다.[10]

자가결찰 장치는 계속적인 교정력을 일으키는데, 자가결찰 브라켓의 치근에 대한 안정성은 흡수 과정의 시작을 얼마나 차단할 수 있는가에 달려 있다. 자가결찰 장치에 의한 약한 교정력은 혈행을 유지하고, 조직 괴사를 예방할 가능성이 높다.[21] 이것은 생물 친화적인 치아이동을 위해 매우 중요한 일이지만, 앞으로의 더 많은 연구를 통해 조직학적 증명이 필요하다.

그러나 우리는 치근흡수가 교정치료만의 부작용이라고

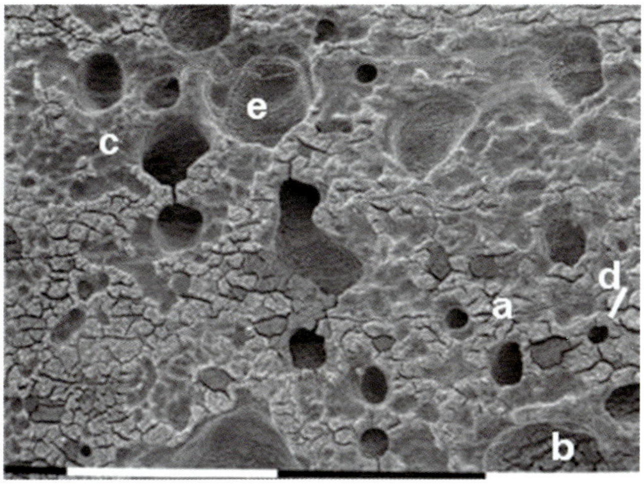

그림 8.9 치료받지 않은 치아의 건전한 치근 표면(**a**), 초기 흡수 회복(**b**), 표면 흡수(**c**), 작은 흡수 분화구(**d**), 상아질 섬유가 개방된 심한 흡수(**e**). (Day 0 SEM, bar=100㎛). (Mavragani 등, 1994[34], Oxford 대학 출판사)

생각할 수는 없다. 치근 외흡수는 치료받지 않은 자연치에서도 발생할 수 있다[7,34](그림 8.9). 우리가 더 나은 장치를 이용해 환자에게 교정치료를 한다고 해도 치근흡수 활성은 이미 존재할 수 있는 것이다. 그런 경우 우리는 흡수 분화구를 형성시키지 않는 장치를 사용하더라도 치근흡수를 막기가 힘들다. 치근흡수의 원인과 메커니즘은 다양하며, 교정치료는 그 중 하나에 불과하다. 환자 자신의 유전적 요소가 매우 중요하며, 이것은 조절하기가 힘들다.

문제의 복잡성에도 불구하고, 우리는 교정장치가 구강조직에 일으키는 효과를 입증하고, 생물학적으로 예측 가능한 치료를 제공하고, 치료의 과학적 근거를 수립할 필요가 있다. 자가결찰 장치는 교정학 영역에서 3D 이미지, 골격 고정원과 함께 미래의 세 가지 중요한 영역 중 하나이다.[35] 따라서 이 분야는 우리가 특별히 관심을 갖고 앞으로 더 연구해야 한다.

참고문헌

1. Brezniak N, Wasserstein A. Orthodontically induced inflammatory root resorption. Part I: the basic science aspects. Angle Orthod 2002; 72: 175–179
2. Brezniak N, Wasserstein A. Orthodontically induced inflammatory root resorption. Part II: the clinical aspects. Angle Orthod 2002; 72: 180–184
3. Blake M, Woodside DG, Pharoah MJ. A radiographic comparison of apical root resorption after orthodontic treatment with the edgewise and Speed appliances. Am J Orthod Dentofac Orthop 1995; 108: 76–84
4. Pandis N, Eliades T. External apical root resorption in patients treated with conventional and self-ligating brackets. Am J Orthod Dentofac Orthop 2008; 134: 646–651
5. Sims AP, Waters NE, Birnie DJ, Pethybridge RJ. A comparison of the forces required to produce tooth movement in vitro using two self-ligating brackets and a pre-adjusted bracket employing two types of ligation. Eur J Orthod 1993; 15: 377–385
6. Stenvik A, Mjör IA. Pulp and dentine reactions to experimental tooth intrusion. A histologic study of the initial changes. Am J Orthod 1970; 57: 370–385
7. Harry MR, Sims MR. Root resorption in bicuspid intrusion. A scanning electron microscope study. Angle Orthod 1982; 52: 235–258
8. Owman-Moll P, Kurol J, Lundgren D. Effects of a doubled orthodontic force magnitude on tooth movement and root resorptions. An inter-individual study in adolescents. Eur J Orthod 1996; 18: 141–150
9. Owman-Moll P, Kurol J, Lundgren D. The effects of a fourfold increased orthodontic force magnitude on tooth movement and root resorptions. An intraindividual study in adolescents. Eur J Orthod 1996; 18: 287–294
10. Maltha JC, van Leeuwen EJ, Dijkman GE, Kuijpers-Jagtman AM. Incidence and severity of root resorption in orthodontically moved premolars in dogs. Orthod Craniofac Res 2004; 7: 115–121
11. Von Böhl M, Maltha J, Von den Hoff H, Kuijpers-Jagtman AM. Changes in the periodontal ligament after experimental tooth movement using high and low continuous forces in beagle dogs. Angle Orthod 2004; 74: 16–25
12. Zachrisson BU. Cause and prevention of injuries to teeth and supporting structures during orthodontic treatment. Am J Orthod 1976; 69: 285–300
13. McFadden WM, Engström C, Engström H, Anholm JM. A study of the relationship between incisor intrusion and root shortening. Am J Orthod Dentofac Orthop 1989; 96: 390–396
14. Taithongchai R, Sookkorn K, Killiany DM. Facial and dentoalveolar structure and the prediction of apical root shortening. Am J Orthod Dentofac Orthop 1996; 110: 296–302
15. Baumrind S, Korn EL, Boyd RL. Apical root resorption in orthodontically treated adults. Am J Orthod Dentofac Orthop 1996; 110: 311–320
16. Eberting JJ, Straja SR, Tuncay OC. Treatment time, outcome, and patient satisfaction comparisons of Damon and conventional brackets. Clin Orthod Res 2001; 4: 228–234
17. Harradine NW. Self-ligating brackets and treatment effi ciency. Clin Orthod Res 2001; 4: 220–227
18. Miles PG. SmartClip versus conventional twin brackets for initial alignment: is there a difference? Aust Orthod J 2005; 21: 123–127
19. Miles PG, Weyant RJ, Rustveld L. A clinical trial of Damon 2 vs conventional twin brackets during initial alignment. Angle Orthod 2006; 76: 480–485

20. Pandis N, Polychronopoulou A, Eliades T. Selfligating vs conventional brackets in the treatment of mandibular crowding: a prospective clinical trial of treatment duration and dental effects. Am J Orthod Dentofac Orthop 2007; 132: 208–215
21. Miles PG. Self-ligating vs conventional twin brackets during en-masse space closure with sliding mechanics. Am J Orthod Dentofac Orthop 2007; 132: 223–225
22. Damon DH. Treatment of the face with biocompatible orthodontics. In: Graber TM, Vanarsdall RL, Vig KWL (eds) Orthodontics. Current Principles and Techniques, 3rd ed. St Louis: CV Mosby, 2005; 753–831
23. Sameshima GT, Sinclair PM. Predicting and preventing root resorption: Part I. Diagnostic factors. Am J Orthod Dentofac Orthop 2001; 119: 505–510
24. Kennedy DB, Joondeph DR, Osterberg SK, Little RM. The effect of extraction and orthodontic treatment on dentoalveolar support. Am J Orthod 1983; 84: 183–190
25. Kameyama T, Matsumoto Y, Warita H, Soma K. Inactivated periods of constant orthodontic forces related to desirable tooth movement in rats. J Orthod 2003; 30: 31–37
26. Owman-Moll P. Orthodontic tooth movement and root resorption with special reference to force magnitude and duration. A clinical and histological investigation in adolescents. Swed Dent J Suppl 1995; 105: 1–45
27. Acar A, Canyűek Ű, Kocaaga M, Erverdi N. Continuous vs discontinuous force application and root resorption. Angle Orthod 1999; 69: 159–164
28. Weiland F. Constant versus dissipating forces in orthodontics: the effect on initial tooth movement and root resorption. Eur J Orthod 2003; 25: 335–342
29. Levander E, Malmgren O, Eliasson S. Evaluation of root resorption in relation to two orthodontic treatment regimes. A clinical experimental study. Eur J Orthod 1994; 16: 223–228
30. Rygh P. Orthodontic root resorption studied by electron microscopy. Angle Orthod 1977; 47: 1–16
31. Brudvik P, Rygh P. The repair of orthodontic root resorption: an ultrastructural study. Eur J Orthod 1995; 17: 189–198
32. Faltin RM, Faltin K, Sander FG, Arana-Chavez VE. Ultrastructure of cementum and periodontal ligament after continuous intrusion in humans: a transmission electron microscopy study. Eur J Orthod 2001; 23: 35–49
33. Weiland F. External root resorptions and orthodontic forces: correlations and clinical consequences. Prog Orthod 2006; 7: 156–163
34. Mavragani M, Amundsen OC, Selliseth NJ, Brudvik P, Selvig KA. Early root alterations after orthodontic force application studied by light and scanning electron microscopy. Eur J Orthod 2004; 26: 119–128
35. Keim RG. Editor's corner: orthodontic megatrends. J Clin Orthod 2005; 39: 345–346

제 9 장

치아표면에 구강미생물의 부착

Daniel J. Smith

서론

치태는 체내에서 가장 복잡한 생체막(biofilm)을 형성하고 있다. 구강 내에는 많은 생체막들이 있으며, 이들은 각각의 서식지(habitat)와 생태적 지위(niche)를 가진다. 치아, 협측 치은, 구개 표면, 치은열구 표피, 혀, 소타액선의 넓은 도관 등은 생체막에 특정 환경을 제공한다. 생체막은 한 치아 내에서도 그 위치에 따라 다를 수 있는데, 즉 표면의 유형이나 치은연상 또는 치은연하에 위치하느냐에 따라 달라진다. 온도, 숙주 또는 박테리아로부터 나온 영양, pH, 산소 농도, 구강위생, 태생적인 또는 적응적인 숙주 방어기제나 외부로부터 유입된 미생물의 도전 등 여러 환경이 치아 표면의 주거환경을 변화시킨다. 추가적으로 치아의 생체막은 건강 상태나 질병 상태에 따라서도 변화한다.

구강 생체막은 일반적인 생체막 발달의 모든 특징을 가지고 있다. Marsh[1]는 생체막 군집 형성에 관한 몇 가지 단계를 기술하였다. 첫 번째 단계는 군집을 이룰 표면을 덮는 플랑크톤의(planktonic) 또는 액체 덩어리 단계(bulk fluid phase)를 통해 박테리아가 외부의 기원으로부터 숙주의 생체막으로 전환되는 과정이다. 예를 들어, 어머니의 미생물은 신생아에게 뽀뽀를 하거나 음식물을 맛보는 과정에서 타액을 통해 전달될 수 있다. 이 때 물이나 음식이 박테리아 전달의 수단으로 작용할 수 있다. 액체 덩어리는 박테리아 전달 또는 재위치의 수단이 되는 것 외에도 생체막에 영양을 제공하고, 생체막으로부터 노폐물을 제거한다.

생체막 군집 발달의 두 번째 단계는 전이된 유기체들의 초기 부착과 군집 형성이다. 초기 단계에서는 획득피막에 약한 전기력으로 가역적으로 부착하고, 법랑질이나 먼저 군집을 형성하고 있던 박테리아를 덮게 된다. 비가역적인 부착은 치아 피막이나 박테리아 군집에 있는 수용기에 부착하는 박테리아의 부착소(adhesin)에 의해서 일어난다. 구강 내에서는 연쇄상 구균종이 이러한 '개척자 미생물'의 역할을 한다. 그 후 개체 수를 늘리고, 같이 합해지거나 분리되며, 사라지거나 새로운 장소로 이주한다.

그 후 생체막은 개척자 종이 제공한 환경 조건에 의해 변화된다. pH, 영양, 숙주의 항박테리아 요소의 변화는 부착을 방해하기도 하고 군집 형성을 촉진할 수도 있다. 이는 숙주 또는 박테리아 성분의 단백질이 분해되어 노출된 항원 결정기 때문이다. 이러한 변화는 대개 생체막 환경을 더 변화시켜서 추가적인 박테리아 종의 군집을 가능하게 하고 이는 그 복잡성을 더 증가시키게 된다. 이러한 미생물 승계로 생체막이 성숙하여 다양한 기능의 많은 박테리아 종으로 이루어지게 되고 절정의 군집(climax community)의 종의 다양성이 증가된다. 다양한 수준에서 적응(multiple level of adaptation)이 일어나기 때문에 이러한 생체막은 덜 발달된 군집보다 더 안정하다. Socransky와 Haffajee[2]는 절정의 군집을 '원래와 매우 똑같이 자기를 복제하는 독립체' 라고 정의하였다. 그러나 절정의 군집은 많은 변화를 겪을 수 있고, 특히 외부 조건이 계속 변화하거나 숙주의 면역 반응이 제대로 일어나지 못할 경우에 더 그렇다.

생체막 발달에 기여하는 박테리아 상호작용

구강미생물 군집의 발달에 많은 상호작용과 의존성이 관여한다.[3] 숙주–박테리아 상호작용과 박테리아 간 또는 박테리아 내 소통과 부착망(attachment networks)은 절정의 군집 형성에 기여한다. 본질적으로 박테리아의 모든 상호작용은 치아 표면 자체에서 일어나는 것이 아니고, 법랑질 표면이 타액에 노출된 후 빠르게 형성되는 타액 피막 내에서 일어난다. 앞으로 논의될 성분들은 세포 표면 또는 생체막 기질 내에서 박테리아의 부산물에 결합할 수 있다. 예를 들어 우식원인균인 *Steptococcus mutans*를 포함하는 구강 연쇄상구균은 타액응집소(agglutinin)에 특이성을 가지는 부착소를 가지고 있다. 많은 타액 단백질이 다양한 구강 연쇄상 구균 종에 결합할 수 있다는 사실은 이러한 유기체 중 많은 수가 신생아 또는 깨끗한 치아 표면에서 최초 군집을 이루는 종들이라는 관찰에 대한 이론적 배경이 된다. 성숙한 구강 생체막의 다른 우세한 구성원은 *Actinomyces naeslundii*이다. 이 종의 돌기는 타액 기원의 피막에 결합된 프롤린 풍부 단백질의 항원 결정기에 결합할 수 있다. 치은연하 그램 음성 박테리아로 치주질환과 관련있는 *Porphyromonas gingivalis*는 피브리노겐과 상호작용한다고 보고되었다.

박테리아 간 부착 현상은 매우 다양하다. 이런 부착 현상은 박테리아가 성숙하고 있는 생체막에 들어가거나 현재 '거주자' 들의 적응이나 성장을 위해 박테리아 산물(예, DNA, 대사 최종 산물)을 교환하기 위한 환경을 제공하는 수단이 된다. 이러한 상호작용은 치태 내의 미세구조로 나타난다. 예를 들어, 구강 연쇄상 구균종은 긴 그람 음성 혐기성 박테리아인 *Fusobacterium nucleatum*의 표면에 부착하여 '옥수수대' 라고 표현되는 모양을 형성한다. Kolenbrander 등[4]은 이런 응집현상에 대해 연구한 바 있다. 그들은 평범한 구강 생체막 거주자들 사이의 응집이 매우 특이하고 그 결과로 종–특이적인 '응집 프로파일' 을 형성한다고 밝혔다. *F. nucleatum*은 구강 박테리아 사이에서 광범위하게 상호작용을 하는 데 반해서 *P. gingivalis* 같은 어떤 생체막 거주자들은 종간 상호작용을 거의 보이지 않는 것으로 보고되었다. 그들은 또한 *Steptococcus oralis*는 *F. nucleatum*과 *Prevotella loescheii*라는 상관없는 생체막 거주자 사이에서 연결 유기체로 작용한다는 것을 보였다. 다른 박테리아가 하나의 응집 유기체의 같은 구조에 경쟁적으로 결합할 때 둘 사이의 결합 능력의 차이도 절정 군집의 최종 구성에 영향을 줄 수 있다.

영양적 상호의존성도 생체막 내에서 박테리아의 생존에 중요하다. 예를 들어 우식원인균인 *Steptococcus mutans*를 포함하는 많은 구강연쇄상구균은 젖산을 형성한다. *Veillonella*종은 이 젖산을 그들의 대사활동에 사용할 수 있고 이러한 과정은 산 형성 균종의 우식 형성 능력을 감소시킨다고 한다. 이러한 현상의 또 다른 예는 포름산염이 필요한 *Camphylobacter rectis*가 *Steptococcus sanguis* 자신의 성장을 위한 탄수화물 대사의 산물을 이용한다[5]는 것이다.

치아 표면에서 성숙하는 생체막에서 박테리아가 생존하고 성장하기 위해서는 다른 기전(mechanism)들도 필요하다.[6] 치아생체막에서 박테리아 세포의 높은 밀도는 상당한 양의 수평적 유전자 전달을 일으킨다. 이는 지속적인 성장을 위해 중요하다. 정족수 인식 기전(quorum–sensing mechanism)은 *Steptococcus gordonii*와 *S. mutans* 같은 구강박테리아의 생체막 형성에 중요하다. 이러한 박테리아들이 유전적 전달을 하는 능력이나 반응은 변이와 산 저항성에 관련되어 있는 유전자 집단의 전사를 개시하는 반응–자극 펩타이드(competence–stimulating peptides)의 분비와 관련되어 있다. 증가하는 세포 밀도는 이러한 박테리아 간 *com*CDE 체계를 활성화한다. 대조적으로 *S. mutans*의 *lux*S 정족수 인식 기구는 다른 종들 사이의 생체막 형성에 영향을 미친다. 몇 가지 다른 두 성분 조절 체계(two–component regulatory system)도 생체막 형성에 중요한 것으로 알려져 있다. 이러한 정족수 인식 기구는 같은 서식지 내에서 멀리 떨어진 박테리아 사이의 유전자 공유를 이루게 한다.

구강 박테리아의 공격

현대 기술은 인간의 치아생체막에서 650개가 넘은 박테리아 종을 확인하였다.[7] 이 박테리아들의 약 절반은 아직 배양할 수 없다; 그러므로 생체막 안정화나 병인론에서 그들의 역할은 잘 알 수 없다. 생체막의 박테리아 조성은 매우 다양해서 거의 모든 박테리아의 문이 존재한다. 한 연구는 건강한 구강을 가진 사람을 대상으로 유전적 증폭과 배열 작업을 이용해서 최대 72 종류의 다른 종들이 한 사람의 구강에서 많이 나타난다는 것을 밝혔다.[8] 많은 서식지(예, 치은연상, 치은연하 치아 표면, 혀, 협측 표피, 경구개와 연구개, 편도선)는 *Streptococcus mitis*와 *Gemella adiacens* 같은 일반적인 종뿐만 아니라 각 장소에 특이적인 종들을 가지고 있다. 질병이 있으면 특히 치아 표면에서 박테리아 프로파일이 건강한 사람과 달라지기 때문에 박테리아의 다양성이 변화한다.

이러한 복잡한 생체막의 형성은 매우 어릴 때부터 시작된다. 출생 후 오래지 않아 신생아의 구강에 *S. mitis*와 *Streptococcus oralis*(구강의 표피), *Streptococcus salivarius*(혀)가 군집을 형성한다.[9,10] 개척가 유기체라고 불리는 이러한 박테리아는 어머니로부터 수직적으로 전달되며 치아가 나기 전의 신생아에서 주된 박테리아가 된다. A.naeslundii도 이 시기에 군집형성을 시작한다. 어떤 종의 군집은 평생 동안 일시적으로만 나타날 수도 있다. 최신의 DNA–기반 박테리아 확인 기술은 개체의 일생에서 초기에만 나타나는 구강 미생물총을 추가적으로 밝혀냈다.

치아의 맹출은 미생물들에게 새로운 서식지를 제공한다. 결과적으로 이런 환경 변화에 따라 구강 생체막의 박테리아 종의 수와 복잡성이 증가하게 된다. 모체의 감염 정도나 음식에 대한 노출 정도가 mutans 연쇄상구균군의 군집화와 발달에 영향을 미칠 수 있지만 정상적인 식이 조건 아래에서 *Steptococcus sanguis, Steptococcus gordonii, Steptococcus mutans*는 태생 후 몇 년 내에 군집을 이룬다. 다른 *Actinomyces* 군집도 치아 맹출 후 관찰할 수 있다. 많은 그람 음성, 혐기성 미생물들(예, *P. melaninogenica, F. nucleatum, Veillonella parvula, Selenomonas*종)이 2세 미만의 어린이들의 입 안에 존재한다. 여기에는 치주질환과 관련되어 있는 박테리아(예, *P. gingivalis, Tannerella forsythus, Aggregatibacter actinomycetemcomitans*)도 포함된다.[11] 그러나 치주질환을 일으키는 병원균은 건강과 관련되어 있는 혐기성 세균보다는 적게 발견된다(예, *Prevotella*와 *Campylobacter*종). 이런 혐기성 세균의 군집은 평생 동안 일시적으로만 나타날 수도 있다. Tanner[11]에 의하면 혀의 생체막은 성숙중인 치아생체막을 위한 저장소로 쓰인다고 한다.

치은연상 표면의 생체막 군집의 진화 유형(pattern of progression)은 성인의 깨끗한 치아 표면의 재군집화 연구에 기초하여 예측할 수 있다. 연쇄상 구균 종은 처음 24~48시간 동안 치아에 형성된 생체막에서 군집화하고 많이 나타나며 그 후에는 유지되거나 감소한다. *Actinomyces*종은 생체막 형성의 초기에 나타나고 그 후 수적으로 증가하며, 확립된 치은연하 치태에서는 연쇄상 구균보다 더 많은 수를 차지한다. 7일째에는 그램 음성 박테리아의 수가 크게 증가한다. *Fusobacterium, Veillonella, Capnocytophaga*종은 이 시기에 많이 나타나며 건강한 치은연상 절정의 군집의 중요한 일원(important members)이 된다.

외부 영양의 양과 유형의 변화에 따라 치은연상 생체막의 조성이 건강한 것에서 병적인 것으로 변화될 수 있다. 예를 들어, 충분한 자당이 존재하면 당화성의 미생물군(saccharolytic microbiota), 특히 mutans 연쇄상구균이 많아진다(그림 9.1). 이런 우식유발(cariogenic) 연쇄상 구균은 초기에는 응집소의 항원 Ⅰ/Ⅱ 군 중의 하나를 통해서 생체막의 타액 성분에 결합한다. 이러한 군집화는 자당이 액체 덩어리로 존재하지 않는 한 숙주에게 큰 영향이 없다. 이런 상황에서 연쇄상 구균에서 분비된 글루코실 전이효소는 이당류로부터 다양한 종류의 글루칸을 합성한다. 글루칸은 mutans 연쇄상 구균을 응집시키고, 이로 인해 생체막 내에 이 산 생성균의 수가 많아진다. 이러한 과정은 몇 가지 방법으로 서식지(habitat)를 변화시킬 수 있다. 대사산물로 생성된 젖산으로 인해 생체막 pH가 감소되어 치아 탈회의 위험성이 커진다. 이와 같은 치아 구조의 손실은 새로운 서식지를 제공한다. 또한, *Veillonella*와 같이 산성 환경을 선호하는 박테리아는 생체막 내의 영양과 대사 최종 산물의 확산 경로를 변화시킬 수 있다.

치은연하 생체막은 두 가지 다른 표면에 형성된다. 이런 위치(these locations)에서 미생물은 타액으로부터가 아니라 치은열구액으로부터 영양을 얻고 군집을 형성한다. Paster 등[7]은 이런 세균 종들이 치은연하 내 균일하게 분포하고 있는 것은 아니지만 약 500가지의 박테리아 종이 존재한다고 밝혀냈다. 건강한 사람일 경우, 대부분의 종의 개체수는 치은연상보다 치은연하에서 적은 편이다. *A. naeslundii*는 건강한

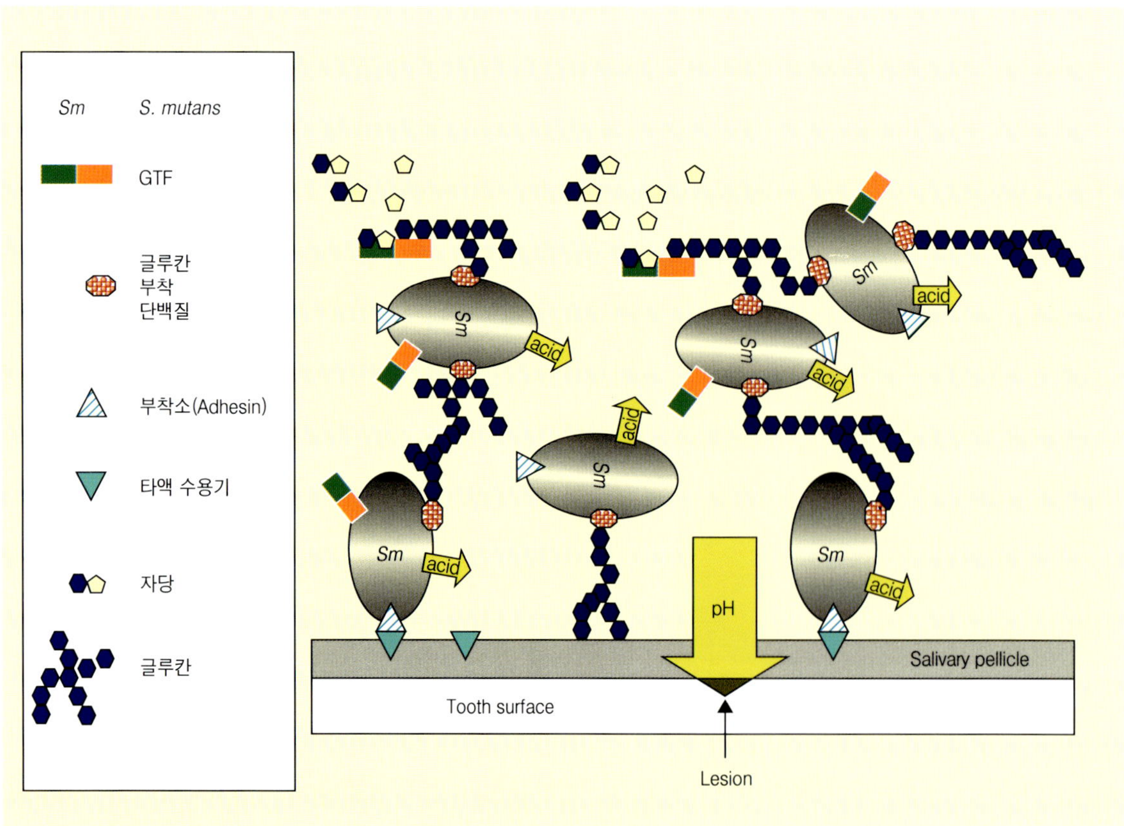

그림 9.1 치아 표면 구강 생체막에서 Streptococcus mutans의 부착과 축적.

(얕은) 치은연하에서 우세한 종이다. 무해한 세균종의 경우, 치은연상과 치은연하의 세균종의 비율과 구성은 유사하였다.[2] 건강한 사람의 치은연상과 치은연하에서 종의 백분율과 연관성은 꽤 비슷하게 나타났다. 두 장소 모두에서 *Actinomyces, Streptococci, Capnocytophaga, Veillonella*종이 우세하였다. 유해한 세균종의 치은연하 생체막은 특정 박테리아와 연관되어 있다.[12] 예를 들어 *Camphylobacter, Fusobacter, Porphyromonas*가 질환에 이환되어 부착이 느슨해진 치은의 치은연하 생체막에 존재한다. 오랫동안 치주질환과 연관되어 있다고 알려진 표피-연관-미생물(epithelia-associated microorganisms)은 '적복합체(red complex)' (*Porphyromonas gingivalis, Tannerella forsythia, Treponema denticola*)라고 불린다. 사용 가능한 영양의 변화, 박테리아 응집, 단백 분해 활성, 표피 면적, 염증 요소 등 모두는 무해 세균종의 서식지(habitats)가 유해 세균종의 서식지로 변화하는 데 영향을 줄 수 있다.

구강 내 박테리아와 타액 성분의 상호작용

타액에 있는 숙주 요소의 다양성은 치아 표면에서 박테리아 부착, 생존, 성장에 영향을 미친다. 타액 성분이 박테리아에 미치는 효과는 플랑크톤(액체 덩어리) 단계(planktonic(bulk fluid) phase)와 치아와 지지 구조를 덮고 있는 생체막 단계 모두에서 나타난다. 이렇게 타액이 덮는 것은 '타액 피막' 이라고 하며 이는 맹출 직후 치아 표면에 형성된다. 그러므로 초기 박테리아와 치아의 상호작용의 많은 부분은 수산화인회석(hydroxyapatite) 표면 자체에서 일어나는 것이 아니라 피막 안에 있는 타액 단백질과 당단백질에서 일어나는 것이다.

대부분의 유기 타액 성분은 어떤 방식으로든 박테리아와 상호작용한다. 몇 가지 타액 단백질/당단백질은 박테리아 세포벽의 다당류나 세포외 구조물에 직접 부착함으로써 기능한다. 이런 현상의 한 예는 타액 응집소 당단백질 gp340의 상호작용이다. 이 당단백질은 치아우식을 일으키는 구강 연쇄상 구균종에서 발견되는 세포벽-고정 부착소의 항원 Ⅰ/Ⅱ 군(antigen Ⅰ/Ⅱ family of cell wall anchored adhesions)과 상호작용한다.[13] 구강 연쇄상 구균(예, *S. mutans*)의 일부는 항원 Ⅰ/Ⅱ의 한 가지 만을 나타낸다. 이와 반대로 *S. gordonii*는 두 가지 유형의 항원 Ⅰ/Ⅱ를 나타낸다.[14] 만약 gp340 응집소-항원 Ⅰ/Ⅱ 상호작용이 액체 상태에서 일어난다면 박테리아는 응집되어 연하될 것이며 군집을 이룰 가능성은 낮아진다. 만약 이런 타액 응집소가 생체막에서 격리되고 박테리아의 성장과 분열을 위한 적절한 영양이 주어진다면 gp340과 항원 Ⅰ/Ⅱ 사이의 상호작용이 일어나 생체막에서 박테리아가 축적될 수 있다. 액체 덩어리 단계의 상호작용이 생체막에서 일어나는 부착과는 다르다는 증거가 있다. 사실상, 액체 단계와 생체막 단계의 박테리아 상호작용의 차이는 생체막 생리의 중요한 특징이다.

타액 뮤신(MG1, MG2)은 구강 건강에 필수적이다. 이 탄수화물-풍부 당단백질은 대타액선(악하선, 설하선)과 소타액선에서 분비되며, 구강 내에서 보호 기능과 윤활 기능을 맡고 있다. 두 점액소 중에서 MG2는 박테리아 상호작용에 포함되어 있는데, 예를 들어 그램 양성 구강 연쇄상 구균, 그램 음성 *A. actinomycetemcomitans*와 *Eikenella corrodens*와 관련된 치은연하 생체막은 치주질환을 일으킨다. 부착은 단백질과 탄수화물 결정기 모두와 관련이 있는데, 이런 상호작용을 통한 부착의 일부는 정화 단계에서 소실되기 때문에 추가적인 성분이 필요하다.[15] 그러나 MG2는 정화되더라도 S. mutans 병원균에 부착할 수 있는 능력을 가지고 있으며 항칸디디알(anticandidial) 활성도 가지고 있다.[16] 이런 부착 성질로 인해 구강에서 박테리아나 균류가 연하되어 제거될 수 있는 것이다.

타액이나 치아생체막 내에서 박테리아와 상호작용하는 능력이 다른 타액 단백질들은 프롤린-풍부 단백질(PRPs)이거나 스타세린(statherin)이다.[17] 이런 작은 산성 단백질들은 칼슘 인산 과포화 상태의 정상 타액 환경에서 결정 성장을 억제한다. PRP와 스타세린은 피막이 형성되는 동안 법랑질에 결합한다. 그 결과 하나 또는 여러 개의 항원결정기가 노출되고, 구강 내 많은 공생 유기체인 *Actinomyces* 종이 이를 인식할 수 있게 된다. 이런 항원 결정기는 PRP가 액체 단계의 타액에 있을 때는 잘 관찰되지 않으며(cryptic) 따라서 '크립티토프(cryptitope)' 가 된다. 대부분의 타액 단백질은 일생의 초반에 높은 농도로 존재하기 때문에 이러한 상호작용은 건강한 구강미생물총의 선택 과정의 일부가 된다. 그러나 흥미롭게도 치주질환과 연관되어 있는 *P. gingivalis*의 돌기는 다른 결합도메인을 이용하여 PRP, 스타세린과 결합한다.[18] PRP가 실험 상에서 HIV-I gp120 바이러스 피막 단백질에 결합함으로써 HIV-I 감염을 억제했다는 항바이러스 활성이 보고된 바 있다.[19]

몇 가지 타액 단백질은 박테리아에 영향을 미쳐서, 박테리아가 표면 구조와 결합하지 않고도 구강생체막으로 들어갈 수 있는 능력, 즉 표면에 영향을 미친다. 타액선의 꽈리샘과 표피 세포의 산물인 80kDa 락토페린은 철-결합 단백질(2원자/분자)이다. 많은 박테리아들은 대사와 성장에 철이 필요하다. 철과 결합함으로써 락토페린은 구강 환경에서 박테리아가 덜 나타나도록 할 수 있다. 철이 없는 락토페린도 *P. gingivalis*와 같은 병원균 박테리아를 죽이는 효과를 가지고 있음이 보고되었다.[20] 타액 표피 세포와 열구 공간에 있는 중성구들로부터 구강으로 과산화효소가 분비된다. 이런 단백질은 싸이오시아네이트(thiocyanate)와 박테리아가 생성한 과산화효소로부터 매우 반응성이 있는 하이포싸이오시아네이트(hypothiocyanate) 이온을 합성한다. 박테리아는 이와 반응하여 대사 효소 중 설프하이드랄(sulfhydral) 그룹의 산화가 일어나고 성장이 억제된다. 따라서 이들 유기체들은 구강 환경 내에서 선택적으로 불리한 상황에 처한다(selective disadvantage). 14kDa 단백질인 라이소자임도 타액 표피에서 생성된다. 이 효소는 그램 양성 박테리아 세포벽의 펩티도글리칸(peptidoglycan)의 N-acetylmuramic acid와 N-acetylglucosamine의 베타-1,4 연결을 끊는다. 이로 인해 세포의 분해가 일어나므로 박테리아를 죽이는 효과를 가진다. 두 번째 항박테리아 효과는 박테리아 응집과 제거, 치명적인 수산화 라디칼의 생성, 타액의 SIgA 항체 활성과의 상승 작용을 포함하는 단백질이다.

히스티딘-풍부 염기성 펩타이드(histidine-rich basic peptides) 또는 히스타틴(histatins)은 타액의 또 다른 항균물질이다.[21] 이 펩타이드는 이하선과 악하선에서 분비되고 항진균성을 가지는데, 특히 전사 후 수정된 히스타틴 5의 24잔기(residue)가 그러하다. 히스타틴 5의 살균활성(cidal activity)은 *Candida albicans*와 *Cryptococcus neoformans*를 통해 충분히 연구되었다. 히스타틴 5는 효모 막 단백질에 결합함으로써 아데노신 삼인산(ATP)을 분해되지 않은 상태로 방출하며 결과적으로 세포사를 일으키는 기구를 활성화한다.[22] 히스타틴이 전타액에서 숙주와 박테리아의 단백질 분해효소로부터 상당량 분해된다고 하더라도 항진균 효과는 남아있다.[23] 또, 조사에 따르면 *P. gingivalis*-*S. mutans*의 응집을 방해하고 박테리아 효소억제를 하는 특정 박테리아와 히스타틴의 상호작용도 존재한다고 한다.

구강 내에서 발견되는 다른 숙주-기원의 펩타이드도 항균성을 가지는데 디펜신(defensin)과 카셀리시딘(cathelicidin), LL-37이 있다.[24] 인간 베타 디펜신(hBD 1-4)은 치은 표피와 타액선에서 분비된다. 대조적으로 알파 디펜신은 주로 다형핵 백혈구에서 분비되며 따라서 인산 중성구 펩타이드(HNP 1-4)라고 알려져 있다. hBD와 HNP는 모두 3개의 이황화결합을 가지고 있다. 카셀리시딘도 주로 중성구에서 분비되고 하나의 이황화결합을 가지고 있다. hBD와 카셀리시딘의 항균작용은 폭이 넓고 *S. mutans, S. sanguinis, F. nucleatum, A. actinomycetemcomitans, Capnocutophaga sputigena(cathelicin), P. gingivalis*를 타깃으로 할 수 있다. 타액의 많은 펩타이드와 당단백질처럼 이런 펩타이드들의 항균 작용은 다른 분비된 성분들과 상승작용을 일으켜 상당히 증진된다.

구강 내의 획득면역

많은 타액 단백질의 면역 특성(innate immune properties)은 구강 내에서 획득면역이 발현됨으로써 보완된다. 면역 글로불린 A(SIgA) 항체는 타액 내에서 분비되는 주된 면역 글로불린이다. 타액 SIgA-기원 면역 반응은 박테리아 항원에 노출됨으로써 점막-연관 림프조직(MALT)에서 시작된다. IgA-관련 B-림프구는 림프계를 타고 혈류로 이동하여 어드레신(예, MAdCAM-1)을 통해 구강을 포함한 점막으로 간다. 일부 타액선 조직에서 이 림프구들이 최종적으로 분화된 형태인 IgA 항체-분비 혈장 세포로 성숙한다. 분비된 IgA 항체 이합체는 타액 표피 세포의 표면에서 다중-면역 글로불린(poly-Ig) 수용기에 부착한다. 이 복합체는 세포 안으로 들어가고 SIgA가 공유 결합되어 있는 poly-Ig의 일부와 함께 세포의 말단 부위로 이송되어 타액선 내강으로 분비된다.

대타액선과 소타액선은 SIgA항체를 구강으로 분비한다. 주로 대타액선에서 이 면역 글로불린을 분비한다. 그러나 소타액선(MSG)도 상당량의 IgG(순측)와 IgM(구개측)을 분비한다. 면역 글로불린은 SIgA와는 다른 1차, 2차 상호작용이 있기 때문에 소타액선의 분비 미세환경(secretory microenvironments) 내의 면역은 구강 내 타 장소와는 다르게 나타난다. 상대적으로 짧고 넓은 소타액선의 도관은 구강 생체막의 박테리아 항체가 역행해서 들어오는 통로가 되며 이 통로를 통해서 림프조직이 국소적으로 노출될 수 있다.

타액으로 분비된 SIgA 항체는 박테리아 성분에 대한 다양한 면역학적 특이성을 가지고 있는데 이는 장-연관 림프조직(GALT) 뿐만 아니라 발다이어 환(Waldyer's ring)에서 국소적으로 유도되는 림프조직의 항원 자극 결과이다. 구강에서 군집을 이루는 미생물에 대한 타액의 항체는 태생 몇 주 내에 인지된다. 이런 개척자 미생물에 대한 항체 특이성은 어린이가 나이를 먹고 타액 SIgA의 농도가 높아지면서 더 다양해진다. 이렇게 일생의 초반에 생체막이 성숙하면서 치아 맹출을 통하여 군집 형성을 위한 새로운 표면이 생기고, 음식 섭취가 다양해지고, 활동의 독립성이 증가하면서 미생물 서식지가 다양해진다. 결과적으로 구강 생체막의 '회원(membership)' 은 성인처럼 수가 많아지고 복잡해진다. 그 결과 일어나는 항원 노출도 타액 SIgA 항체 특이성에 상당한 증가를 가져온다.

점막 표면에서 항체의 역할은 미생물이 풍부한 구강에서 특히 더 복잡하다. 국소적인 분비 면역 반응의 결과로 박테리아 표면의 항원 결정기에 부착하거나 구강으로 미생물이 들어가기 위한 다양한 활동을 방해함으로써 액체 덩어리 단계에서 박테리아가 제거된다. 많은 생물형의 미생물이 구강 박테리아 공격에 가담한다. 그러나 성공적으로 군집을 형성하는 것은 매우 제한되어 있다. 구강 내에 서식하는 공생균의 생물형의 개선(refinement)은 보완적인 구강 표피 수용기(complementary oral epithelial receptors)와/또는 다형성의 타액 펩타이드(polymorphic salivary peptides)와의 조합으로부터 일어난다. 그러나 이런 과정에서 역할을 수행하는 것은 이전의 공격에서 박테리아 생물형의 노출로 유발된 타액 항체 반응이다. 항체 특이성과 접착성 뿐만 아니라 물리적인 위치(액체 덩어리 또는 생체막) 또한 다른 경로를 통해서 구강 생체막의 미생물 조성을 조절한다.

치은연상 및 치은연하의 생체막은 모두 치은열구액(GCF)의 면역에 노출된다. 치주질환이 있을 때 열구액은 조성이 더욱 다양해지고 양도 많아진다. 이 서식지(habitat)의 주된 항체는 IgG이며, 훨씬 적은 양의 IgA도 존재한다. 치은열구액은 보체와 같은 많은 면역 관련 성분들도 포함한다. 추가적으로 치은열구액은 세포성분, 특히 다형핵 백혈구가 풍부하다. 그러므로 보체 고정과 옵소닌 작용을 포함하는 많은 다양한 면역 작용은 주된 면역 반응에 박테리아가 노출된 후에 가능하다. 게다가, 면역 세포는 박테리아 상호작용 후에 액체 환경으로 효소를 분비할 수 있다. 골수세포형 과산화효소 등의 성분들은 위에 서술된 것처럼 박테리아를 죽일 수 있다. IgG 매개 항원 인지의 면역학적 유도 반응은 열구액과 치아의 치경부 부위에서 주로 일어나며 보체 농도가 상당히 낮은 전타액에서는 일어나지 않는다. 면역 세포는 전타액 안에서는 저농도이기 때문에 그 활성이 저해된다. 치은열구액은 치은연상과 연하 모두에서 미생물의 영양 공급원이다. 그러므로 치은열구액은 구강 생체막의 다양성과 유지에 여러 가지 역할을 한다.

참고문헌

1. Marsh PD. Oral ecology and its impact on oral microbial diversity. In: Kuramitsu HK, Ellen RP (eds) Oral Bacterial Ecology – The Molecular Basis. Norfolk, England: Horizon Scientifi c Press, 2000; 11–65
2. Socransky SS, Haffajee AD. Periodontal microbial ecology. Periodontol 2000 2005; 38: 135–187
3. Jenkinson HF, Lamont RJ. Oral microbial communities in sickness and in health. Trends Microbiol 2005; 13: 589–595
4. Kolenbrander PE, Palmer RJ Jr, Rickard AH, Jakubovics NS, Chalmers NI, Diaz PI. Bacterial interactions and successions during plaque development. Periodontol 2000 2006; 42: 47–79
5. Ohta H, Kato K, Fukui K, Gottschal JC. Microbial interactions and the development of periodontal disease. J Periodontal Res 1991; 26: 255–257
6. Davey ME, Costerton JW. Molecular genetics analysis of biofi lm formation in oral isolates. Periodontol 2000 2006; 42: 13–26
7. Paster BJ, Olsen I, Aas JA, Dewhirst FE. The breadth of bacterial diversity in the human periodontal pocket and other oral sites. Periodontol 2000 2006; 42: 80–87
8. Aas JA, Paster BJ, Stokes LN, Olsen I, Dewhirst FE. Defi ning the normal bacterial fl ora of the oral cavity. J Clin Microbiol 2005; 43: 5721–5732
9. Pearce C, Bowden GH, Evans M, Fitzsimmons SP, Johnson J, Sheridan MJ, Wientzen R, Cole MF. Identifi cation of pioneer viridans streptococci in the oral cavity of human neonates. J Med Microbiol 1995; 42: 67–72
10. Smith DJ, Anderson JM, King WF, van Houte J, Taubman MA. Oral streptococcal colonization of infants Oral Microbiol Immunol 1993; 8: 1–4
11. Tanner AC, Milgrom PM, Kent R Jr, Mokeem SA, Page RC, Riedy CA, Weinstein P, Bruss J. The microbiota of young children from tooth and tongue samples. J Dent Res 2002; 81: 53–57
12. Socransky SS, Haffajee AD, Cugini MA, Smith C, Kent RL Jr. Microbial complexes in subgingival plaque. J Clin Perio 1998; 25: 134–144
13. Jenkinson HF, Demuth DR. Structure, function and immunogenicity of streptococcal antigen I/II polypeptides Mol Microbiol 1997; 23: 183–190
14. Demuth DR, Duan Y, Brooks W, Holmes AR, McNab R, Jenkinson HF. Tandem genes encode cell-surface polypeptides SspA and SspB which mediate adhesion of the oral bacterium Streptococcus gordonii to human and bacterial receptors Mol Microbiol 1996; 20: 403–413
15. Scannapieco FA, Torres GI, Levine MJ. Salivary amylase promotes adhesion of oral streptococci to hydroxyapatite. J Dent Res 1995; 74: 1360– 1366
16. Liu B, Rayment SA, Gyurko C, Oppenheim FG, Offner GD, Troxler RF. The recombinant N-terminal region of human salivary mucin MG2 (MUC7) contains a binding domain for oral Streptococci and exhibits candidacidal activity. Biochem J 2000; 345: 557–564
17. Gibbons RJ, Hay DI. Human salivary acidic prolinerich proteins and statherin promote the attachment of Actinomyces viscosus LY7 to apatitic surfaces. Infect Immun 1988; 56: 439–445
18. Amano A, Shizukuishi S, Horie H, Kimura S, Morisaki I, Hamada S. Binding of Porphyromonas gingivalis fi mbriae to proline-rich glycoproteins in parotid saliva via a domain shared by major salivary components. Infect Immun 1998; 66: 2072–2077
19. Robinovitch MR, Ashley RL, Iversen JM, Vigoren EM, Oppenheim FG, Lamkin M. Parotid salivary basic proline-rich proteins inhibit HIV-I infectivity. Oral Dis 2001; 7: 86–93
20. Soukka T, Tenovuo J, Rundegren J. Agglutination of Streptococcus mutans serotype C cells but inhibition of Porphyromonas gingivalis autoaggregation by human lactoferrin. Arch Oral Biol 1993; 38: 227–232
21. Oppenheim FG, Xu T, McMillian FM, Levitz SM, Diamond RD, Offner GD, Troxler RF. Histatins, a novel family of histidine-rich proteins in human parotid secretion. Isolation, characterization, primary structure, and fungistatic effects on Candida albicans. J Biol Chem 1988; 263: 7472–7477
22. Edgerton M, Koshlukova SE. Salivary histatin 5 and its similarities to the other antimicrobial proteins in human saliva. Adv Dent Res 2000; 14: 16–21
23. Helmerhorst EJ, Alagl AS, Siqueira WL, Oppenheim FG. Oral fl uid proteolytic effects on histatin 5 structure and function. Arch Oral Biol 2006; 51: 1061–1070
24. Dale BA, Tao R, Kimball JR, Jurevic RJ. Oral antimicrobial peptides and biological control of caries. BMC Oral Health 2006; 15(6Suppl1): S13

제 10 장

자가결찰 브라켓 또는 일반 브라켓에 따른 타액 내 우식유발 세균 수준

William Papaioannou, Nikolaos Pandis and Theodore Eliades

서론

교정치료는 교합 문제를 수정하기 위해 유년이나 청소년기에 가장 흔히 행해지는 차단적인 치과적 시술 중의 하나이다. 보통 교정치료에서는 치아에 교정용 브라켓을 부착하고 탄성고무나 결찰용 강선을 이용하여 강선을 결찰한다. 비록 자가결찰 방법이 소개된 것은 수십 년 전이지만, 1980년 초에서야 비로소 'SPEED bracket' 이라는 상업화된 자가결찰 시스템이 도입되었다. 그 이후에도 몇몇 자가결찰 시스템이 나왔지만 그다지 많이 쓰이지는 않았다. 1990년대 후반에 자가결찰 시스템은 전환점을 맞이하게 되었으며, 대부분의 주요 교정 재료회사에서 이 시스템을 개발하게 되었다.[1]

구강에는 수중 환경에서 서식하는 많은 미생물이 존재하며 다양한 생태계를 이루고 있다. 세균과 구강 환경이 조화를 이룰 때 구강 경조직과 연조직이 건강하게 존재할 수 있다. 이러한 균형상태에서는 질환을 유발하는 세균이 존재한다고 하더라도 낮은 수준으로 있게 된다. 가장 흔한 구강 내 질환은 치아우식과 치주질환이다. 두 질환의 발생에는 다양한 인자가 작용하지만, 질환의 발병과 진행에 관여하는 가장 중요한 인자는 플라그 내 세균이다. 균형 상태가 깨져 치아우식 유발세균 혹은 치주병 유발세균이 잘 증식되는 환경으로 바뀔 수 있는데, Marsh[2]는 생태적 스트레스에 의해 이러한 상황이 일어난다고 했다.

고정식 교정장치의 특정 부분이 구강 환경 균형을 변화시킬 수 있다. 교정재료는 치아나 치주조직과 밀접하게 접촉하고 있기 때문에 관심과 연구의 대상이 되어왔다. 브라켓과 결찰재가 있으면 치은염과 탈회의 위험성이 증가되며, 이는 50% 정도의 환자에게 영향을 미칠 수 있다. 탈회된 치아 표면은 백색 반점(white spot)으로 나타나거나 우식병소로 진행될 수 있다. 자가결찰 브라켓은 플라그 침착을 줄일 수 있다는 장점이 있다. 하지만 이를 뒷받침 하는 증거는 거의 없는 실정이다.

이 장에서는 고정식 고정장치의 브라켓 시스템이 세균이 유발하는 탈회나 치아우식에 어떠한 영향을 미치는지에 대해 논의하고자 한다.

교정치료가 구강 내 우식유발 세균에 미치는 영향

여러 연구에 따르면 고정식 교정장치를 이용한 교정치료는 플라그 침착[3] 및 세균 수를 증가[4,5]시킨다. 브라켓의 복잡한 표면이나 유지를 위한 부분, 와이어, 결찰재, 밴드와 접착제 등에는 플라그가 잘 저류된다. 또한 구강위생 관리가 효과적으로 잘 이루어지지 않는 경우가 많은데,[6] 특히 교정 환자의 대부분을 차지하는 어린 나이의 환자에서 그렇다. 플라그 침착은 치은비대를 유발하여 플라그 제거를 더욱 어렵게 하는 경우가 많다.

교정환자에서 증가된 플라그 수준은 구강 내 미생물의 질적 변화와 관련이 있으며, 치아우식에 주요하게 관여하는 세균인 mutans streptococci와 lactobacillus가 증가하게 된다.[5,7] 원래 치아우식이 없었던 환자가 교정치료를 하게 될 경우 대조군(교정치료를 받지 않은 환자)에 비해 mutans streptococci의 집락화가 높은 빈도로 나타나는 것이 보고되었으며[8], 이는 streptococci mutans가 풍부한 바이오필름이 형성되는 것을 의미한다(그림 10.1).[9] 교정치료가 S. mutans 숫자에 미치는 영향에 대해 연구한 Jordan과 Leblanc의 논문[10]에 따르면, 대부분의 환자에서 장치 부착 4개월 후의 세균 수는 치료 시작 전과 비교 시 로그 1정도의 범주 안에서 증가하였다. 또한 각 환자에서 같은 클론의 S. mutans가 관찰되었다.

교정의사는 우식병소가 어떻게 시작되며 이를 예방할 수 있는 방법에 대해 많은 관심을 기울여야 한다. 구강 세균총의 조성에 영향을 미치는 요소가 특히 관심의 대상이며, (a) 접착제와 물성, (b) 브라켓의 재료학적 조성, (c) 브라켓 디자인과 결찰 방식 등이 영향을 미친다.

접착제의 효과

브라켓을 치아 표면에 붙이려고 사용하는 접착제는 플라그의 증식과 박테리아 저류에 영향을 미칠 수 있다. 이는 재료의 표면 특성 및 치아표면과 접착제 사이의 경계부 때문인데, 경계 부위는 초기 접착 세균이나 미성숙된 플라그가 떨어져 나가지 않도록 해준다.[11] 보통 복합레진이 접착제로 이용되나 글래스아이오노머가 쓰이기도 한다. 접착제가 백

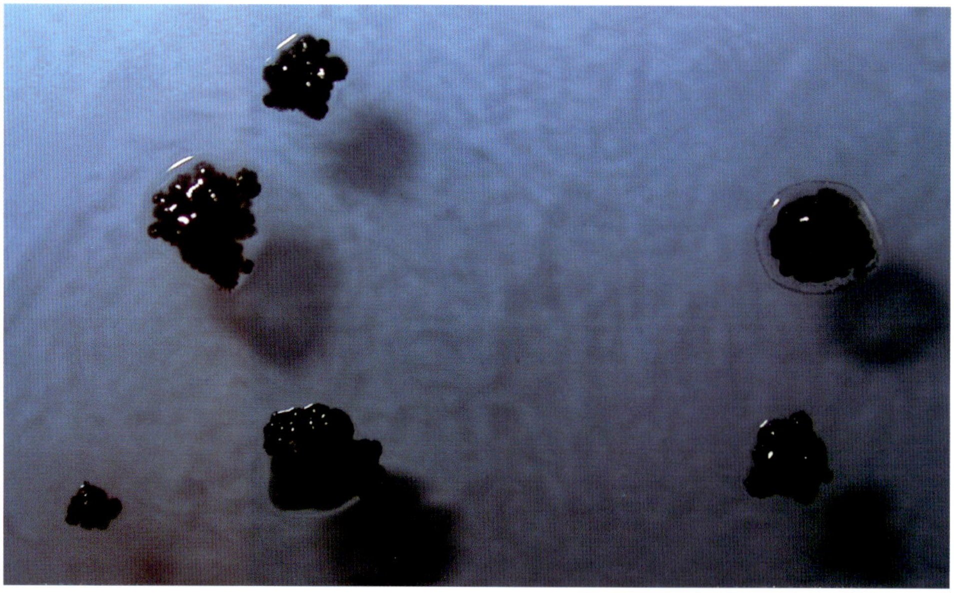

그림 10.1 MSB 아가 배지에서 자라고 있는 Streptococcus mutans 군집(colonies). 세포 외 다당류에 의해 둘러 쌓인 투명한 물방울 같은 구조를 보이며, 이 세균의 특징적인 모습이다.

색 반점(white spot) 및 우식병소의 형성과 관련되어 있다는 것은 접착제가 치아 경조직에 긴밀하게 접촉하여 세균이 접착하는 것을 용이케 한다는 것을 생각해 보면 쉽게 짐작할 수 있다.[12-14] 주사 전자 현미경(SEM)을 이용한 Sukontapatipark의 연구[15]는 이러한 사실을 잘 보여준다. 플라그 형성 초기 주위 법랑질 표면에 플라그가 있었다면, 브라켓 주변부의 과도한 복합레진으로 인해 성숙한 플라그가 생기게 된다.

플라그가 성숙하면 특정 병원성 세균이 나타나거나 증식하기에 용이해진다. Örtendahl 등[16]에 의하면, 11명의 교정 환자를 대상으로 구강을 분절화해서(split mouth design) 복합레진 혹은 글래스아이오노머 시멘트로 브라켓을 접착하였는데, 접착제의 종류에 상관없이 브라켓 주위에 mutans streptococci가 존재하였다. 다만 글래스아이오노머 시멘트로 접착한 경우 mutans streptococci의 숫자가 다소 적게 관찰되었다. 세균 군락 형성 수(colony forming units)는 글래스아이오노머와 레진 접착제에서 각각 1.9×10^4, 2.4×10^5 로그값을 보이나, 통계학적으로 유의할 만한 차이를 나타내지는 않는다. 실험군 중 2명의 환자에서는 Streptococcus sobrinus도 관찰되었는데, 이 환자에서만 초기 우식병소가 발견되었다. 흥미롭게도 이 초기 우식병소는 레진으로 접착된 브라켓 주변에서 나타났다.

비슷한 split mouth design으로 실시한 단기간(치료 시작 후 28일까지)의 연구에서도 글래스아이오노머를 이용할 경우 우식 관련 세균이 적게 나타났는데,[17] 위에서 언급한 연구 결과와 일맥상통한다. In vitro 실험에 의하면 글래스아이오노머는 다른 접착제에 비해 항균 효과와 그 지속시간이 뛰어나다고 알려져 있다.[18] 하지만 다른 접착제도 다소나마 항균효과를 가지고 있다는 것을 기억해야 한다.[18,19]

접착제의 항균 효과를 증대시키기 위하여 여러 화학물질을 첨가하려는 노력이 있었다. In vitro 실험에서 화학 중합형 복합레진에 benzalkonium chloride(BAC)를 첨가하자 항균효과가 나타났다.[20] 최근 연구에 의하면 복합레진의 첨가제로서 BAC의 효과가 클로르헥시딘(chlorhexidine)이나 트리클로산(triclosan)보다 뛰어나다고 한다.[21] BAC가 상업적으로 처음 이용된 것은 콘택트 렌즈 세척액의 첨가물이었다.

Cetylpyridinium chloride(CPC)는 BAC와 비슷하게 4급 암모늄 물질 중의 하나이며, 구강 세정제의 항균성 첨가제[22,23]로서뿐만 아니라 비분해성 삼투압 완용성장치[24](osmotic slow release device)나 껌의 첨가제[25]로서 널리 연구되어 왔다. 첨가된 CPC 농도에 따른 교정용 접착제 물성에 대한 in vitro 연구[26]에 따르면, CPC는 S. mutans를 196일(총 연구 기간) 이상 억제하였다. 첨가제가 접착제 물성 자체에 미치는 영향에 대해서도 고려해야 한다. 이전 연구에 따르면 2.5% 이상의 CPC가 첨가되면 접착제의 인장강도가 낮아지며, 2.5% 정도의 농도로도 항균효과를 나타내는 데 충분하다고 보고되었다.

항균 물질이 첨가된 교정용 접착제가 많이 나올 것으로 생각된다. 하지만 아직까지 관련된 자료가 부족하고, 그나마도 in vitro 실험 수준에 그쳐있는 것이 현실이다. 실제 임상적인 수준에서의 효과에 대한 관심이 증가되고 있으며 이에 대한 연구가 필요하다.

브라켓 재료의 효과

브라켓 재료는 세균의 접착이나 플라그 침착 및 치아우식 발생 위험에 영향을 미칠 수 있다. 고체 표면에 세균이 초기 접착하는 것은 대부분 정전기결합 및 소수성결합에 의해서이며, 높은 표면 자유에너지를 가진 표면은 S. mutans와 같은 세균을 쉽게 끌어당긴다.[27] Eliades 등[28]은 SS는 가장 높은 임계 표면장력을 가지므로 플라그 침착이 많다고 했다. 또한 금속 브라켓은 pH를 낮추는 등 구강 내 환경의 변화를 유발하기 때문에, 플라그 침착을 유발하고 S. mutans의 집락화를 증가시킨다. 그럼에도 불구하고 금속, 세라믹, 플라스틱 브라켓에 대한 세균의 초기 친화성이나 접착 차이는

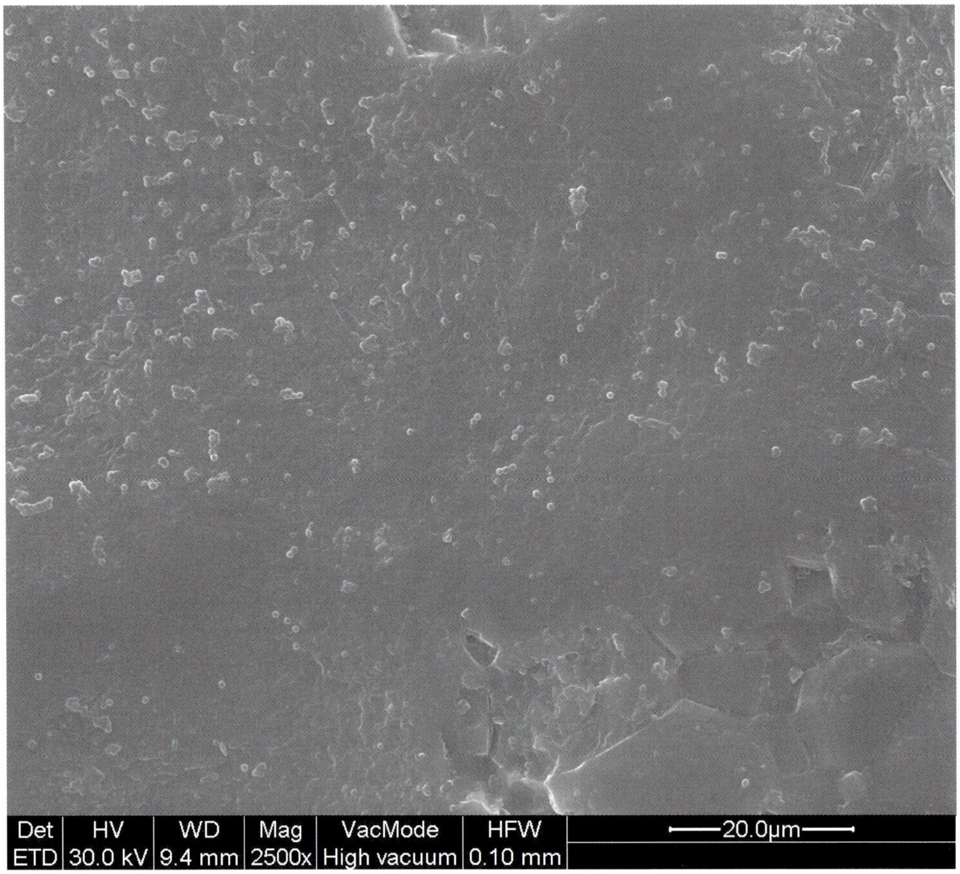

그림 10.2 S. mutans 세균 세포가 플라스틱 브라켓에 부착되어 있는 것을 주사 전자 현미경으로 관찰한 것.

결정적이지 않다고 연구 결과가 나왔고 종종 모순되는 결과[29,30]를 보이기도 한다.

Papaioannou 등[31]은 최근 서로 다른 조성의 브라켓에 대한 S. mutans의 부착에 대한 in vitro 실험 결과를 발표하였다. 이들은 SS, 세라믹, 플라스틱 브라켓에 대해 3가지의 부착 실험을 진행하였다. 첫 번째 실험에서는 세 가지 종류의 브라켓에 대한 S. mutans의 부착을 살펴보았다(그림 10.2, 10.3). 두 번째 실험에서는 모든 브라켓을 타액으로 전처리 한 후에 S. mutans 부착을 평가하였다. 마지막 실험에서는 타액으로 피복된 브라켓에 미리 Streptococcus sanguinis를 부착하게 한 후 S. mutans의 부착을 살펴보았다. 브라켓 종류에 따른 S. mutans의 부착 정도는 통계학적으로 유의할 만한 차이를 나타내지 않았다. 타액으로 코팅되지 않는 브라켓에서 세균 부착 정도를 결정하는 유일한 요소는 표면특성이며, 이는 S. mutans[32]같이 높은 표면 자유에너지를 가진 세균의 경우 SS 브라켓과 같이 높은 수준의 표면 자유에너지를 가진 표면을 선호한다는 것을 의미한다.[28] 하지만 이를 확증할 만한 연구는 아직 부족하다.[29–31]

다른 표면 특성을 가진 구강 내 환경이 세균 부착에 영향을 미칠 수 있다. 구강 내 표면에 세균이 집락화하는 데 영향을 미치는 중요한 요소 중의 하나는 타액성 혹은 획득피막(salivary or acquired pellicle)인데, 이 피막은 치아표면뿐만 아니라 수복물, 보철물, 교정장치 위에도 생긴다. 그러므로 브라켓 표면에 미생물이 부착하는 것은 브라켓 종류에 따른 세균의 서로 다른 부착 양상뿐만 아니라, 획득피막의 타액 성분과 서로 다른 세균의 구성요소 사이의 상호 작용에도 영향을 받는다. 두 번째 실험에서처럼 초기 획득피막이 존재하는 경우에도 부착하는 S. mutans 수가 감소하였

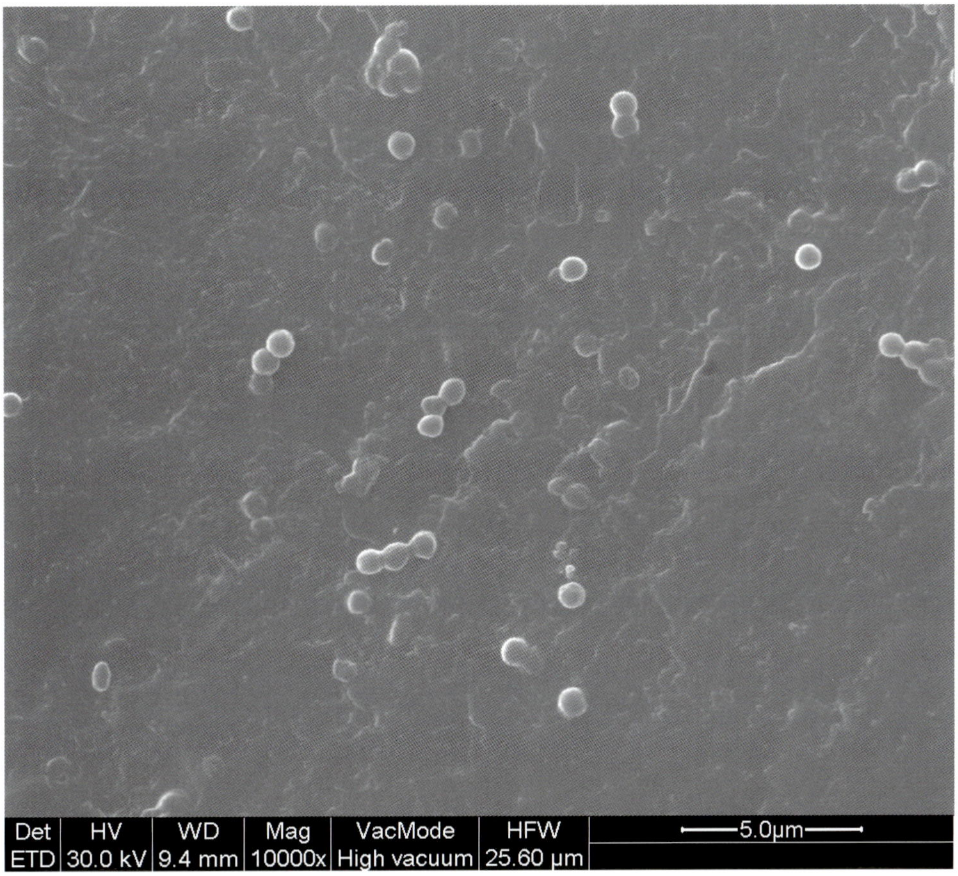

그림 10.3 S. mutans 세균 세포가 플라스틱 브라켓에 부착되어 있는 것을 주사 전자 현미경으로 본 것으로 좀더 고배율로 확대(1000X)한 것임. Streptococcal 세균이 짧은 고리(chain) 형태를 형성한 것을 주목할 필요가 있다.

다.[29–31] 이는 타액으로 코팅되어 표면 자유에너지가 감소하기 때문이고,[11] 이런 현상은 피막이 형성되고 30분 이내에 일어난다.

마지막 실험에서는 세균 부착에 있어 또 다른 중요한 요소를 평가하고자 하였는데, 그것은 바로 표면 부착에 있어 서로 다른 세균 종 간의 상호작용이다. 특히 구강 내 초기 군락화하는 세균 중의 하나인 S. sanguis의 경우 표면 종류에 상관없이 S. mutans의 부착을 감소시키는 것으로 나타났다. S. mutans와 S. sanguinis는 서로 경쟁적인 관계(antagonistic relationship)에 있다고 생각되며, S. sanguinis의 초기 군락화가 S. mutans의 농도에 큰 영향을 미치게 된다.[33] Mutans streptococci의 군락화가 지연되면 우식유발율 및 우식 감수성이 낮아진다.[34]

브라켓 표면에 세균이 부착하는 것은 여러 가지 요인에 의해 영향을 받는 것으로 생각하고 있다. 타액성 피막이나 다른 종류의 세균이 존재하는 것은 S. mutans의 숫자를 감소시키고 서로 다른 표면에서의 차이를 제한함으로써 부착에 큰 영향을 미치게 된다. 그러므로 금속 브라켓과 같은 특정 브라켓이 플라스틱이나 세라믹 브라켓보다 치아우식을 덜 유발시킨다고 명확하게 이야기 하기는 힘들다. 세균이 접착할 수 있는 시간도 결과에 영향을 미칠 수 있다. 예를 들어 S. mutans는 배양 시간이 증가함에 따라 숫자가 증가한다.[35] 하지만 반대의 결과를 보이기도 하는데, 이는 시간이 지남에 따라 브라켓에 대한 세균의 친화도가 감소하기 때문이다.[29] 마지막으로 브라켓의 크기나 형태도 세균 접착에 영향을 미칠 수 있는데, 플라그가 형성될 수 있는 유지면을 제공해 주기 때문이다.

브라켓 디자인과 결찰방식

브라켓의 형태와 설계뿐만 아니라 결찰방식은 플라그가 붙어 있을 수 있는 영역을 제공하고 잘 떨어지지 않도록 함으로서 플라그의 침착과 성숙을 용이케 한다. 자가결찰 브라켓에서 제시된 장점 중의 하나는 탄성 혹은 스테인리스 결찰재가 필요 없다는 것이다. 이는 두 가지 장점을 제공해준다: 결찰재 교체 과정에서 우발적으로 일어날 수 있는 교차 감염을 막아준다는 점과 환자의 구강위생이 향상된다는 것이다. 자가결찰 시스템은 덜 복잡한 구조이므로 미생물이 집락화될 수 있는 부위가 적기 때문에 환자가 표면을 깨끗하게 할 수 있다는 점에서 구강위생이 향상된다.

탄성고무로 결찰한 경우 SS로 결찰한 경우보다 브라켓 주위의 세균수가 높게 나타났다.[7] 하지만 주사전자현미경(SEM)을 이용한 연구에서 보면 두 결찰 방식에 따른 세균 형태 형(morphotypes)의 차이는 관찰되지 않았다.[15]

Türkkahraman 등[36]은 구강을 분절화해서(split mouth design) 두 가지 결찰 방식(탄성 결찰재, 결찰용 강선)에 따른 특정 우식유발 세균(S. mutans와 lactobaccilli)의 침착 및 치주상태를 치료 전과 치료 시작 후 1주와 5주에 평가하였다. 탄성 결찰재 주변에서 약간 많은 수의 세균이 관찰되었고, 21명의 환자 모두에서 세균 수의 상당한 증가를 보였으나 통계학적으로 유의할 만한 차이는 아니었다. 탄성 결찰재를 이용한 경우 치은출혈에 민감한 것으로 나타났는데 이는 플라그에 대한 높은 친화도에 기인한다고 생각된다. 이러한 이유에서 구강위생이 불량한 환자에서 탄성 결찰재의 사용을 피해야 한다고 제안하고 있다.

고정식 교정장치로 치료를 받는 환자에서 브라켓 종류(통상의 브라켓 vs. 자가결찰형)가 타액 내 S. mutans 수준에 미치는 영향에 대한 연구가 최근 발표되었다.[37] 다음의 조건(inclusion criteria)에 부합하는 32명의 젊은 환자를 대상으로 연구를 진행하였다: 양악에 고정식 교정장치를 하고 있는 청소년(평균 나이 13.6세, 11~17세 범주). 교정치료를 시작하기 위해 병원에 내원하는 날 무작위로 그룹을 나누었다. 두 그룹으로 구분하여 통상의 브라켓(conventional; Microarch, GAC International, Central Islip, New York, USA)이나 자가결찰 브라켓(self-ligating; In-Ovation R, GAC International, Central Islip, New York, USA) 중 한 종류의 브라켓을 이용하였다. 교정치료 시작 시와 매 내원 시 교정장치 관리 방법을 포함한 통상의 구강위생관리 교육이 이루어졌다. 실험을 위한 측정 직전에는 칫솔질이나 플라그 제거 등의 별도의 시술을 행하지 않았다.

두 그룹 모두에서 간이 플라그 인덱스(the simplified Plaque Index: S-PII)와 DMFT 인덱스를 측정하였다: 간이 플라그 인덱스로 완전 맹출한 상태의 6개 치면에서 플라그가 존재하는지 관찰하고 매 내원 시마다 두 인덱스를 모두 기록하였다.

교정치료 시작 전(baseline)과 브라켓 부착 2~3개월 후 두 번에 걸쳐 전 타액(whole saliva)을 채취하였다. 채취는 환자에게 차가운 페트리 접시(petridish)에 약 3ml의 타액을 뱉어내도록 했다. 구강 검사 전에 타액 채취가 이루어 졌으며, 구강미생물총을 변화시키지 않도록 하였다. 연속적으로 10번 희석한 타액 샘플을 S. mutans 선택배지에 접종하였다(그림 10.1). Mitis Salivarius agar를 배지로 이용하였는데 자당(20% w/v)과 bacitracin, tellurite 용액(MSB)이 포함되었다. 이를 37℃, CO_2대기 조건에서 7일 간 배양하였다.

두 그룹 모두 비슷한 구강위생 수준을 보였으며 치료 시작 3개월 동안 비슷하게 유지되었다. 하지만 S. mutans의 수준은 두 그룹 모두에서 증가하였는데, 이는 고정식 교정장치를 이용한 이전의 연구에서도 동일하게 언급된 바 있다(그림 10.4). 이러한 증가는 브라켓 종류와 상관없이 관찰되었지만 통계학적으로 유의한 것은 아니었다. 통상의(conventional) 브라켓 그룹에서 약간 더 많은 수의 S. mutans가 관찰되었으나 통계학적으로 유의할 만한 차이는 아니었다. 연구에서 흥미로운 사실은 치료 전 타액 내의 S. mutans 수준으로 교정장치 부착 후와 두 번째 샘플 채득 시의 값을 유의할 만하게 예측할 수 있다는 것이다.

결찰 방식이 플라그의 침착과 특정 세균 종의 증가에 영향을 미치는 것은 사실이지만, 세균 침착에 대한 결찰 종류의 중요성을 아직 완전히 설명할 수는 없다. 탄성 결찰재가 구강미생물총에 미치는 영향을 막기 위한 가장 간단한 방법은 탄성 결찰재를 사용하지 않는 것이다. 자가결찰형 브라켓은 탄성 결찰재의 사용을 필요로 하지 않는다. 그러나 구강 세균총에 미치는 전체적 영향은 명확하지 않다. 위에서 언급한 바와 같이 통상의(conventional) 브라켓을 사용한 경우 자가결찰 시스템보다 구강 내 S. mutans 농도가 높게 나타났으나, 그 차이는 유의할 만한 수준은 아니었다. 그러나 브라켓 주위와 같은 국소적 관점에서는 영향이 있을 수 있다. 브라켓 종류가 치주조직과 미생물학적 요소에 미치는 중요한 영향은 11장에서 논의하도록 하겠다.

탄성고무에 의한 플라그 침착을 줄이기 위한 노력 중의 하나로 불소 방출 탄성고무를 들 수 있다.[38–40] 세균을 초점으로 둘 때 불화 제1주석(stannous fluoride)은 항균 특성 때문에 가장 먼저 선택되는 불소화합물이다.[41,42] 교정환자에서 불소 방출 탄성고무가 쓰일 경우 타액 내 세균 수준이 상당히 감소되나, 이러한 효과는 2주 이상 지속되지 않는다.[38] 구강을 분절화 해서 실시한 최근의 연구(split-mouth crossover study)에 따르면,[40] 6주 이상 탄성고무가 구강 내에 존재할 경우 streptococcus나 혐기성 세균의 증식에 있어 유의할 만한 차이를 보이지 않는다.

경조직에 대한 영향은 무시할 만한데, 법랑질 깊이의 20㎛까지에서만 미세 강도가 유의하게 증가하였으며,[39] 구강 내 치아우식 모델에서 유의할 만한 항우식 효과는 관찰되지 않았다.[43] 불소 방출 결찰재의 항균 및 탈회 억제에 대한 유의할 만한 효과를 발견할 수 없었는데, 이는 불소가 유리되는 기간이 짧기 때문인 것으로 생각된다.

고정식 교정장치로 인한 주요한 부작용 중 하나는 백색반점(white spot)이 생기거나 치아우식이 발생하는 것인데, 이는 브라켓 주변의 법랑질 탈회에 기인한다. 이환율은 50% 혹은 70%까지 이른다.[44] 따라서 탈회를 예방하는 것은 치료 기간 내내 매우 중요시 되어야 한다. 매일 기계적으로 플라그를 조절하는 것은 의문의 여지가 없으나 교정장치로 인해

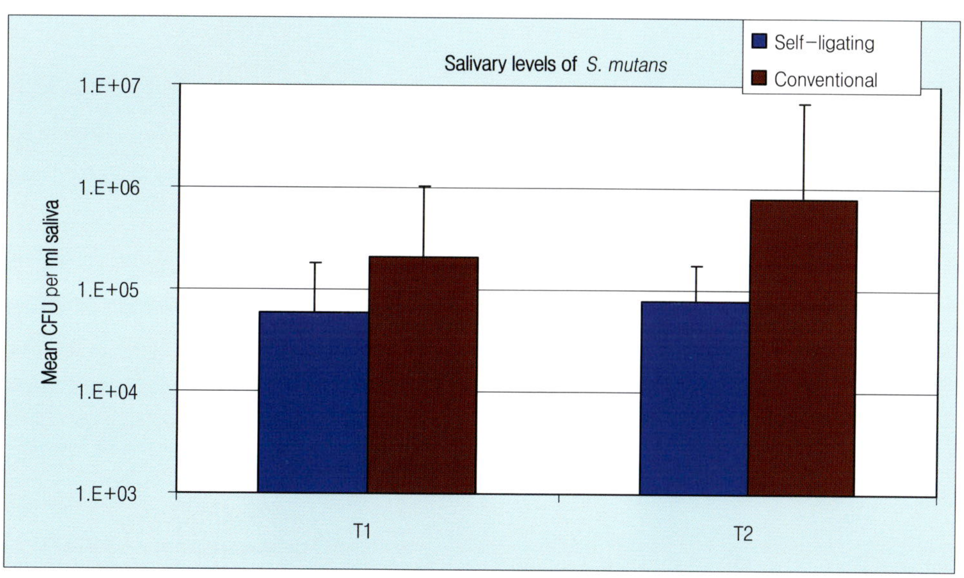

그림 10.4 교정치료를 받고 있는 두 그룹의 환자에서 두 시점에서의 타액 내 S. mutans 수준. 타액 1ml 당 S. mutans CFU의 전체 숫자로 결과를 표시하였다. Pandis 등의 연구 결과.

플라그가 붙기 쉽고 제거가 어렵기 때문에, 국소적 및 전반적인 구강 환경을 변화시키는 방법을 고려할 필요가 있다.

세균이 브라켓에 부착하는 기전은 매우 복잡한데, 타액성 피막과 많은 종류의 세균 및 브라켓 표면 특성 사이의 상호 작용이 존재하는 구강 내에서는 특히 그러하다. 여기에는 in vitro 실험으로는 밝혀 낼 수 없는 많은 요소들이 존재한다. 차후 브라켓 종류에 따른 미생물과 구강 건강에 대한 임상적 연구가 이루어진다면 임상적으로 중요성을 평가하는 데 큰 도움이 될 것이다. Mutans streptococci의 증가는 치아우식을 예측하는 것이 아니라, 치아우식이 발생할 위험성의 증가를 제시해 준다는 것을 밝혀 둘 필요가 있다.

Pandis 등[37]은 자가결찰 브라켓이 결찰이 필요 없기 때문에 세균적 측면에서 긍정적 효과가 있다는 가설을 받아들이지 않았다. 연구에 따르면 구강 내 전체 환경은 그리 크게 변하지 않는다. 하지만 국소적 영역으로 들어가면 상황은 완전히 달라지며 큰 영향을 미칠 수 있다. 하지만 자가결찰 브라켓에 대한 미생물학적 및 임상적 데이터가 매우 불충분한 상태이다. 앞에서 언급되었던 치주적 요인과 관련된 세균에 초점을 맞춘 한 개의 연구가 존재할 뿐이다. 11장에 요약되어 있는 Van Gastel[45]의 연구에서는 브라켓 종류에 따른 중요한 국소적 효과가 밝혀져 있다. 브라켓 주위에서는 치주적 미생물학적 변화가 모두 상당히 관찰되며, 자가결찰 시스템인 SPEED 브라켓에서 더 나쁜 수치를 보이기도 한다.

여러 연구들의 결과를 종합해보면 교정치료는 구강 내 환경에 '생태학적 스트레스'를 유발하여 특정 세균 종의 증가를 야기하게 된다. 브라켓 디자인 요인이 교정장치 부위의 세균 집락화에 영향을 미치는 정도에 대해서는 상반된 연구 결과가 존재한다. 이번 장에서 소개된 결론에 의하면 이런 요인은 무시할 만한 영향을 미친다고 할 수 있다. 위의 결과들을 교정치료 초기에 이루어지는 구강위생 관리 프로그램에 적용할 수 있다. S. mutans의 초기 농도가 시간이 지난 후의 이 세균의 증가에도 상당한 영향을 미칠 수 있다는 사실을 염두에 둘 필요가 있는데, 교정치료를 받고 있는 환자에서 백색반점(white spot lesion)이나 치아우식이 생길 수 있는 위험성을 고려할 때 특히 그러하다. 따라서 교정환자에 있어 좀더 개별화된 예방 프로그램을 도입하는 것이 강조되고 있으며 환자가 적극적으로 플라그 조절을 하도록 하며, 불화나트륨[46]이나 불화아민과 불화주석의 복합물[47]이 포함된 구강세정제를 이용하고 클로로헥시딘 바니쉬(varnish)[48–50]를 사용하는 것도 추천된다.

앞의 제한된 연구 결과를 바탕으로 할 때 자가결찰 브라켓은 결찰재와 함께 쓰는 통상의(conventional) 브라켓에 비해 세균 침착에 있어 유리한 점은 없다고 결론 내릴 수 있다. 매일 효율적인 플라그 조절을 다시 한번 강조할 필요가 있다. 취약한 환자 그룹의 질환 예방을 위해 논문에 제안된 대안에 좀더 주의를 기울여야 한다.

참고문헌

1. Harradine NW. Self-ligating brackets: where are we now? J Orthod 2003; 30: 262–273
2. Marsh PD. Are dental diseases examples of ecological catastrophes? Microbiology 2003; 149: 279–294
3. Balenseifen JW, Madonia JV. Study of dental plaque in orthodontic patients. J Dent Res 1970; 49: 320–324
4. Huser MC, Baehni PC, Lang R. Effects of orthodontic bands on microbiologic and clinical parameters. Am J Orthod Dentofac Orthop 1990; 97: 213–218
5. Rosenbloom RG, Tinanoff N. Salivary streptococcus mutans levels in patients before, during and after orthodontic treatment. Am J Orthod Dentofac Orthop 1991; 100: 35–37
6. Boyd RL. Longitudinal evaluation of a system for self-monitoring plaque control effectiveness in orthodontic patients. J Clin Periodontol 1983; 10: 380–388
7. Forsberg CM, Brattstrom V, Maimberg E, Nord CE. Ligature wires and elastomeric rings: two methods of ligation, and their association with microbial colonization of Streptococcus mutans and lactobacilli. Eur J Orthod 1991; 13: 416–420
8. Batoni G, Pardini M, Giannotti A, Ota F, Giuca MR, Gabriele M, Campa M, Senesi S. Effect of removable orthodontic appliances on oral colonisation by mutans streptococci in children. Eur J Oral Sci 2001; 109: 388–392
9. Sinclair PM, Berry CW, Bennet CL, Israelson H. Changes in gingival and gingival fl ora with bonding and banding. Angle Orthod 1987; 57: 271–278
10. Jordan C, LeBlanc DJ. Infl uences of orthodontic appliances on oral populations of mutans streptococci. Oral Microbiol Immunol 2002; 17: 65–71

11. Quirynen M, Bollen CML. The infl uence of surface roughness and surface-free energy on supra- and subgingival plaque formation in man. A review of the literature. J Clin Periodontol 1995; 22: 1–14
12. Shannon IL. Prevention of decalcifi cation in orthodontic patients. J Clin Orthod 1981; 15: 694–705
13. Øgaard B, Rolla G, Arends J, ten Cate JM. Orthodontic appliances and enamel demineralization. Part 2. Prevention and treatment of lesions. Am J Orthod Dentofac Orthop 1988; 94: 123–128
14. Svanberg M, Mjor IA, Orstavik D. Mutans streptococci in plaque from margins of amalgam, composite and glass ionomer restorations. J Dent Res 1990; 69: 861–864
15. Sukontapatipark W, El-Agroudi MA, Selliseth NJ, Thunold K, Selvig KA. Bacterial colonization associated with fi xed orthodontic appliances. A scanning electron microscopy study. Eur J Orthod 2001; 23: 475–484
16. Örtendahl T, Thilander B, Svanberg M. Mutans streptococci and incipient caries adjacent to glass ionomer cement or resin-based composite in orthodontics. Am J Orthod Dentofac Orthop 1997; 1: 271–274
17. Hallgren A, Oliveby A, Twetman S. Caries associated microflora in plaque from orthodontic appliances retained with glasss ionomer cement. Scand J Dent Res 1992; 100: 140–143
18. Matalon S, Slutzky H, Weiss EI. Antibacterial properties of orthodontic cements. Am J Orthod Dentofac Orthop 2005; 127: 56–63
19. Vokus RP, Cisneros GJ, Levi M. Antibacterial properties of current orthodontic cements. Pediatr Dent 1998; 20: 43–48
20. Othman HF, Wu Cd, Evans CA, Drummond JL, Matasa CG. Evaluation of antimicrobial properties of orthodontic composite resins combined with benzalkonium chloride. Am J Orthod Dentofac Orthop 2002; 122: 288–294
21. Sehgal V, Shetty VS, Mogra S, Bhat G, Eipe M, Jacob S, Prabu L. Evaluation of antimicrobial and physical properties of orthodontic composite resin modifi ed by addition of antimicrobial agents – an in vitro study. Am J Orthod Dentofac Orthop 2007; 131: 525–529
22. Rawlinson A, Pollington S, Walsh TF, Lamb DJ, Marlow I, Haywood J, Wright P. Effi cacy of two alcohol-free cetylpyridinium chloride mouthwashes – a randomized double-blind crossover study. J Clin Periodontol 2008; 35: 230–235
23. Albert-Kiszely A, Pjetursson BE, Salvi GE, Witt J, Hamilton A, Persson GR, Lang NP. Comparison of the effects of cetylpyridinium chloride with an essential oil mouth rinse on dental plaque and gingivitis – a six-month randomized controlled clinical trial. J Clin Periodontol 2007; 34: 658–667
24. Vandekerckhove BN, Van Steenberghe D, Tricio J, Rosenberg D, Encarnacion M. Effi cacy on supragingival plaque control of cetylpyridinium chloride in a slow-release dosage form. J Clin Periodontol 1995; 22: 824–829
25. Faraj JA, Dorati R, Schoubben A, Worthen D, Selmin F, Capan Y, Leung K, DeLuca PP. Development of a peptide-containing chewing gum as a sustained release antiplaque antimicrobial delivery system. AAPS PharmSciTech 2007; 8: Article 26
26. Al-Musallam TA, Evans CA, Drummond JL, Matasa C, Wu CD. Antimicrobial properties of an orthodontic adhesive combined with cetylpyridinium chloride. Am J Orthod Dentofac Orthop 2006; 129: 245–251
27. Van Dijk J, Herkstroter J, Busscher H, Weerkamp AH, Jensen H, Arends J. Surface free energy and bacterial adhesion. An in vivo study in beagle dogs. J Clin Periodontol 1987; 14: 300–304
28. Eliades T, Eliades G, Brantley WA. Microbial attachment on orthodontic appliances: I. Wettability and early pellicle formation on bracket materials. Am J Orthod Dentofac Orthop 1995; 9: 351–375
29. Fournier A, Payant L, Bouclin R. Adherence of Streptococcus mutans to orthodontic brackets. Am J Orthod Dentofac Orthop 1998; 114: 414–417
30. Ahn S-J, Kho H-S, Lee S-W, Nahm D-S. Roles of salivary proteins in the adherence of oral streptococci to various orthodontic brackets. J Dent Res 2002; 81: 411–415
31. Papaioannou W, Gizani S, Nassika M, Kontou E, Nakou M. Adhesion of Streptococcus mutans to different types of brackets. Angle Orthod 2007; 77: 1090–1095
32. Weerkamp AH, van der Mei HC, Busscher HJ. The surface free energy of oral streptococci after being coated with saliva and its relation to adhesion in the mouth. J Dent Res 1985; 64: 1204–1210
33. Caufi eld PW, Dasanayake AP, Li Y, Pan Y, Hsu J, Hardin M. Natural history of Streptococcus sanguinis in the oral cavity of infants: evidence for a discrete window of infectivity. Infect Immun 2000; 68: 4018–4023
34. Köhler B, Andreen I, Jonsson B. The earlier the colonization by mutans streptococci, the higher the caries prevalence at 4 years of age. Oral Microbiol Immunol 1988; 3: 14–27
35. Ahn S-J, Lim B-S, Yang H-C, Chang Y-I. Quantitative analysis of the adhesion of cariogenic streptococci to orthodontic metal brackets. Angle Orthod 2005; 75: 666–671
36. Türkkahraman H, Sayin MO, Bozkurt FY, Yetkin Z, Kaya S, Onal S. Archwire ligation techniques, microbial colonization, and periodontal status in orthodontically treated patients. Angle Orthod 2005; 75: 231–236
37. Pandis N, Papaioannou W, Kontou E, Nakou M, Makou M, Eliades T. Salivary Streptococcus mutans levels in patients with conventional and self-ligating brackets. Angle Orthod Eur J Orthod (in press)
38. Wilson TG, Gregory RL. Clinical effectiveness of fluoride-releasing elastomers. I: salivary Streptococcus mutans numbers. Am J Orthod Orthop 1995; 107: 293–297
39. Wilson TG, Love B. Clinical effectiveness of fluoridereleasing elastomers. II. Enamel microhardness levels. Am J Orthod Dentofac Orthop 1995; 107: 379–381
40. Benson PE, Douglas CWI, Martin MVM. Fluoridated elastomers: Effect on the microbiology of plaque. Am J Orthod Dentofac Orthop 2004; 126: 325–330
41. Camosci DA, Tinanoff N. Anti-bacterial determinants of stannous fluoride. J Dent Res 1984; 63: 1121–1125
42. Ota K, Kikuchi S, Beierle JW. Stannous fl uoride and its effects on oral microbial adhesive properties in vitro. Pediatr Dent 1989; 11: 21–25
43. Doherty UB, Benson PE, Higham SM. Fluoridereleasing elastomeric ligatures assessed with the in situ caries model. Eur J Orthod 2002; 24: 371–378
44. Øgaard B. Oral microbiological changes, long-term enamel alterations due to decalcifi cation, and caries prophylactic aspects. In: Brantley WA, Eliades T (eds) Orthodontic Materials. Scientifi c and Clinical Aspects. Stuttgart

(Germany): Thieme, 2001
45. van Gastel J, Quirynen M, Teughels W, Coucke W, Carels C. Infl uence of bracket design on microbial and periodontal parameters in vivo. J Clin Periodontol 2007; 34: 423–431
46. Benson PE, Shah AA, Millett DT, Dyer F, Parkin N, Vine RS. Fluorides, orthodontics and demineralization: a systematic review. J Orthod 2005; 32: 102–114
47. Øgaard B, Alm AA, Larsson E, Adolfsson U. A prospective, randomized clinical study on the effects of an amine fl uoride/stannous fl uoride toothpaste/mouthrinse on plaque, gingivitis and initial caries lesion development in orthodontic patients. Eur J Orthod 2006; 28: 8–12
48. Attin R, Thon C, Schlagenhauf U, Werner C, Wiegand A, Hannig C, Attin T. Recolonization of mutans streptococci on teeth with orthodontic appliances after antimicrobial therapy. Eur J Orthod 2005; 27: 489–493
49. Attin R, Ilse A, Werner C, Wiegand A, Attin T. Antimicrobial effectiveness of a highly concentrated chlorhexidine varnish treatment in teenagers with fixed orthodontic appliances. Angle Orthod 2006; 76: 1022–1027
50. Derks A, Frencken J, Bronkhorst E, Kuijpers-Jagtman AM, Katsaros C. Effect of chlorhexidine varnish application on mutans streptococci counts in orthodontic patients. Am J Orthod Dentofac Orthop 2008; 133: 435–439

제 11 장

자가결찰 브라켓을 이용한 교정치료의 치주적 영향

Jan van Gastel, Marc Quirynen, Wim Teughels and Carine Carels

서론

지난 수십 년 간 고정식 장치로 교정치료를 받는 환자들이 점진적으로 증가했다.[1] 대다수 환자들은 객관적인 의과적 또는 치과적인 필요와 상관없이 심미 개선을 위해 치료를 원하며, 때로는 교정치료의 이득이 위험보다 큰지 평가하기 어려운 경우도 있다.[2] 치료 필요도를 객관적으로 평가하는 여러 가지 기준(index)들이 개발되었는데 대부분 기준들이 치과적 건강 구성요소를 포함하기는 하지만, 치주적 필요도 측정은 평가에 포함되지 않았던 것이 사실이다.

교정치료를 하는 이유 중의 하나는 배열이 고르지 않은 치열을 바르게 하는 것이지만, 크라우딩과 같은 부정교합이 치태의 축적과 성숙에 대해 미치는 영향에 대해서는 여전히 논쟁이 있는 상태다.[3,4] 치주질환의 원인론과 병인론에는 여러 가지 인자가 영향을 미치는 것으로 알려져 있다. 따라서 치태 축적을 조장하거나 치태의 제거를 더 어렵게 하는 요소는 국소적 치주질환에 대한 위험도를 증가시킬 것으로 예상된다. 교정용 브라켓과 밴드는 치태축적을 증가시키는 인자로 알려져 있다. 교정치료 시 대부분 고정식 장치가 사용되고 있지만 브라켓 부착이 치주건강에 미치는 영향은 아직 완전히 명확하지는 않다. 또한 자가결찰 브라켓을 이용한 교정치료 과정 혹은 치료 후의 치주적 변화에 대한 연구는 발표된 적이 없다.

단기 효과

밴드와 브라켓 같은 교정용 장치를 부착하게 되면 새로운 유지 장소를 형성하여 치태 축적을 증가시키고 염증반응을 촉진한다.[5] 브라켓 부착 후 미생물 변화는 1980년대 후반 관심 주제였다. 초기에는 Streptococcus mutans와 Lactobacillus 종 같은 우식유발 세균종과 이에 따른 법랑질의 탈회가 연구자들 사이에서 주된 관심 분야였다.[6,7] 최근에는 더 복잡한 치주병 유발 미생물 및 브라켓 부착 후 미생물의 변화가 관심 주제가 되었다.[8-10]

구강위생이 좋은 경우에서도 이전에 해왔던 술식처럼 전체 치아에 밴드를 할 경우 짧은 기간 안에 전반적인 치주염이 생긴다고 알려져 있다(그림 11.1).[11,12] 특히 근심부위에서 염증이 증가하고, 치은 부종 및 가성낭이 형성되는 것이 특징이다. 치주낭 깊이가 감소하지만, 교정치료 종료 후에는 절대적인 기준점에 대한 위치변화 없이 치주낭의 깊이가 감소한다. 이는 교정치료로 인한 치주낭 생성이 주로 부종성 팽창(edematous swelling)과 치아이동 동안의 조직 축적에 의한 것이며, 치은낭 상피의 근단 이동에 의한 것이 아님을 시사한다. Kouraki 등은 평균 27.5개월 간 교정치료를 받은 30명의 청소년 환자를 추적한 연구에서 교정치료 종료 후 모든 환자에서 치은비대를 관찰하였다.[13] 치은유두의 비대는 평균적으로 치료 전 29%인데 비해 브라켓 제거 후에는 46%였다. 브라켓을 제거하면 치은비대는 현저히 감소하지만, 치료 종료 후 2~3개월에서 치은비대 정도는 치료 전보다 현저히 높았다.[13] Ramadan은 고정식 교정장치 부착 후 타액 내 크롬과 니켈의 농도 및 교정치료 동안 이들이 치은조직에 미치는 영향을 측정했다.[14] 치료 시작 후 3개월에서 알러지 반응이라고 생각되는 치은 부종(gingival swelling)이 여자 20%, 남자 10%에서 관찰되었다. 이러한 치은비대(gingival enlargement)는 장치 제거 후에도 일부만이 사라졌다. 교정치료 동안 관찰된 치은비대(gingival enlargement)가 교정장치를 제거하면 완전히 회복된다는 다른 연구들과 일치하지 않았다(그림 11.1).[5,12,15] 교정치료 동안 일어난 변화는 완전히 가역적이라는 것에 많은 연구자들이 동의하고 있지만, 일부 연구에서는 고정식 장치로 교정치료하는 동안 부착 상실을 보고하고 있다.[16-18]

치은 부종(gingival swelling) 정도는 치은 염증의 표시자

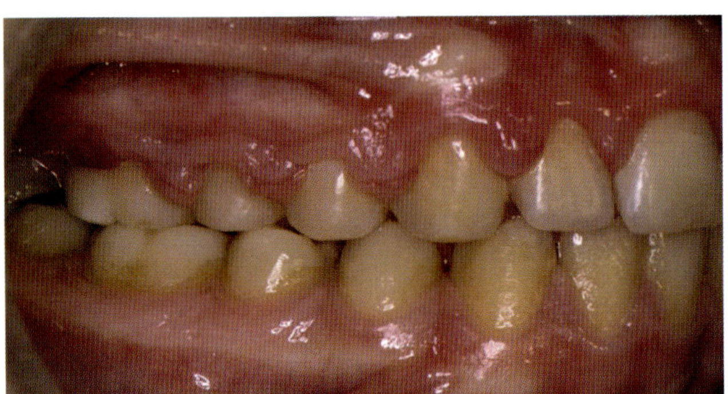

그림 11.1 고정식 교정장치 제거 직후 국소화된 비대 반응을 보이는 환자의 임상 예. 증가된 탐침 깊이는 가성-낭(pseudo-pocket) 형성에 기인한다.

(indicator)로 이용될 수 있다. 빠르고 신뢰할 만한 염증 표지자는 열구액 흐름률(crevicular fluid flow, μℓ/min)과 이 액 내에 존재하는 싸이토카인(cytokines)이다. 열구액 내에 존재하는 싸이토카인은 외부 항원에 대한 숙주의 면역학적 반응을 매개하는 것으로 알려졌다.[19] 최근에는 섬유모세포(fibroblast)와 조골세포(osteoblast)와 같은 결합 조직 세포들도 싸이토카인을 생산하며, 정상적인 생리학적 전환(turnover)과 뼈 재형성에 관여한다는 것이 발견되었다. 싸이토카인은 자가분비(autocrine, 기원 세포에 작용하는)나 인접분비(paracrine, 인접세포에 작용하는) 방식으로 다른 세포의 활동을 조절하거나 변형하는 세포에 의해 생산되는 저분자 단백질(<25kDa)이다. 이는 인터류킨(interleukins, ILs), 종양괴사인자(tumor necrosis factors, TNFs), 인터페론(interferons, IF), 성장인자(growth factors, GF) 그리고 군집자극인자(colony stimulating factors, CSF)를 포함한다. 싸이토카인 생물학을 이해하는 데 주된 어려움은 이들 인자의 숫자와 복잡성이다. 또 이들 인자가 많고 복잡하기 때문에 사이토카인 생물학을 이해하는 데 어려움이 있다. 또한, IL-1과 TNF와 같은 여러 가지 인자들이 서로 중복되는 생물학적 작용을 나타내며, 많은 수가 다양한 생물학적 효과 즉 pleiotropy를 가진다. 이런 점이 임상 연구에서 교정치료 동안 싸이토카인의 반응이 염증에 대한 것인지 치아이동에 의한 것인지 구별하기 힘들게 한다.

구치의 협측으로부터 치은 생검(gingival biopsies)을 시행한 종단 연구에서, Zachrisson과 Zachrisson은 밴드(band) 삽입 직후 치은 결합 조직에 염증성 세포가 침입함을 보고하였다.[12] 첫달에는 림프구(lymphocyte) 계열의 세포가 우세하게 나타나지만 곧이어 형질세포(plasma cell)가 많아진다. 세포 종류에 따른 표면 특성(topograph)에 따라 백혈구성 침투(leukocytic infiltration)가 다르게 나타난다; 형질세포(plasma cell)가 결합조직의 중심부에 가깝게 위치하는 반면, 림프구(lymphocytes)와 다형핵 백혈구(polymorhonuclear leukocytes, PMNs)는 상피에 가까운 표층

에 위치한다. 밴드 제거 후 염증성 치은 병소는 산발적으로 지속되는 열구 상피의 비후(Acanthosis)와 함께 점차 감소한다.[12] Diedrich 등은 치은 병소의 조직병리학적 이미지를 보여줬다: 분리되고 심하게 손상된 상피 부착, 치은연하 치석, 대량의 백혈구 침입(주로 림프구, PMNs 및 형질세포), 그리고 유두간 섬유 구조(intrapapillary fiber apparatus)의 파괴를 초래하는 콜라겐의 상실. 치조 경계로의 미생물 침습에 대한 마지막 보호장벽인 횡중격 섬유(transseptal fibers)는 다양한 정도로 침습되는데, 치은연하에 밴드 가장자리가 위치되느냐에 따라 영향을 받으며 특히 치아 사이에서 많이 발생한다. 결합조직 부착이 심하게 손상되고 치주낭 상피가 근단 이동하여 만성 치은염에서 초기 비가역적 치주 병소로 이행하는 모습이 관찰되었다.[20]

장기 효과

교정치료의 장기적 효과를 알아보기 위해 Sadowsky와 BeGole은 청소년기에 교정치료를 받은 96명과 교정치료 받지 않은 부정교합자 103명(인종, 성별, 나이, 사회경제적 지위, 구강 위생 그리고 치과 인지도가 일치하는)을 비교하는 후향적 연구를 수행하였다.[21] 치주질환의 전반적인 유병률에서 두 그룹 간 유의한 차이가 나타나지는 않았으나, 더 세밀하게 분석한 결과 교정치료 그룹에서 대조군에 비해 상악 구치부와 하악 전치부에서 약하거나 중등도의 치주질환이 더 많이 보인다는 것을 알 수 있었다. 연구에서는 청소년기에 교정치료가 장기적인 치주 건강 상태를 결정하는 주된 인자가 아니라는 것을 보여준다. 또한 청소년기에 교정치료를 받지 않는 것과 성인기에 치주질환이 발생하는 것과는 관련성이 없다.[21] 112명의 교정치료 환자와 111명의 대조군에 대해 비교연구를 시행한 Polson 등도 동일한 결과를 보고하였다.[22] Davies 등은 교합 변이(occlusal variations)를 가지며 교정치료를 받거나 받지 않은 417명 어린이에서 치태 지수(plaque indices), 출혈 지수(bleeding indices) 및 전치부의 치아 불규칙도(degree of dental irregularity of the front teeth)를 측정하였고, 3년 후 이를 다시 평가하였다. 두 그룹 어린이 모두에서 치아표면 치태와 치은염 값의 상당한 감소가 관찰되었다. 교정치료를 받은 어린이에서 감소가 더 컸지만, 이는 개선된 치아배열보다는 행동인자(behavioral factors)와 연관되는 것으로 보인다.[23]

상이한 브라켓 시스템

브라켓 부착의 영향에 대한 대부분의 연구에서 밴드나 고정식 교정장치의 부착 후 치은염이 증가된 양상과 함께 미생물 변화가 관찰된다. 교정용 브라켓 유형에 따라 디자인과 재료 특성이 다르기 때문에, 치태 부착과 이에 따른 치은염의 유발 정도도 다르게 나타난다.[24,25] 교정 재료가 달라짐에 따른 미생물 및 치주적 차이가 완전히 밝혀지지 않았다. Türkkakraman 등은 두 가지 종류의 와이어 결찰 방법이 이러한 변화에 영향을 미치는지 조사하기 위해, 교정장치 부착 후 미생물군과 치주 상태의 변화를 연구하였다.[25] 탄성 결찰재(elastic rings)가 세균 수 증가에 어느 정도 기여하는 것으로 알려져 왔다. 하지만 이 연구에 따르면 탄성 결찰재를 이용한 경우 금속 결찰재를 쓴 경우보다 약간 많은 수의 미생물이 보이지만 그 차이는 통계적으로 유의할만하지 않았다. 두 가지 결찰 방식에 따른 치은 지수(gingival index), 치태 지수 또는 치주낭 깊이 차이도 통계적으로 유의하지 않았다. 하지만 탄성 결찰재로 결찰한 경우 치은출혈이 더 생기는 경향을 보였다. 자가결찰 브라켓에서는 탄성 결찰재를 이용하지 않으므로 미생물 부착이 감소할 가능성이 있다는 결론을 도출할 수 있다. 제조사에 따르면 SPEED(Strite Industries, Cambridge, Ontario, Canada) 브라켓은 크기가 작고 탄성 결찰재를 사용하지 않으므로 기존의 twin 브라켓보다 치태 축적이 감소하며 치은 염증 양상이 적다고 한다.

최근까지 브라켓 종류에 따른 연구는 몇 편의 증례보고

수준에만 머무르고 있으며, 신생 치태 형성 평가(*de novo* plaque growth assay)나 무작위 임상 실험(randomized clinical trials)은 전무한 실정이다.[5,12,27] 2007년 Van Gastel 등은 관찰자-맹검(examiner-blind), 분절-구강(split-mouth), 무작위 임상실험(randomized clinical trial)을 시행하였는데, 7일 동안 신생 치태 형성 실험(*de novo* plaque growth experiment)을 통해 대조군, SPEED 자가결찰 브라켓과 기존의 twin 브라켓(GAC, Central Islip, NY) 부착에 따른 미생물 환경, 임상적 치주 요소 및 열구액 흐름률(crevicular fluid flow) 차이를 비교 평가하였다.[28]

다음의 기준을 충족하는 16명의 치과 대학 학생이 실험에 참여하였다: 비흡연자, 과도한 치과 수복이나 고정식 부분 의치가 존재하지 않음, 열구 출혈 지수(sulcus bleeding index) 0.3 미만, 실험 전 4개월 동안 항생제 미복용. 이전의 고정식 교정치료 여부도 기록되었는데, 협측 법랑질의 매끈한 정도에 영향을 미쳐 플라그 초기 형성 시 미생물 부착에 영향을 줄 수 있기 때문이다.[31-33] 모든 실험자의 구강을 네 개의 사분악으로 나누어 그 중 두 개는 대조군으로 하였다. 실험에는 SPEED와 기존의 GAC twin 브라켓을 사용하였다(그림 11.2). GAC(G-sites)와 SPEED(S-site)로 부착된 치아를 대상으로 네 가지 다른 실험을 수행하였다. 그 중 한 예가 그림 11.3에 나타나 있다. 브라켓을 부착한 치아와 부착하지 않은 대조군 또한 비교하였다(그림 11.4). 브라켓을 치은연 3mm 상방에 부착하였고, 프라이머(primer)가 일부 염료를 흡착 후 분홍빛을 나타내므로 초기 상태를 확인하기 위해 치아를 에리스로신(erythrosine)으로 염색하였다.

표 11.1은 매 내원 시 상태를 자세히 보여준다(표 11.1). 7일 째 마지막으로 임상적 측정을 시행하였으며 그 후 브라켓을 제거하고 치아를 완전히 세척하고 연마하였다. 처음, 3일 째 그리고 7일 째(플라그 염색 전과 후)에 치태 형성을 평가하기 위해 임상 사진을 촬영하였다(그림 11.4~11.6). 다음의 요소들도 함께 측정하였다(3일 째에는 제1소구치만 그리고 7일 째에는 나머지 치아): 열구액 흐름률(crevicular fluid flow), 탐침 깊이(probing depth) 그리고 탐침 시 출혈(bleeding on probing).

표 11.1 연구의 흐름도, 내원 시마다 측정

	Intake	Day 0	Day 3	Day 7
Scaling and polishing	x	x		x
Crevicular fl uid sampling		x	x	x
Pocket probing depth measuring		x	x	x
Bleeding on probing measuring		x	x	x
Bracket placement	x			
Removal brackets PM1			x	
Removal brackets PM2 and M2				x
Oral hygiene instruction	x	x	x	x

치은연상 치태 샘플에서 위치에 따라 호기성(aerobic) 및 혐기성(unaerobic) CFU(colony forming units)의 숫자는 유의한 차이가 있었다. 전반적으로 S-sites는 기존 G-sites보다 치태형성이 더 많았다. S-sites는 G-sites보다 유의하게 더 높은 호기성 세균의 CFU를 보였고 두 가지 브라켓 모두 대조군보다 더 높은 값을 나타냈다. 호기성 세균 CFU는 모든 군에서 3일 째보다 7일 째 더 높은 값을 보였다. 또한 혐기성 세균 CFU에서도 재료 간에 유의한 차이가 관찰되었다. 3일 째에, 혐기성 세균 CFU만이 대조군과 비교 시 S-sites에서 유의하게 높았고, 7일 째에는 더 많은 혐기성 종이 관찰되었으며, SPEED와 GAC 브라켓 군 모두에서 대조군에 비해 유의하게 높은 값을 보였다. SPEED와 GAC 브라켓 군 간 혐기성 세균의 CFU는 3일째와 7일째 모두에서 유의한 차이가 나타나지 않는다는 것은 주목할 만하다.

재료에 따라 열구액 양(crevicular fluid volume)의 차이가 관찰된다. 3일에서 7일까지 전체 열구액 흐름률(crevicular fluid flow)이 현저하게 증가하였다. 3일 째에 S-sites에서만 대조군에 비해 유의하게 높은 흐름을 보이며, 7일 째는 두 군에서 모두 대조군보다 유의하게 높은 수치가 관찰된다. SPEED와 GAC 군 간의 차이는 유의할 만한 수준에

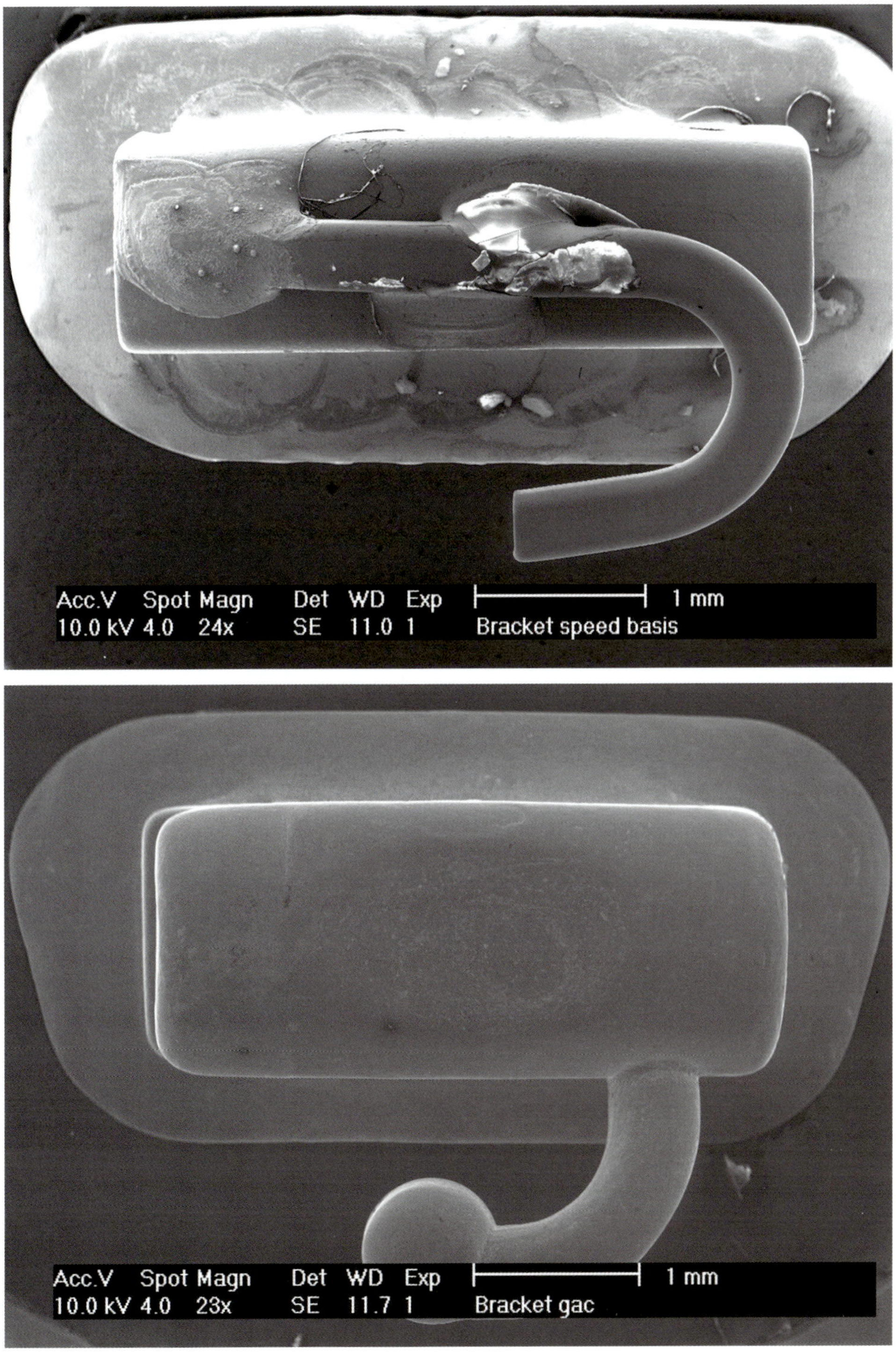

그림 11.2 서로 다른 브라켓의 주사 전자 현미경 영상, SPEED 브라켓(**a**)과 GAC 브라켓(**b**).

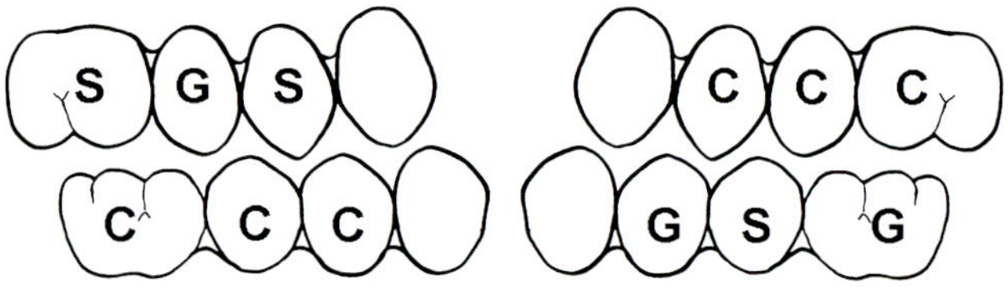

그림 11.3 개별 환자에게 적용한 분절-구강(split-mouth) 디자인의 예. (S-site = SPEED 브라켓으로 부착한 치아; G-site = 기존 GAC 브라켓으로 부착한 치아; C = 대조군, 비부착 치아).

미치지 못했다. 1일 째에 탐침 깊이는 재료 간에 유의할 만한 차이를 보이지 않는다. G-site나 대조군에 비해 S-site에서 탐침 깊이의 증가가 유의할 만하게 관찰되었다. G-site에서는 협측-중앙부가 유의한 변화를 보이지 않았으므로, 인접면에서의 변화에 기인하는 것으로 생각된다. BOP(bleeding on proving)은 전체 기간 동안 명백히 증가했지만, 부위 간의 차이는 관찰되지 않았다.

여러 연구에서 치태축척이 증가함에 따라 치은 염증 시상이한 치은 반응을 보인다고 보고되어 있으므로, 구강 건강이 좋은 치과학생을 대상으로 한 이번 실험은 중요하다.[34,35] 치은염에 대한 실험적 연구에서도 이러한 플라그 형성 증가가 나타났다.[34,36] 대부분의 저자들은 초기 치태 형성에 관심이 있었기 때문에, 실험 기간은 7일로 설정하였다. 또한 기간이 길어지면 양치질에 대한 협조도가 감소되기 때문에 협조도의 측면에서 실험기간을 설정한 것이다.

실험 동안 탐침 깊이가 증가되었는데 이는 치은비대(gingival enlargement) 혹은 약해진 접합 상피 내로 탐침이 더 깊이 통과했기 때문으로 보인다. 두 가지 모두 탐침 깊이의 증가에 영향을 미치므로, 본 연구에서 사용한 방법으로는

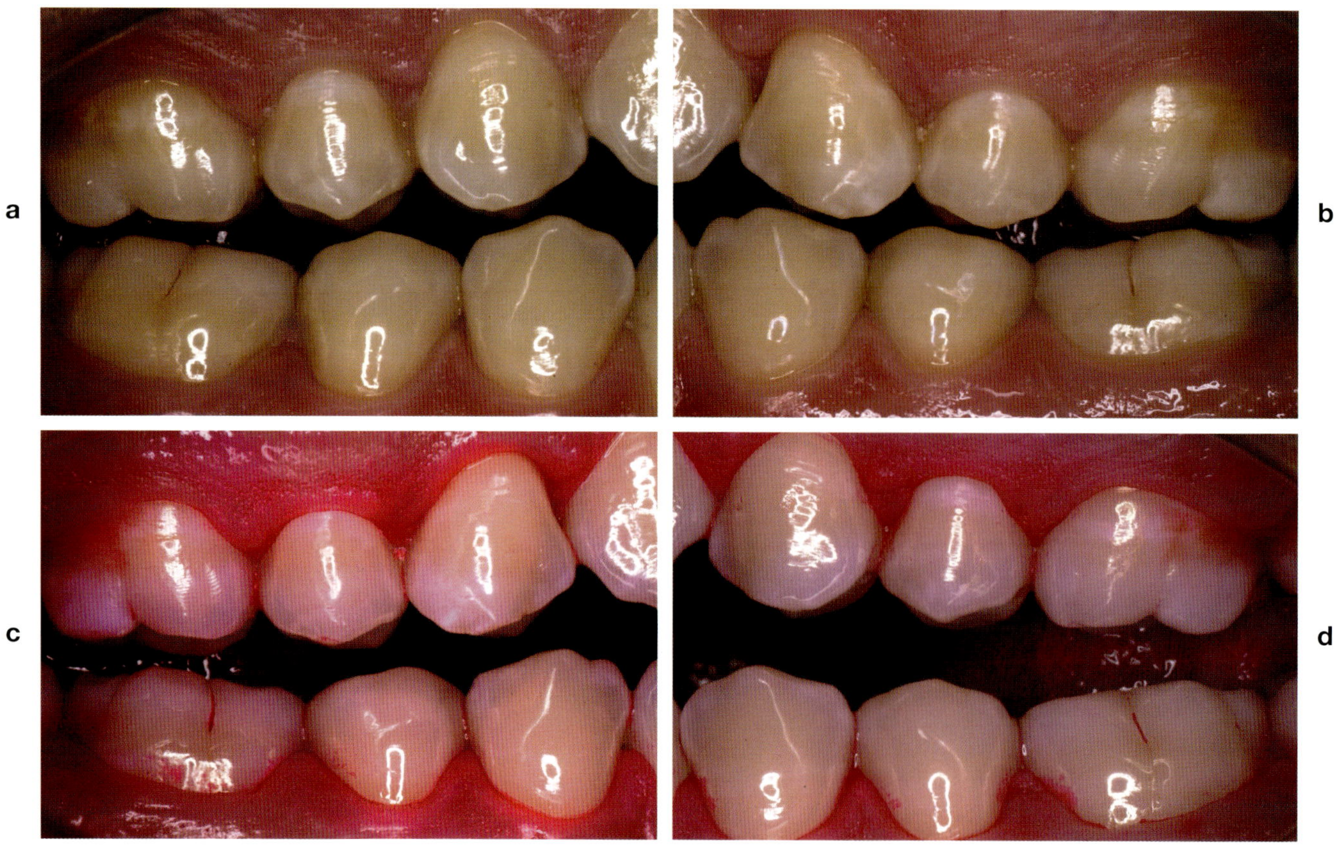

그림 11.4 1일 째 치태 염색 전(**a**, **b**)와 후(**c**, **d**) 실험 설정의 임상 예.

이들을 구별할 수 없다. 비교적 짧은 기간 동안 수행된 연구이기 때문에, 치은염은 유발되었지만 부착상실은 나타나지 않은 것으로 생각된다.[11,12]

앞서 기술한 열구액의 증가는 브라켓 부착에 의해서만 유발되는 것은 아닌 것 같다. 보존과와 교정과에서 산부식 과정에 인산(phosphoric acid)이 많이 이용되는데, 이로 인한 치주 연조직의 괴사가 보고된 바 있다.[37] 인산이 수분 동안 점막에 닿은 경우 백색 궤양성 병소(white ulcerative lesions)가 나타났다.[38] 이러한 부작용을 피하기 위해 인산을 작은-스폰지(mini-sponge)에 약간 적셔서 치은연에서 안전한 거리에서 국소적으로 도포하였다.

치과 접착재(dental adhesives)는 치은 섬유모세포(gingival fibroblasts)에 독성이 있다고 실험적 연구에서 보고되었고,[39] 특히 잔류 단량체(residual monomers)가 치은 염증과 자극을 유발할 수 있다.[40] 인산 사용 시와 동일한 치은 접촉 방지 프로토콜을 접착제(bonding material)에도 적용하였다. 접착제(bonding material)를 즉시 중합하여 치은연과 접촉을 방지하였다. 따라서 두 가지 물질(인산, 치과용 접착재) 자체가 치은 염증 반응에 직접적으로 미치는 영향은 없다고 가정할 수 있다.

열구액 흐름률(crevicular flow) 이외에도, 탐침 시 출혈 경향(BOP)은 치은 염증을 측정하는 다른 요소이며 모든 군에서 처음과 비교 시 7일 째에 유의하게 더 높았다. 그러나 다른 측정일에서는 위치에 따른 차이(inter-site difference)가 보이지 않았다. 재료 간 차이(inter-material difference)는 유의하게 나타나지 않았는데 이는 파라메터의 변별력이 낮기 때문일 것이다. 브라켓을 붙인 치아와 그렇지 않은 치아를 비교해 보면 부착군에서 치태형성이 더 빨랐고, 2-8배 더 많은 CFU가 측정되었다. 이러한 결과는 열구액 흐름률과 치주낭 깊이에서 나타난 변화와 일치한다. 3일과 7일 째 모두에서 두 가지 브라켓 유형 간에 열구액 흐름률의 유의한 차이는 관찰되지 않았다. S-site에서 더 높은 세균량과 더 낮은 CFU 비율(호기성세균/혐기성세균, CFU ratio, aerobe/anaerobe)이 열구액 흐름률의 빠른 증가에 기여했을 것이다(그림 11.7). S-site에서 열구액 흐름률(crevicular flow)은 이미 3일 째에 대조군보다 유의하게 높은 반면, G-site에서는 7일 째에도 대조군보다 높은 열구액 흐름률(crevicular flow)이 관찰되지 않는다.

3일 째에 대조군과 S-site 간의 CFU 비율(호기성세균/혐기성세균, CFU ratio, aerobe/anaerobe)은 유의한 차이가 없으나 열구액 흐름률은 S-site에서 더 높게 나타난다. 호기성 및 혐기성세균 CFU는 모두 S-site에서 유의하게 증가한 것으로 설명할 수 있을 것이다. 7일 째, GAC 군에서 대조군보다 유의하게 높은 열구액 흐름률이 관찰되며, 이때 유의하게 낮은 CFU 비율이나 높은 혐기성세균 CFU는 보이지 않는다.

대조군에서 GAC 군보다 낮은 CFU 비율(호기성세균/혐기성세균)을 보이는 것은 예상하지 못한 결과이다. 대조군에서 치태가 치간 공극 뿐만 아니라 치은연 부위에서 형성된다는 것으로 설명할 수 있다(그림 11.5, 11.6). 이 두 부위에서 혐기성세균이 현저하게 집락화하는 것이 관찰된다. 그러나 세균성 치태 전체 양은 GAG 군이 대조군보다 높다. GAG 군에서 치태가 부착 가능한 전체 표면이 더 넓을 뿐만 아니라 불규칙한 표면을 가지고 있기 때문이라고 예상된다. 브라켓이 있는 경우 저작에 의한 자정 작용이 효율적으로 일어날 수 없다. 대조군에서 낮은 CFU 비율(호기성세균/혐기성세균)을 보인 것은 열구액 흐름률이 낮은 것과 상충되는 결과이다. 치은염 발달에는 CFU 비율(호기성세균/혐기성세균) 뿐만 아니라 세균의 전체 양(절대값) 또한 중요하다는 것을 의미한다.

치주낭 깊이와 호기성세균 CFU, 혐기성세균 CFU 및 CFU ratio(호기성세균/혐기성세균)의 증가는 유의한 차이를 보였다. SPEED 브라켓은 크기가 작고 매끄러운 클립이 있어 탄성 결찰재가 필요 없기 때문에 GAC 군에 비해 세균의 CFU 수가 클 것이라고 생각되지는 않는다. 두 가지 브라켓의 표면 차이를 관찰하기 위해, 주사 전자 현미경 영상

a b c d

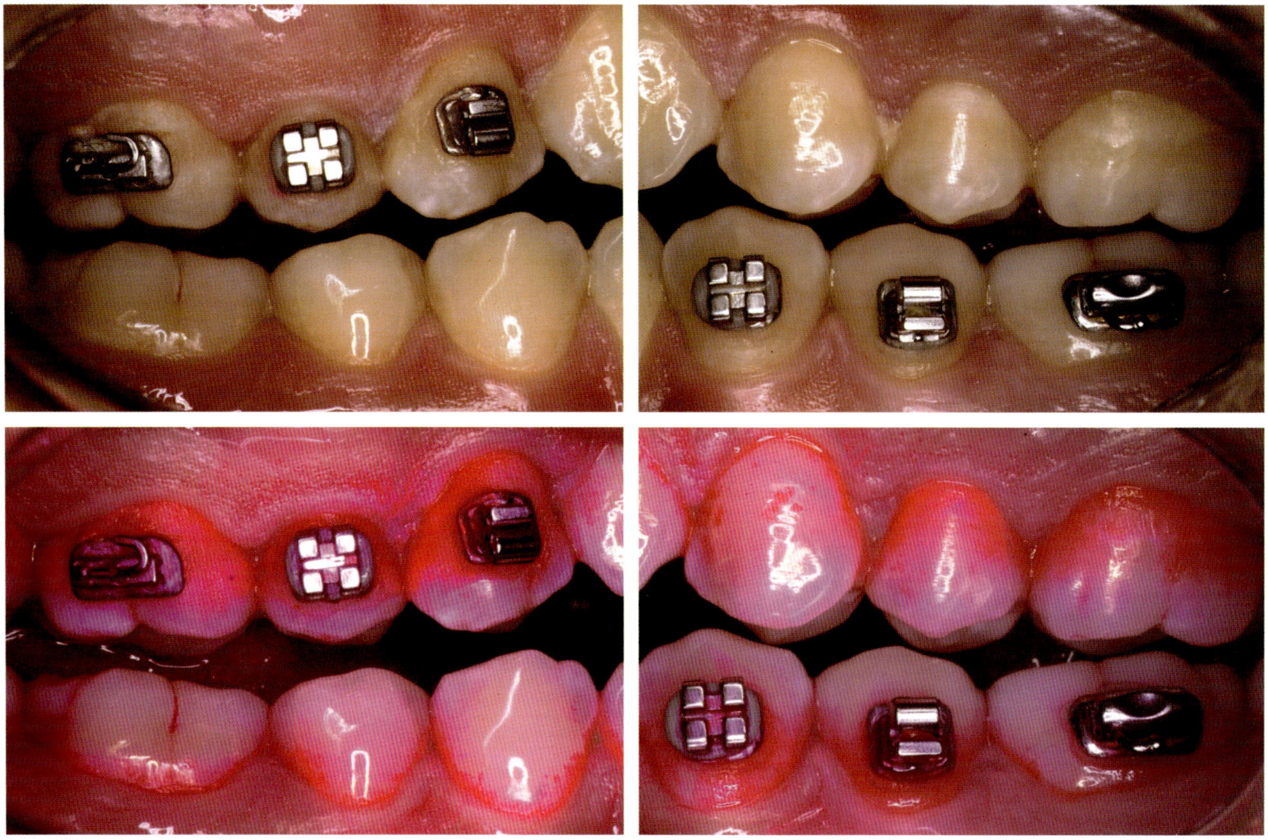

그림 11.5 3일 째 치태 염색 전(**a, b**)과 후(**c, d**) 실험 설정의 임상 예, 14,16 및 35번 치아에 SPEED 브라켓 부착 그리고 15,34 및 36번 치아에 GAC 브라켓 부착.

(scanning electron microscope image)을 이용하여 다양한 배율로 촬영하였다(그림 11.2). SPEED 브라켓(브라켓과 튜브 모두) 부착물의 계면에서 현저한 불규칙성이 보인다. 이러한 용접한 부위는 불규칙한 표면을 형성하며, S-site에서 치태 부착증가를 일으킬 것이다.

이런 유형의 randomized clinical trials이 지금까지 없었기 때문에 이번 실험 결과를 다른 문헌과 비교할 수 없다. 또한 서로 다른 브라켓 유형에 따른 임상적이고 미생물학적 비교 연구도 아직까지 in vivo로 수행된 적이 없다. 하지만 고정식 교정장치의 부착이 치태의 미생물학적 특성에 영향을 미친다는 의견이 많은데, Lee 등은 치은염이 있는 교정환자의 치은연하 치태에서 치주질환 원인균이 유의할 만하게 많이 발견됨을 보고하였다. 이들은 교정용 고정식 장치를 부착한 환자와 그렇지 않은 환자에서 치은염 부위 치은연하 치태의 유의한 차이를 발견하였다. *T. forsythia, T. denticola, P. nigrescens*은 교정환자 샘플에서 대조군보다 유의하게 더 우세하게 나타났다.[41] 앞의 연구와 마찬가지로 교정용 브라켓 부착과 연관된 국소적 변화가 치태 내의 치주질환 원인균 분포에 영향을 준다는 것을 의미한다. 그러나 두 그룹 간 치주낭 깊이는 차이가 없었으며, 브라켓 유형에 따른 차이는 평가하지 않았다. 또한 교정 환자는 구강위생 교육을 더 많이 받기 때문에 구강위생이 더 좋을 수 있다. 그러므로 두 그룹을 비교하는 것은 어려울 수 있다. Huser 등은 치료 시작 전과 교정장치 부착 후 90일까지 임상검사 및 세균학적 검사를 시행하였다. 치태 지수(plaque index)와 출혈 지수(bleeding score)는 밴드를 한 치아에서 대조군에 비해 유의한 증가를 보였으나, 탐침 깊이는 실험군과 대조군 모두에서 정상 범주 내였다. 암시야 현미경

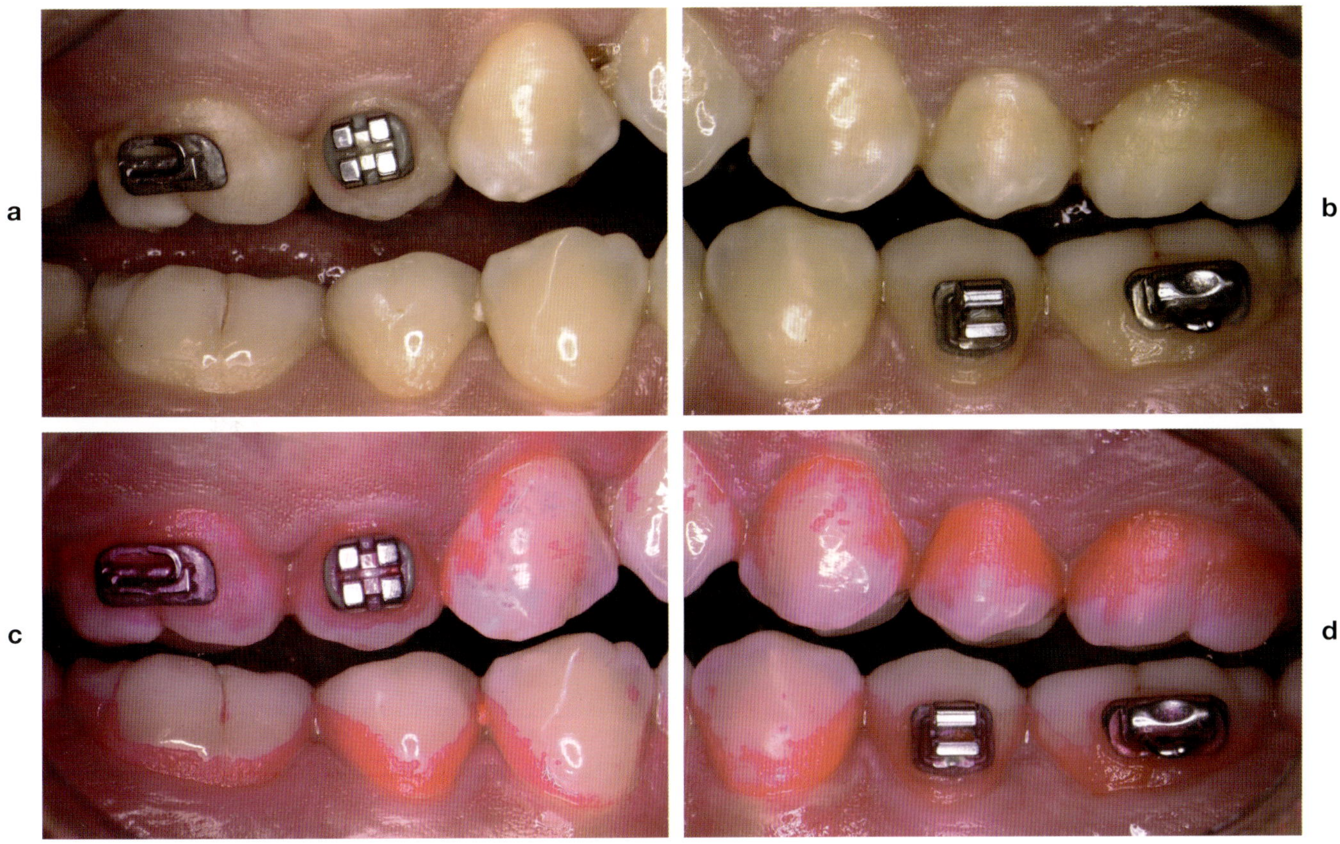

그림 11.6 7일 째 치태 염색 전(a,b)과 후(c, d) 실험 설정의 임상 예, 16 및 35번 치아에 SPEED 브라켓 부착 그리고 34 및 36번 치아에 GAC 브라켓 부착.

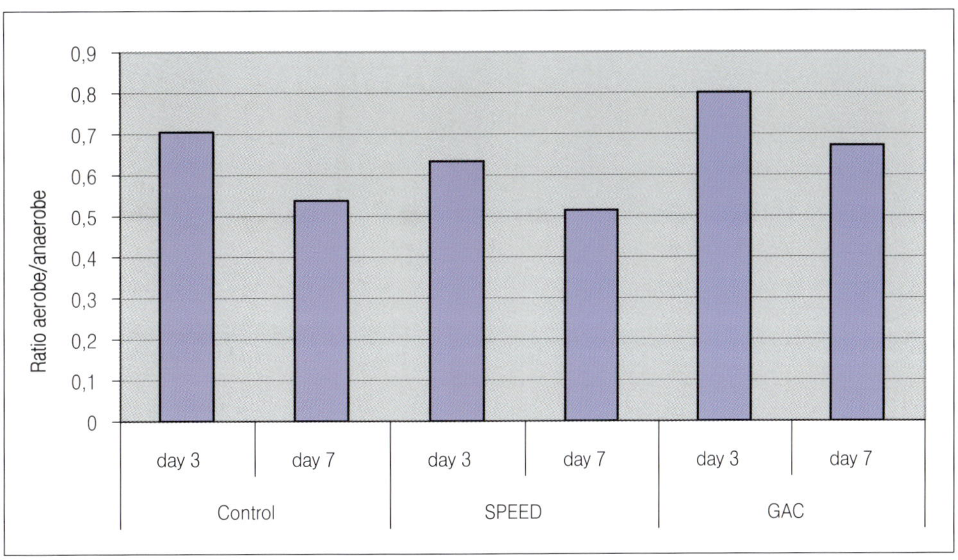

그림 11.7 일자 별 각 군의 평균 CFU 비율(y-축).

(dark-field microscopy)으로 플라그의 구성을 평가하였는데, 밴드를 장착한 부위에서 나선균(spirochetes), 운동성 간균(motile rods), 선균(filaments), 방추상균(fusiforms) 비율의 증가를 동반한 유의한 변동이 관찰되었다. 동일한 기간 동안 대조군에서는 세균 분포에 유의한 변화는 관찰되지 않았다.[42] Petti 등은 6개월 동안 수행된 비슷한 연구에서 고정식 혹은 가철식 교정장치가 치은연상 및 연하 세균총에 대해 미치는 영향을 비교 평가 하였는데, 치주적 요소(periodontal parameters)는 측정하지 않았다. 구강위생이 좋고 동기유발이 잘 된 환자들에서 치료 시작 6개월 동안 치은염과 치주염은 발생하지 않았다. 하지만 고정식 장치를 사용한 실험군에서 관찰된 구강 세균총의 유의한 변화가 앞선 연구와 비슷하게 관찰되었으며, 이는 치료기간 동안 치은염 발생 위험도를 높일 뿐만 아니라 치주염이 일어날 위험성도 배재할 수 없게 한다.

브라켓 시스템 간 비교 연구는 아직까지 보고된 바가 없다. 탄성 결찰재를 이용한 경우와 결찰용 와이어(ligature wires)로 결찰한 경우의 비교 연구는 존재한다.[6,26] 앞서 언급한 바와 같이 Türkkakraman 등은 탄성 결찰재를 이용한 경우 금속 결찰 와이어를 쓴 경우보다 약간 더 많은 수의 미생물이 관찰된다고 하였다.[26] 결찰 방법에 따른 치은 지수(gingival index), 치태 지수(plaque index) 및 탐침 깊이(probing depth) 차이는 통계학적으로 유의하지 않았다. 하지만 탄성 결찰재를 이용한 경우 치은출혈(bleeding gingivae) 경향이 높았다. 이 연구의 관찰 기간은 5주였는데, 교정치료기간이 경과된다면 좀더 명백한 차이를 관찰할 수 있을 것이다. Forsberg 등은 고정식 교정장치로 치료한 12명의 환자에서 세균 집락화 정도를 평가하였으며, 금속 와이어로 결찰한 치아보다 탄성 결찰재를 이용한 경우 측절치 플라그 내에 더 많은 수의 세균이 존재한다고 보고하였다.[6] 그들은 *S. mutans*에 주로 관심을 두어 세균집락화를 평가하였으며 치주상태는 고려하지 않았다. 앞서 언급하였듯이 브라켓 부착된 치아에서 결찰 방법은 미생물 및 임상 치주 요소에 영향을 미칠 것이다. 이러한 관점에서, 탄성 결찰재를 이용하는 기존 브라켓과 비교 시 자가결찰 브라켓은 부작용을 덜 유발할 가능성이 있다; 하지만 이는 아직 인증되지 않았다.

참고문헌

1. Shaw WC, Richmond S, O'Brien KD, Brook P, Stephens CD. Quality control in orthodontics: indices of treatment need and treatment standards. Br Dent J 1991; 170: 107–112
2. van Gastel JL, Quirynen M, Teughels W, Carels C. The relationships between malocclusion, fi xed orthodontic appliances and periodontal disease. A review of the literature. Aust Orthod J 2007; 23: 121–129
3. Socransky SS. Relationship of bacteria to the etiology of periodontal disease. J Dent Res 1970; 49: 203–222
4. Socransky SS. Microbiology of periodontal disease – present status and future considerations. J Periodontol 1977; 48: 497–504
5. Alexander SA. Effects of orthodontic attachments on the gingival health of permanent second molars. Am J Orthod Dentofac Orthop 1991; 100: 337–340
6. Forsberg CM, Brattstrom V, Malmberg E, Nord CE. Ligature wires and elastomeric rings: two methods of ligation, and their association with microbial colonization of Streptococcus mutans and lactobacilli. Eur J Orthod 1991; 13: 416–420
7. Rosenbloom RG, Tinanoff N. Salivary Streptococcus mutans levels in patients before, during, and after orthodontic treatment. Am J Orthod Dentofac Orthop 1991; 100: 35–37
8. Paolantonio M, di Girolamo G, Pedrazzoll V, di Murro C, Picciani C, Catamo G, Cattabriga M, Piccolomini R. Occurrence of Actinobacillus actinomycetemcomitans in patients wearing orthodontic appliances. A cross-sectional study. J Clin Periodontol 1996; 23: 112–118
9. Paolantonio M, Festa F, di Placido G, D'Attilio M, Catamo G, Piccolomini R. Site-specifi c subgingival colonization by Actinobacillus actinomycetemcomitans in orthodontic patients. Am J Orthod Dentofac Orthop 1999; 115: 423–428
10. Petti S, Barbato E, Simonetti DA. Effect of orthodontic therapy with fixed and removable appliances on oral microbiota: a six-month longitudinal study. New Microbiol 1997; 20: 55–62
11. Kloehn JS, Pfeifer JS. The effect of orthodontic treatment on the periodontium. Angle Orthod 1974; 44: 127–134
12. Zachrisson S, Zachrisson BU. Gingival condition associated with orthodontic treatment. Angle Orthod 1972; 42: 26–34
13. Kouraki E, Bissada NF, Palomo JM, Ficara AJ. Gingival enlargement and resolution during and after orthodontic treatment. NY State Dent J 2005; 71: 34–37
14. Ramadan AA. Effect of nickel and chromium on gingival tissues during orthodontic treatment: a longitudinal study. World J Orthod 2004; 5: 230–234
15. Amanti-Kipioti A, Gusberti FA, Lang NP. Clinical and

microbiological effects of fi xed orthodontic appliances. J Clin Periodontol 1987; 14: 326–333
16. Zachrisson BU, Alnaes L. Periodontal condition in orthodontically treated and untreated individuals. I. Loss of attachment, gingival pocket depth and clinical crown height. Angle Orthod 1973; 43: 402–411
17. Zachrisson BU, Alnaes L. Periodontal condition in orthodontically treated and untreated individuals. II. Alveolar bone loss: radiographic fi ndings. Angle Orthod 1974; 44: 48–55
18. Zachrisson BU. Cause and prevention of injuries to teeth and supporting structures during orthodontic treatment. Am J Orthod 1976; 69: 285–300
19. Griffi ths GS. Formation, collection and signifi cance of gingival crevice fl uid. Periodontol 2000 2003; 31: 32–42
20. Diedrich P, Rudzki-Janson I, Wehrbein H, Fritz U. Effects of orthodontic bands on marginal periodontal tissues. A histologic study on two human specimens. J Orofac Orthop 2001; 62: 146–156
21. Sadowsky C, BeGole EA. Long-term effects of orthodontic treatment on periodontal health. Am J Orthod 1981; 80: 156–172
22. Polson AM, Subtelny JD, Meitner SW, Polson AP, Sommers EW, Iker HP, Reed BE. Long-term periodontal status after orthodontic treatment. Am J Orthod Dentofac Orthop 1988; 93: 51–58
23. Davies TM, Shaw WC, Worthington HV, Addy M, Dummer P, Kingdon A. The effect of orthodontic treatment on plaque and gingivitis. Am J Orthod Dentofac Orthop 1991; 99: 155–161
24. Anhoury P, Nathanson D, Hughes CV, Socransky S, Feres M, Chou LL. Microbial profi le on metallic and ceramic bracket materials. Angle Orthod 2002; 72: 338–343
25. Löe H, Theilade E, Jensen SB. Experimental gingivitis in man. J Periodontol 1965; 36: 177–187
26. Tükkahraman H, Sayin MO, Bozkurt FY, Yetkin Z, Kaya S, Onal S. Archwire ligation techniques, microbial colonization, and periodontal status in orthodontically treated patients. Angle Orthod 2005; 75: 231–236
27. Shelley WB. Gingival hyperplasia from dental braces. Cutis 1981; 28: 149–150
28. van Gastel JL, Quirynen M, Teughels W, Coucke W, Carels C. Infl uence of bracket design on microbial and periodontal parameters in vivo. J Clin Periodontol 2007; 34: 423–431
29. Muhlemann HR, Son S. Gingival sulcus bleeding – a leading symptom in initial gingivitis. Helv Odontol Acta 1971; 15: 107–113
30. Eliades T, Gioka C, Eliades G, Makou M. Enamel surface roughness following debonding using two resin grinding methods. Eur J Orthod 2004; 26: 333–338
31. Quirynen M, Marechal M, Busscher H, el-Abiad M, Arends J, van Steenberghe D. The infl uence of surface characteristics on the early bacterial colonization of intra-oral hard surfaces. J Clin Dent 1988; 1 Suppl A: A14-A19
32. Quirynen M, Marechal M, Busscher HJ, Weerkamp AH, Arends J, Darius PL, van Steenberghe D. The influence of surface free-energy on planimetric plaque growth in man. J Dent Res 1989; 68: 796–799
33. Quirynen M, Marechal M, Busscher HJ, Weerkamp AH, Darius PL, van Steenberghe D. The infl uence of surface free energy and surface roughness on early plaque formation. An in vivo study in man. J Clin Periodontol 1990; 17: 138–144
34. Quirynen M, Dekeyser C, van Steenberghe D. The influence of gingival infl ammation, tooth type, and timing on the rate of plaque formation. J Periodontol 1991; 62: 219–222
35. Rowshani B, Timmerman MF, Van der Velden U Plaque development in relation to the periodontal condition and bacterial load of the saliva. J Clin Periodontol 2004; 31: 214–218
36. Daly CG, Highfi eld JE. Effect of localized experimental gingivitis on early supragingival plaque accumulation. J Clin Periodontol 1996; 23: 160–164
37. Forsberg CM. The effect of 50 per cent phosphoric acid on oral soft tissues. Swed Dent J Suppl 1982; 15: 37–40
38. Akman AC, Demiralp B, Guncu GN, Kiremitci A, Sengun D. Necrosis of gingiva and alveolar bone caused by acid etching and its treatment with subepithelial connective tissue graft. J Can Dent Assoc 2005; 71: 477–479
39. Huang TH, Tsai CY, Chen SL, Kao CT. An evaluation of the cytotoxic effects of orthodontic bonding adhesives upon a primary human oral gingival fi broblast culture and a permanent, human oral cancer-cell line. J Biomed Mater Res 2002; 63: 814–821
40. Gioka C, Bourauel C, Hiskia A, Kletsas D, Eliades T, Eliades G. Light-cured or chemically cured orthodontic adhesive resins? A selection based on the degree of cure, monomer leaching, and cytotoxicity. Am J Orthod Dentofac Orthop 2005; 127: 413–419
41. Lee SM, Yoo SY, Kim HS, Kim KW, Yoon YJ, Lim SH, Shin HY, Kook JK. Prevalence of putative periodontopathogens in subgingival dental plaques from gingivitis lesions in Korean orthodontic patients. J Microbiol 2005; 43: 260–265
42. Huser MC, Baehni PC, Lang R. Effects of orthodontic bands on microbiologic and clinical parameters. Am J Orthod Dentofac Orthop 1990; 97: 213–218

제 12 장

자가결찰 브라켓의 치료 역학

David J. Birnie

서론

자가결찰 브라켓은 1900년대부터 존재했었다. 그러나 역학적으로 복잡하고 세밀한 공학적 허용범위를 요구하는 혁신적인 설계를 실현하기에는 문제점이 많았다. 통상적으로 충분한 신뢰성을 갖춘 사용 가능한 최초의 자가결찰 브라켓은 Dr. G. Herbert Hanson이 1970년대 초반에 개발한 SPEED 브라켓이다. 1980년대와 90년대에 능동형, 수동형 자가결찰 설계가 발표되었고, 2000년 이후에 시장에 등장한 자가결찰 브라켓의 종류는 급격히 증가하였다.

자가결찰 브라켓의 최초 목표가 와이어 결찰의 복잡성을 단순화하는 것이었다면 이러한 장점은 탄성 결찰재의 출현에 의해 어느 정도 감소하였다. 그러나 탄성 결찰재는 엄밀히 말하면 시대에 역행하는 것이었다. 탄성 결찰재는 특히 변위가 많은 치아에서 완전한 브라켓 결찰을 이루지 못하며, 강선 결찰재보다 마찰이 크다. 또한, 시간이 지남에 따라 구강 내 액체를 흡수하여 탄성 성질을 잃고 변색, 색상 불안정, 치태 침착 등을 야기한다. 그러나 이는 강선 결찰재보다 장착과 제거에 시간이 덜 들고, 환자가 다양한 색상의 결찰재를 고르게 하여 고정식 교정장치의 모습을 기호에 맞게 변화시킬 수 있다는 장점이 있다.

자가결찰 장치를 처음 사용한 사람들은 통상적인 결찰법을 사용하는 교정장치보다 치아이동이 빠른 것 같다고 보고하였고, 이는 결찰의 간편함과 함께 자가결찰 시스템의 개발과 확산에 원동력이 되었다. 브라켓 슬롯에 full archwire를 삽입하는 것은 에지와이즈 시스템에서 중요한 원칙이다. 자가결찰 브라켓은 이런 측면에서 통상적인 결찰법에 비해 우월하였고 따라서 통상적인 결찰법을 자가결찰 브라켓으로 대체하게 하였다.

자가결찰 브라켓의 주요 장점은 다음과 같다.

- 와이어의 삽입과 제거가 간편함
- 항상 full archwire를 삽입할 수 있음
- 슬라이딩 마찰력을 줄임

이번 장에서는 이러한 세 가지 요소가 순측 장치의 치료 역학에 어떤 영향을 미치는 지 알아볼 것이다. 자가결찰 장치는 물론 설측 고정식 장치로도 존재하는데, 이에 대한 추가적인 정보는 Geron[1]의 글을 읽기를 추천한다. 비록 자가결찰 브라켓이 교정의의 치료 생역학 기초지식에 변화를 주지는 않겠지만, 선구자들의 치료 철학을 연습한다면 환자를 치료하는 데 추가적인 이득을 볼 수 있을 것이다.

진단철학

발치의 근거

교정장치 시스템은 간단한 가철식 장치에서 복잡한 미세 공정을 통해 만드는 장치로 진화하였고, 교정 진단 역시 변화하였다. 발치는 재미있는 예이다. 교정에서 영구치를 발치하는 이유로 다음과 같은 것이 있다.

- 생역학적
  - 치아배열을 위한 공간을 만들기 위해
  - 수직피개를 증가시키기 위해
  - 수평피개를 감소시키기 위해
- 안모 변화
  - 치료 후 입술이 풍만해 지는 것을 막기 위해
  - 입술의 풍만함을 줄이기 위해
- 안정성
  - 치료 후 안정성이 증가하는 곳에 치아를 위치시키기 위해
- 병리학
  - 전반적인 치아우식증
  - 치주질환
  - 교정적으로 고칠 수 없는 위치에 있는 이소맹출된 치아

환자가 싫어한다는 점을 제외하고서, 발치는 몇 가지 부정적인 역학적 부작용을 가지기 때문에 보상적 기전이 필요하다.

- 수직피개 증가
- 설측 치아 경사
- 공간폐쇄의 필요성
- 발치공간에 경사
- 발치공간으로 회전
- 고정원 조절의 어려움

Berger[2]는 SPEED 시스템에 적용된 Dr. Hanson의 치료 철학을 다음과 같이 정리하였다.

- 발치 필요성이 있는 경우를 포함한 모든 증례를 비발치 치료를 시도한다.
- 만약 발치 없이 치료 목표를 달성할 수 없다면, 치열의 중요성에서 좋지 못한 부작용을 최소화 할 수 있는 제2소구치를 발치한다.
- 적절한 경우라면 언제든지 악골 성장 패턴을 좋은 쪽으로 변화시키기 위해 기능적 장치를 먼저 사용한다.
- 상황이 허락한다면 헤드기어보다는 구내 원심화 역학을 적용한다.
- 최대 잠재력까지 발달하는데 실패한 악궁을 확장한다.
- 치은이 많이 보이는 환자에서 상악 전치를 함입한다.
- 치아 회전을 과수정 하지 않고 이상적인 위치로 수정하며, 유지에 도움이 되도록 치간 형성과 circumferential supracrestal fibrotomy를 시행한다.
- 강한 재발 경향이 예측되는 곳에서는 Ⅱ급과 Ⅲ급 협측 분절을 과수정한다.

비록 Berger가 이러한 치료 철학의 정당성을 와이어가 변형되는 동안 스피드 브라켓의 초탄성 NiTi 클립에 저장된 에너지에 의한 약한 힘의 결과라고 하였지만, 브라켓의 효율성의 상당부분은 와이어가 항상 브라켓 슬롯 내에 있으며 능동형 자가결찰 브라켓의 특징인 작은 마찰력에 의한 결과라 할 수 있다.

약한 힘은 생리학적이나 역학적으로 유리하다. 생리학적으로, 약한 힘은 치아가 최소한의 힘에서 움직이게 하며 치근 흡수와 피질골 천공의 가능성을 줄여준다. 비록 Southard 등[4]이 수학적 모델을 통해 반대하기는 하였지만 약한 힘은 역학적으로 고정원의 필요를 감소[3]시킬 수 있다.

생체 내에서 어떤 현상이 일어나는지는 아직 알려지지 않았고 더 많은 연구가 필요하다. 게다가 약한 결찰력은 연조직이 치아이동, 악궁 형태 개선, 고정원 제공에 기여할 수 있

도록 한다.

이러한 개념은 Dr. Dwight Damon[5]이 Damon 시스템에서 주장하는 바와 비슷한데, 이것은 다음과 같은 치료 철학을 가진다.

- 성숙과 연령 증가에 따른 안모를 최적화 할 수 있는 치료계획을 세워야 한다.
- 생물학적으로 가능하며 치아 및 안모의 치료 목적을 달성할 수 있을 때 비발치 치료를 한다.
- 결찰에 의한 변형이나 흡수가 없어 와이어의 에너지가 브라켓으로 직접 전달 가능한 장치에서 약한 힘을 사용한다. 이는 교정력이 치주인대의 혈류 흐름을 막지 않아 치조골이 적응할 수 있도록 치아를 이동시킨다.
- Ⅱ급 부정교합의 전후방적 개선을 위해 기능적 장치를 사용한다.
- 급속구개확장장치나 헤드기어를 사용하지 않는다.
- 부정교합을 개선하는 데 도움이 되도록 구강 근육체계를 이용한다.
  - 구륜근과 이근이 비발치 치료 동안 전치의 전방 이동을 최소화하는 lip bumper 역할을 하게 한다.
  - 약한 와이어로 구치 협측 분절을 확장하며, 혀의 위치를 높이고 전방으로 이동시켜 혀와 안면근 사이의 새로운 힘의 평형을 만든다.

탄성 결찰재를 사용할 경우에 교정력이 변형, 변화되거나 흡수되는 것에 반해, 직접 치아에 교정력이 전달되는 정교하며 현대적인 자가결찰 장치를 사용할 경우에는 단순히 치아배열을 위해서 발치를 해야 할 필요성이 크게 감소하였다. 이는 가철성 장치나 반세기 전에 사용하였던 초기 고정식 장치에서 치아배열을 위한 충분한 공간을 만들기 위해 발치를 했던 것에는 해당되지 않는 말이다.

이것은 이상적인 악궁에 배열된 치아와 치조골의 크기 차이의 부조화라는 크라우딩의 전통적인 개념을 의심하게 하였다. 이러한 생각은 기본적으로 크라우딩은 영구치를 발치해야만 해결할 수 있는 영구적인 상태라는 것이다. 이는 동일한 치열궁이 크라우딩 상태에서 크라우딩이 없는 상태로 변화하여 존재할 수 없다고 생각한다. 그러나 이는 명백하게 가능한 일이다(그림 12.1, 12.2). 이제는 교정 전문의들이 80~10%의 범위를 갖는 교정 발치 비율에 대해 심사숙고해야 할 때이다. 영국 남부지방의 한 보고서[6]에 의하면 발치 비율이 지난 5년 동안 60%에서 40%로 꾸준히 감소하였다. 이것이 영국의 다른 지방과 다른 결과라고 생각되지 않는다. 건강한 신체 조직을 제거하는 술식은 대부분의 외과 전

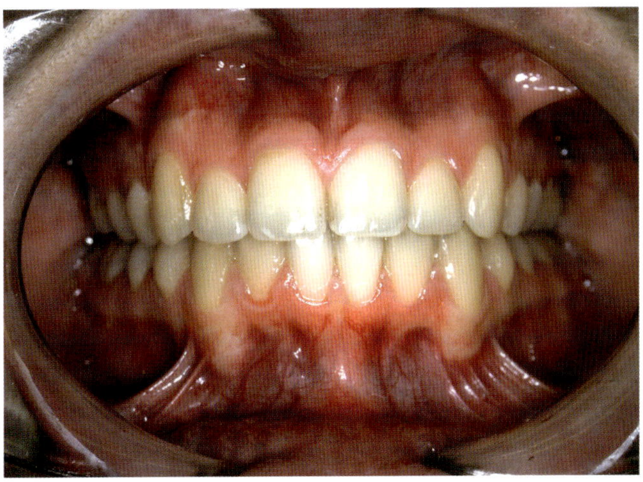

그림 12.1 환자 RO씨. 34개월의 치료종료 시의 총생이 없는 상태.

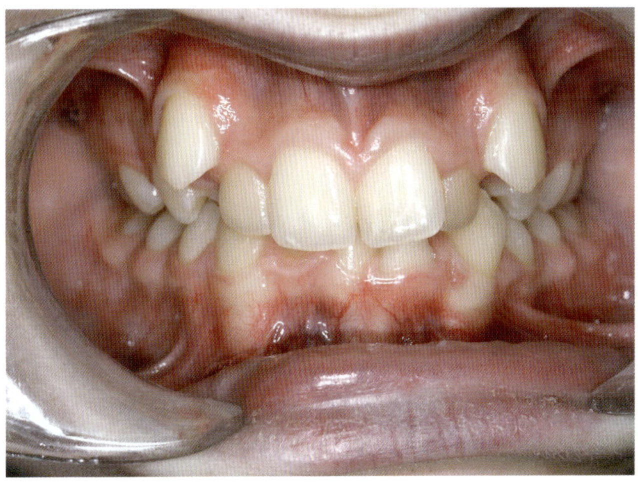

그림 12.2 환자 RO씨. 치료 초기의 총생 상태.

문의들이 포기한 방법이다. 선진국의 성인교정환자들은 80세, 90세 혹은 100세까지 살게 되며, 좋은 개념을 가진 교정의가 발치하라고 처방한 건강한 치아가 필요할 것이다.

교정치료가 안모에 미치는 영향

교정치료의 효과, 특히 발치와 비발치 치료가 환자의 안모와 측모에 미치는 영향은 오랜 시간 동안 논란이 되었다. 측모에 미치는 영향에 대해 관심이 집중되었다. 발치가 정모에도 영향을 준다고 하지만, 이에 대한 문헌은 많지 않다. 측모에 관해서는 다음 내용들이 증명되었다.

- 치아는 상순과 하순을 지지한다.
- 비순각은 진수선(true vertical)에 대한 상순이 늘어뜨려진 정도(drape)에 비해 덜 중요하다. 심미적인 상순 모양을 위한 상순의 전방 경사를 만들기 위해서는 Labrale superioris가 colummela 전방에 위치해야 한다.
- 치아의 전방경사는 많은 경우 측모에 거의 영향을 주지 않으면서도 생길 수 있다(Ⅱ급 2류 부정교합을 고칠 때). 이러한 변화는 적절한 전치부 치아이동과 연관되어 있다.
- 적절한 근육 긴장을 가진 환자의 측모(Ⅱ급 2류 부정교합)는 근육 긴장도가 떨어지는 환자의 경우보다 치아의 전방경사가 증가하거나 전치부 이동에 의한 영향을 덜 받는다.

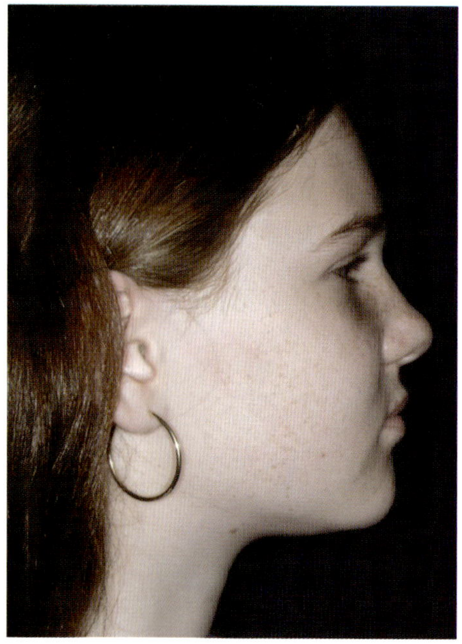

그림 12.3 치료 시작시의 환자 BB씨 측모.

- 비발치 치료에서 입술의 풍융도가 증가하여 생기는 영향은 다음과 같은 어려움 때문에 예측이 불가능하다.
  - 근육긴장도 평가. 그림 12.3, 12.4, 12.5는 치료 시작 단계에서의 환자의 측모, 상악과 하악의 교합면 사진이다. 환자는 매우 좋은 근육 긴장도를 가졌고 비발치로 치료하였다. 48개월 간의 치료가 종료한 후의 환자 측모, 상하악 교합면 사진이 그림 12.6, 12.7, 12.8에 나와

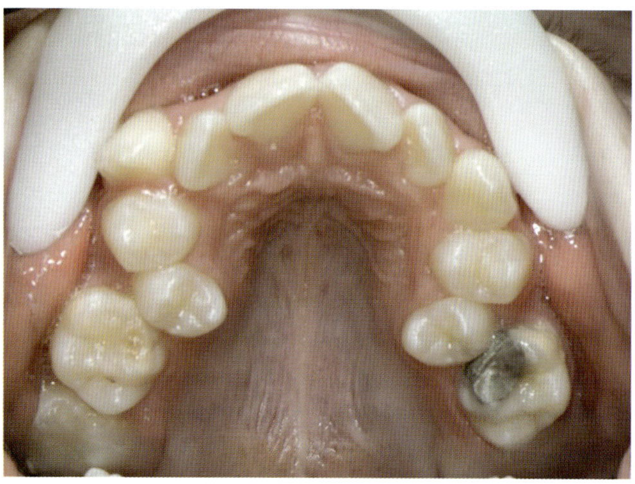

그림 12.4 치료 시작시의 환자 BB씨 상악 교합면.

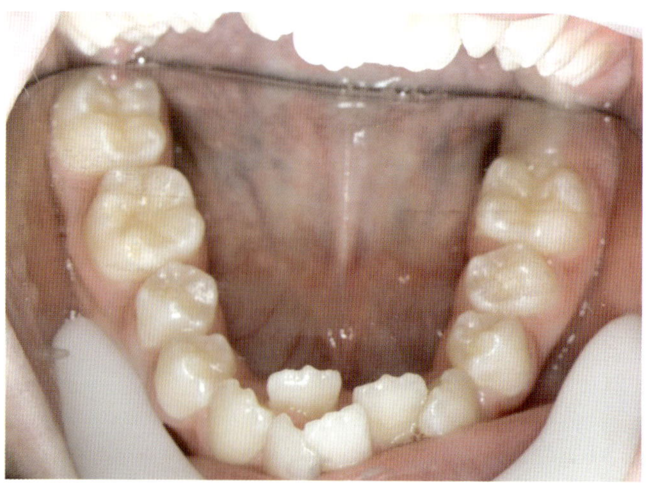

그림 12.5 치료 시작시의 환자 BB씨 하악 교합면.

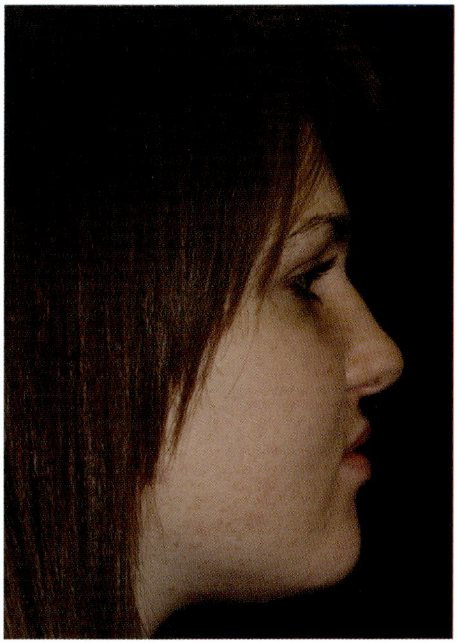

그림 12.6 48개월 간의 치료 종료 후 환자 BB씨 측모.

있다. 상당한 악궁 확장이 있었음에도 안모의 변화는 거의 없다.

- 구치부 확장 정도에 따라서, 구치부 확장이 많을수록 전치의 전방이동이 감소한다.

• 10대 시기의 안면 성장과 성숙은 코 끝과 턱이 전방 성장함에 따라 교정기간 동안 약간 더 풍융해진 안모를 상쇄해 준다.

- 치아의 후방견인과 후방경사를 최적화시키도록 역학 체계가 설계된 경우에 있어서 발치는 입술의 풍융도(fullness)에 미치는 부정적인 영향을 예측할 수 있게 한다.

- 짧은 apical base와 양악전방경사 및 볼록한 안모를 가진 인구집단에서 편평한 안모(중국 남부지방의 사람들)를 가진 사람들보다 발치 비율이 높다.

결과적으로, 치아배열이 완료되기 전까지 비발치 치료가 안모에 미치는 영향을 예측하기는 어렵다. 반대로 발치 치료는 안모에 미치는 영향이 예측 가능하기에 안모의 풍융도를 감소시키기 위한 발치 계획은 치료 시작 시기에 결정할 수 있다.

임상 생역학적 측면

치아이동의 종류

Charles Tweed는 에지와이즈 시스템에서 교정치료의 마무리 단계 동안 세부적인 치아이동을 얻기 위한 방법으로 1차-, 2차-, 3차 치아 벤드(first-, second-, third-order tooth bend)를 설명하였다. 일반적으로 배열(1차 수정, first-order correction)은 근원심 경사(angulation) 수정(2차 수정, second-order bend)을 하기 전에 시행해야 하

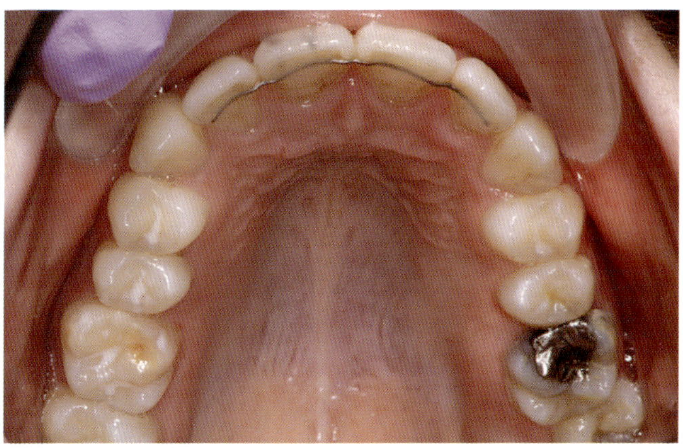

그림 12.7 48개월 간의 치료 종료 후 환자 BB씨 상악 교합면.

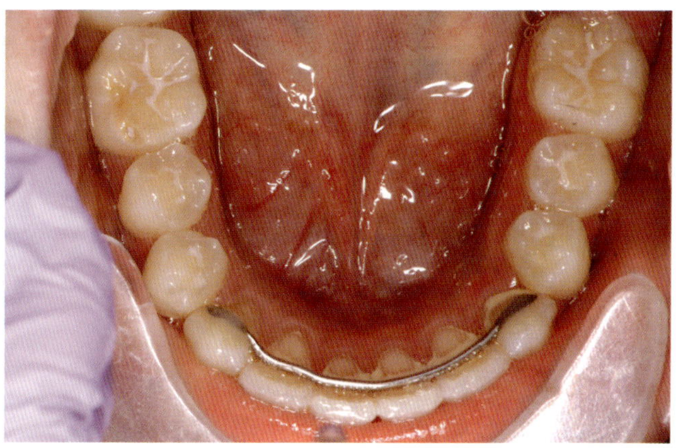

그림 12.8 48개월 간의 치료 종료 후 환자 BB씨 하악 교합면.

며, 최적화된 협설측 경사(inclination)를 얻는 것(3차 수정, third-order bend)은 치료의 마무리 단계에서 토오크를 이용하여 이루어진다. Larry Andrews는 straight wire appliance를 소개하면서 4번째로 회전(대구치)과 반회전(counter-rotation, 대구치와 소구치, 견치)을 소개하였다. 반회전은 발치 증례에서 치아가 발치 공간으로 회전하는 경향을 막아주는데, 이는 전통적인 결찰 시스템에서 조절 능력이 명백하게 부족하기 때문에 나타났던 현상이었다. 자가결찰 장치는 구치에 회전을 집어넣어 악궁에 대해 치아가 정확한 위치에 있도록 한다. 그러나 와이어가 슬롯에 항상 완전히 결찰되어 있기 때문에 반회전은 불필요하며 인공적이다.

그러나 Tweed가 치아이동을 단계적으로 분류한 것은 그것이 가능한 모든 치아이동을 설명하지 못하고, pre-adjuested edgewise appliance와 NiTi 와이어가 개발되어 in-out, 회전, up-down(단일 치아의 leveling)이 치료 초기부터 동시에 일어나는 점을 고려하면 완벽하지 못하다. 사실, 가장 먼저 일어나는 치아이동 중 하나가 변위되거나 회전된 치아의 1차 수정을 위한 공간을 만드는 것이기 때문에, 2차 운동이 1차 운동보다 먼저 일어난다고 할 수 있다. 이제는 Tweed의 독창적이지만 구식의 분류법에서 벗어나 앞서 나갈 시점이다.

치아이동을 단일 치아의 이동과 치아 분절의 이동으로 나누어 보는 것이 편할 것이다. 비록 치아이동의 설명은 두 경우에서 동일하겠지만, 치아를 이동시키는 데 사용되는 생역학은 다르다. 예를 들어 하나의 치아를 함입하는 데 사용되는 생역학과 수직피개를 감소시키기 위해 적용되는 설계는 다르다.

단일 치아의 이동

단일 치아의 이동은 6개 변수의 조합으로 묘사할 수 있다. 치아를 순측 혹은 협측에서 볼 때, 교합면을 X 축, 임상치관을 통과하며 교합면에 수직인 직선을 Y 축, 다른 두 축에 수직이며 협설측으로 뻗어있는 선을 Z 축으로 둘 수 있다. 치아는 X 축, Y 축, Z 축을 따라 치체이동 혹은 회전이동을 할 수 있다.

표 12.1 치아이동의 Tweed의 용어와 개개의 병진 및 축 회전 운동의 명칭 관계

축	치아 운동의 차수	병진운동	회전운동
X 축	2차	공간 생성, 공간 폐쇄	Angulation
Y 축	1차	협측 혹은 순측 운동 설측 혹은 구개측 운동	회전/반회전
Z 축	3차	함입 정출	Inclination

치아는 이러한 운동들의 하나만으로 또는 6개 모두의 조합으로 움직일 수 있다. 회전운동은 각각의 축에 대해 방사상이라기보다 축을 중심으로 일어난다. 이러한 치아의 이동은 현대적인 명명법과 Tweed의 치아이동 분류를 짝지어서 표 12.1과 같이 나타낼 수 있다. 병진운동은 그림 12.9에, 회전운동은 그림 12.10에 표시되어 있다.

다수 치아의 이동

위의 설명은 단일 치아의 이동에는 잘 적용되지만 다수 치아들이 한번에 움직이는 경우에는 잘 맞지 않는다. 이는 x-, y-, z- 축 체계를 사용하여 다음과 같이 분류할 수 있다.

- 악궁 둘레를 따르는 치아이동 – 공간 만들기 혹은 공간 폐쇄
- 횡적 운동 – 악궁 확장 혹은 축소
- 전후방적 운동 – 구치부 Ⅱ급 혹은 Ⅲ급 관계의 수정
- 수직적 치아이동 – 전방부 혹은 후방부 치아 분절의 함입/정출

직접 접착장치

밴드에서 직접 접착장치로의 변화는 고정식 장치의 장착을 60분 이내의 한 번의 방문으로 해결할 수 있도록 하였

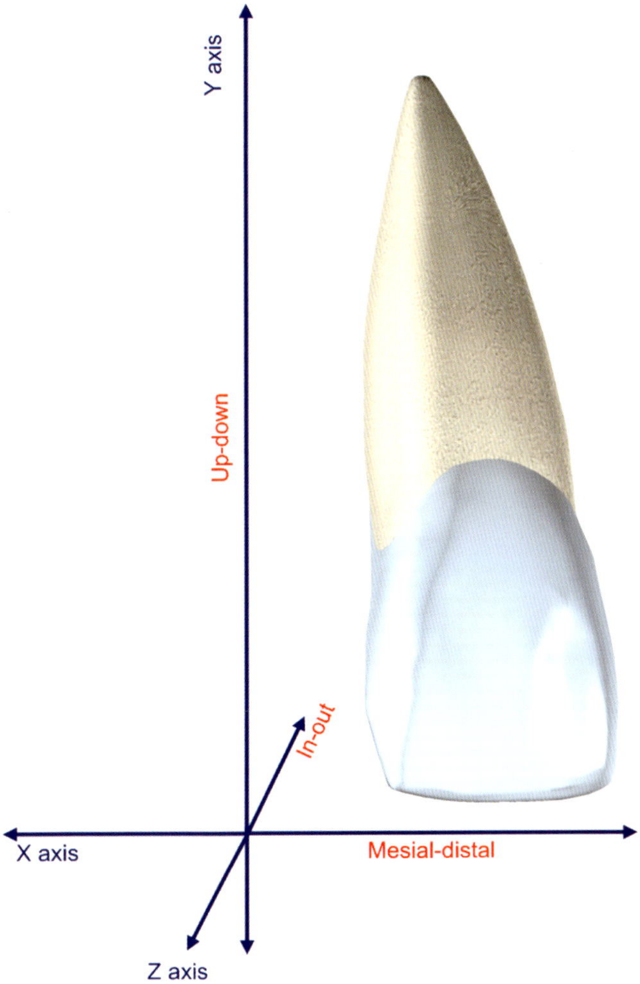

그림 12.9 X, Y, Z 축을 따라 치아가 병진운동을 할 수 있다.

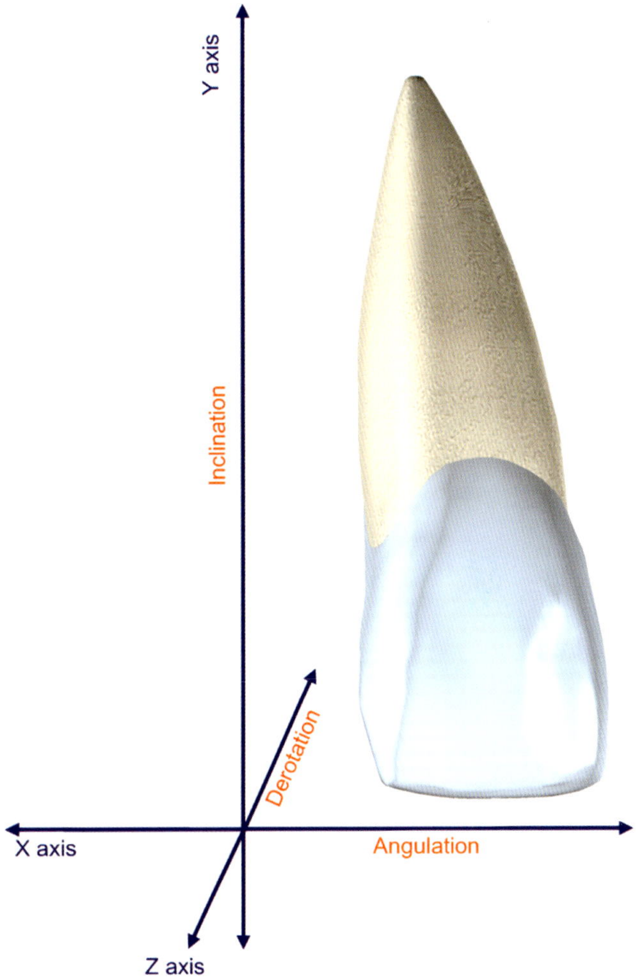

그림 12.10 X, Y, Z 축을 따라 중심으로 치아가 회전운동을 할 수 있다.

다. 많은 자가결찰 시스템이 구내 보조장치의 필요성을 감소시키거나 없앴기 때문에 비용 절감과 재고 관리가 용이하며, 고정식 장치를 맞추는 데 필요한 시간과 내원 횟수를 줄일 수 있다. 보통 맹출된 모든 치아를 고정식 장치에 포함해야 한다. 몇몇 시스템(3M Unitek SmartClip, Ormco Damon System)은 자가결찰 구치 튜브를 개발하여서 제2대구치까지 작업 와이어를 연장할 수 있으며, TF Flip-Lock Herbst(TP Orthodontics) 등과 같은 와이어에 연결하여 사용하는 고정식 Ⅱ급 교정장치를 더욱 쉽게 사용할 수 있게 하였다. 부분 맹출한 제2대구치는 근심교두에만 접착하는 미니 튜브를 사용하면 된다.

훅

브라켓과 구치 튜브는 훅(hooks)이나 보조 슬롯을 결합하여 사용할 수 있다. Damon 3MX, GAC In-Ovation R, Strite Industies SPEED 브라켓은 보조 슬롯을 가진다. Ultradent Opal 브라켓은 드물게도 보조 와이어 슬롯을 가진다. Drop-in hook은 정중선을 맞추거나 교합을 긴밀하게 만들기 위한 탄성고무를 연결하는 데 유용하다. Drop-in hook을 사용하여 Ⅱ급 혹은 Ⅲ급 견인을 시행할 때 브라켓이 열려서 치아 조절을 상실할 위험이 있음을 주의해야 한다. Ⅱ급 혹은 Ⅲ급 견인 시에는 와이어 고리를 사용하는 것이 좋다.

브라켓 간 거리

브라켓 간 거리는 생역학적 측면에서 매우 중요하다. 많이 변위된 치아에서는 브라켓 간 거리가 짧고, 발치공간, 접착하지 않은 유치, 제1대구치와 제2대구치 튜브 사이가 멀리 떨어진 경우에는 브라켓 간 거리가 길다. 브라켓 간 거리의 중요성은 물리적 거리와 와이어의 강성의 조합에 따라 달라진다. 예를 들어 제1대구치와 제2대구치 사이의 브라켓 간 거리는 직경이 작은 초기 와이어(0.013″ 또는 0.014″ NiTi)에서 중요하지만, 좀 더 굵은 원형 혹은 각형 와이어를 사용할 때는 중요하지 않다.

정상적인 브라켓 간 거리는 3~4mm(하악 절치 사이)에서 8~9mm(상악 중절치와 측절치 사이, 제1대구치와 제2대구치 사이)이다. 작은 브라켓 간 거리는 와이어의 결찰이 필요한 치료 초기에 심하게 변위된 치아에서 문제가 되며, 이 경우 재래식 브라켓을 사용한다면 브라켓 간 거리는 3mm 이하로 감소한다. 이를 해결하기 위해서 X축 운동을 위한 견인 훅(traction hook)을 사용한다. 브라켓 간 거리는 특히 하악 제1대구치와 제2대구치 사이에 0.013″ 혹은 0.014″ 와이어를 사용하는 경우에 문제가 된다. 이 경우 각형 NiTi 와이어를 결찰할 때까지 제2대구치 튜브에 와이어를 결찰하지 않을 것을 추천한다. 단, 제1대구치와 제2대구치 사이의 변위가 너무 커서 큰 와이어를 결찰할 수 없는 경우는 예외로 하지만 이러한 경우는 매우 드물다. 상악 중절치와 측절치 사이의 브라켓 간 거리가 이와 비슷하긴 하지만, 이 부위는 저작력의 영향을 덜 받으며 와이어가 양측으로 지지를 받기 때문에 문제가 생기는 경우는 거의 없다.

긴 브라켓 간 거리는 유치가 있는 경우에도 생긴다. 이 경우 넓은 견인 훅(그림 12.11)이 과도한 힘이 적용되어 생길 수 있는 치근흡수의 위험성 없이 유치를 어느 정도 조절하며 와이어를 지지할 수 있다. 발치공간이 있는 경우 와이어를 부드러운 강철 튜브로 감싸 필요한 유지를 얻을 수 있다.

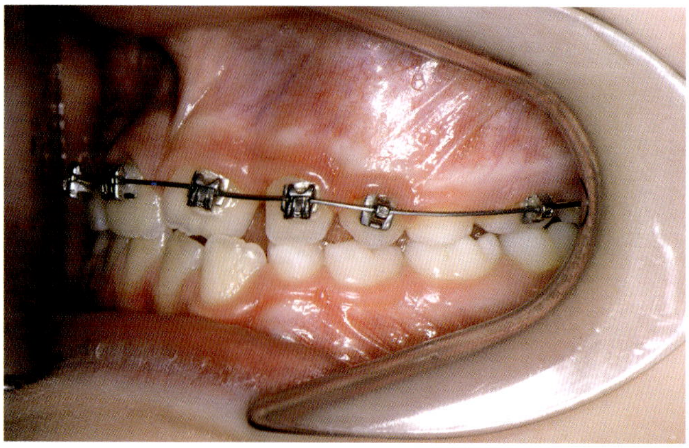

그림 12.11 상악 좌측 측절치의 회전 조절을 위한 0.014″×0.025″ 와이어를 지지하는 두꺼운 견인 훅을 유치에 사용하였다.

양쪽에서 지지를 받는 것이 아니라 근심쪽에서만 지지를 받기 때문에, 장치의 마지막 치아를 조절하기는 쉽지 않다. 그래서 장치의 제일 마지막 치아가 아니라 끝에서 두번째 치아에 견인력을 가하는 것이 마지막 치아에 원치 않는 회전이 생기는 것을 막을 수 있는 현명한 방법이다.

마찰

임상에서 실제로 사용할 때 만족스럽게 작동하는 능동형 클립과 수동형 클립의 상대적인 장점과 단점에 대한 논의가 있다. 실험실 환경에서는, 비록 와이어와 브라켓 사이에 바인딩이 생기면 소실되는 장점이긴 하지만, 수동형 자가결찰 장치가 능동형 자가결찰 장치보다 적은 미끄럼 저항을 보인다. 구강 내에서는 환경이 이보다 더 복잡하며 마찰 저항과 브라켓 와이어 사이의 상호작용이 계속 변한다. Southard 등[4]은 제한적으로 적용가능한 간단한 모델을 제안하였다. 간단히 말하면 치아(아니면 다른 어떤 것)의 운동은 항상 가장 작은 마찰 저항을 가지도록 움직인다. 만약 운동을 멈추기 원한다면 마찰 저항은 증가해야 한다.

모든 치아 운동은, inclination에 의한 약간의 변화를 제외하고는 브라켓과 와이어 사이의 상대적인 운동을 요구하며, 그렇기에 적절한 치아의 위치를 얻을 때까지 마찰을 최소화해야 한다.

교합이개와 교합조정

교합도 와이어와 브라켓 사이의 마찰처럼 치아의 이동을 방해할 수 있다. 자가결찰 브라켓의 지지자들 중 일부는 교합을 띄우거나 교합조정을 하는 것이 치아이동 그 자체와 이동 속도에 도움이 된다고 강하게 믿고 있다. 교합을 띄우는 기술은 새로운 것이 아니며, 전치부 교차교합에서는 가철식 장치를 이용하여 일상적으로 행해지고 있다. 교합이개(disclusion)는 치아의 교합면에 장애물을 놓아서 한두 개의 치아를 제외하고는 치아의 교합을 띄우는 것을 말한다. 치아배열, 교차교합 수정, 수직피개 개선 시에 교합을 띄우는 것이 도움이 될 수 있다. 교합이개는 전치부에서는 상악 전치에 bite turbo나 bite ramp를 만들어서, 구치부에는 composite pad를 붙여서 할 수 있다. 어디에 할 지는 필요한 치아이동의 종류에 따라 달라진다. 이들은 MiniMold (Ortho Arch Company, USA)같은 장치를 이용하거나 다양한 크기(Opal Orthodontics, Ultradent)의 수평피개에 적합한 것을 구입하면 된다.

교합조정(Equilibration)은 그림 12.12와 같이 구치 교합면에 접착제를 붙이고 다듬어서 양측교합의 편평한 교합평면을 만들어 주는 것이다.

교합이개가 교합조정보다 더 선호되는데, 이는 다음과 같은 이유 때문이다.

- 좀 더 간단하다.
- 치아 사이에 마찰 면적이 더 적다.

교합조정은 교합 상태가 교합이개를 할 수 없는 경우에 필요하다. 예를 들어 구치부 교차교합을 해결하려는 데 수직피개가 작아서 bite turbo나 bite ramp를 사용할 수 없거나, 치주 지지가 감소한 경우가 있다. 교합이개와 교합조정의 장점을 정량화 할 필요가 있다.

와이어 삽입

자가결찰 브라켓은 재래식 브라켓보다 와이어를 삽입하는 데 시간이 덜 걸린다. 이에 대해서는 여러 보고가 있다. Berger와 Bylooff[8]는 SPEED 브라켓을 연구하였고, Haraddine[9]은 Damon SL 브라켓을 사용하면 재래식 브라켓을 사용했을 때보다 와이어를 제거하고 삽입하는 데 24초의 시간을 절약할 수 있다고 하였다. Turnbull과 Birnie[10]는 Damon 2 브라켓을 재래식 결찰과 비교하여 악궁 당 76.8초를 절약할 수 있다고 보고하였다. 이는 20분의 조절 방문 시 양악 와이어를 교체할 경우에 12.8%의 시간을 줄일 수 있다는 것이다. 이 연구는 와이어의 재료와 크기에 따라 하위 분류하였고 더 큰 와이어를 사용할수록 자가결찰 브라켓이 더 유리한 것으로 나타났다.

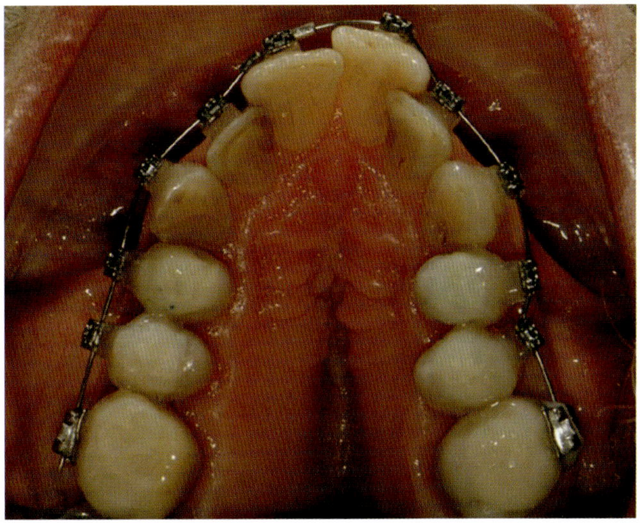

그림 12.12 상악 구치와 소구치에 교차교합을 고치기 위한 교합조정을 시행하였다. (Dr. Dwight Damon의 호의로 사진을 개제함)

최근에 나온 자가결찰 브라켓은 더 쉽게 열고 닫을 수 있으며 단지 손가락의 힘으로도 가능하다. 열 때는 간단한 장치가 있어야 한다. 위와 같은 실험을 다시 한다면 현 세대의 자가결찰 브라켓은 시간 절약을 더 많이 하는 결과를 나타낼 것이다.

와이어 위치

자가결찰 브라켓이 재래식 결찰 브라켓보다 좋은 점은 마찰이 작다는 것이다. 그러나 이러한 줄어든 마찰이 문제가

된다. 탄성 결찰재를 사용한 재래식 브라켓은 와이어가 좌우로 움직이지 못하게 충분한 마찰 저항을 제공하지만 자가결찰 브라켓은 Begg 장치처럼 와이어가 브라켓 안에서 움직이지 못하도록 대책을 마련하지 않으면 후방으로 움직여서 환자가 갑작스럽게 방문하게 만든다. 최후방 튜브를 통해 와이어가 조금이라도 튀어나와 있으면 매우 불편하기 때문에 대개 와이어에 두 개의 방해물을 둔다. 다음과 같은 기술을 사용할 수 있다.

- Crimpable soft stainless steel stop을 사용한다. 이것은 가장 널리 사용하는 방법이며 많은 와이어는 이미 stop이 달려서 판매된다. 이 와이어는 stop을 견치 후방에 위치하여 순측 분절을 강화(그림 12.13)하거나, 제1대구치 발치증례에서 제2대구치 전방에 stop을 위치하여 전치부 배열 동안에 생길 수 있는 근심 이동을 막는다.
- Composite stop을 이용한다. 이는 soft stainless steel stop만큼 잘 잡아주지 못하기 때문에 효과가 덜하다.
  - Stop을 사용할 때 상악에서는 우측 소구치 부위에, 하악에서는 정중선부위에 위치시키는 것을 추천한다. 크라우딩이 있다면 stop은 크라우딩에서 가능한 멀리 떨어진 곳에 있어야 한다.
- Archwire bend. 와이어 구부림은 브라켓에 들어가지 않을 정도로 충분히 크며 브라켓에 가까이 있다면 와이어의 회전을 막을 수 있다. 대개 두 개의 밴드가 필요하다. 제조사에 의해 움푹 들어간 와이어(dimpled wire)가 대표적인 예이다. 이는 와이어가 성형성이 없는 reverse curved NiTi 혹은 TMA 와이어에서 사용된다. 꺾인 부위(dimple)의 크기는 환자에게 불편감을 주지 않으면서 모든 측방운동을 막을 수 있을 정도의 정확성은 없다. 꺾인 부위가 슬롯 안에 들어가 근원심 경사(angulation)나 순설측 경사(inclination)에 원치 않은 변화를 줄 수 있기 때문에 이는 일반적인 방법이라기보다는 특별한 경우에 적용하는 방법이다.
- Presoldered post(preposted) or crimpable archwire hook. 작업용 와이어일 경우에만 사용 가능하며 고정식 Ⅱ급 교정장치를 사용할 경우에 preposted archwire는 가장 효과적인 방법이다. Crimpable hook은 비싸고 덜 견고하며, preposted archwire를 사용할 수 없는 경우에만 적용해야 한다.
  - TMA 와이어를 쓸 때처럼 와이어에 훅을 용접(solder)할 수 없는 경우
  - 필요한 와이어 크기가 preposted hook으로 만들어져 있지 않은 경우
  - Presoldered post 사이의 거리가 필요한 브라켓 간 거리에 맞지 않은 경우

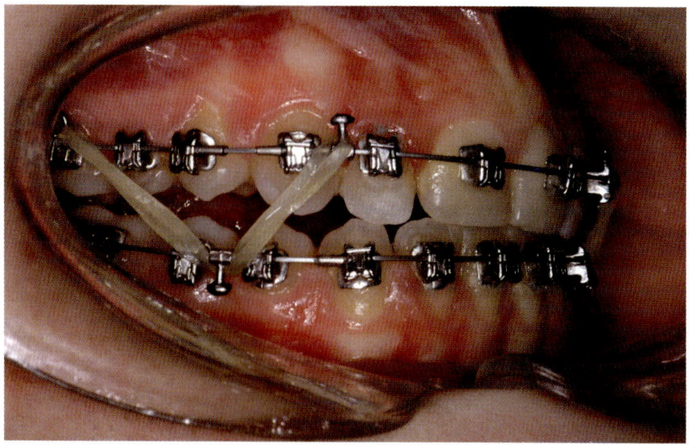

그림 12.13 부드러운 강철 stop을 하악와이어의 견치 후방에 위치시켜 하악 전치부에 공간이 생기지 않도록 하였다. 상악궁에는 제1소구치와 견치의 근심과 원심면에 stop을 위치하였다. Crimp-on hook을 구치부 V 탄성고무를 걸어서 측방 교차교합을 해소할 수 있도록 하였다.

악궁형태

추천되는 악궁의 형태는 장치마다 다르다. 그러나 악궁형태에 대한 문헌은 드물며, 자가결찰 브라켓과 악궁 형태에 대한 연구는 더욱 드물다. 비발치 치료는 발치 치료보다 치료 종료 시 더 넓은 악궁으로 변화하며, 이러한 변화는 유지 후 기간에도 지속된다.

모든 자가결찰 시스템 중에서, Damon system 장치의 악궁 형태에 대한 문헌이 가장 많다. Damon system이 특히 넓은 악궁 형태를 가졌다는 사실을 기억하자. 와이어의 악

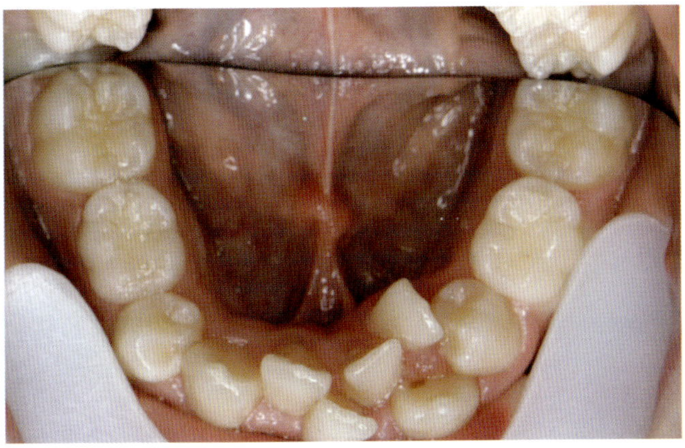

그림 12.14 환자 ZF씨. 이 환자는 치료 초기에 심한 하악 전치부 총생을 보였다.

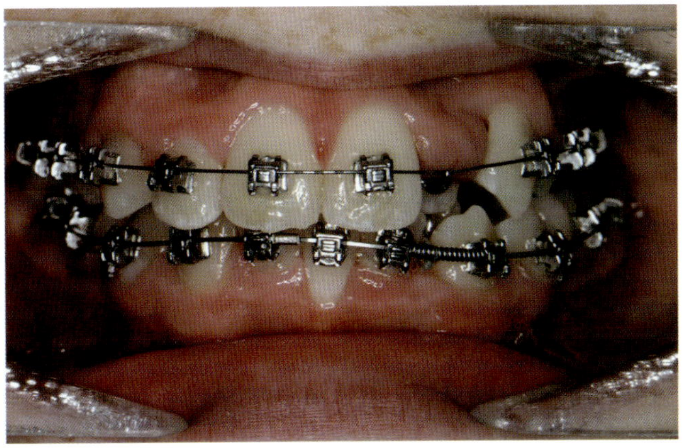

그림 12.15 환자 ZF씨. 비발치 교정치료 동안에 하악 우측 중절치에 순측 치은퇴축이 나타났다.

궁 형태가 치열궁에 어떤 영향을 미치는지는 알 수 없다. 같은 악궁 형태의 와이어를 다른 환자에 사용한다면, 그 결과로 생기는 치열궁 형태는 다른 것처럼 보인다. Damon system의 특징은 소구치 간, 구치 간 폭경이 점진적으로 증가한다는 것인데 이는 다음과 같은 것들에 기인한다.

- 와이어 악궁 형태의 폭경
- 와이어와 브라켓 사이의 작은 마찰력
- 비록 지지하는 근거는 없지만 혀의 근육력에 의한 영향

Damon[5]은 1단계와 2단계에서 안면근과 혀의 근육, 뼈, 연조직에 의해 치열궁 형태가 형성, 발달하며 그렇기에 각각의 환자들은 미리 정해진 모양이 아니라 독특한 모양을 갖게 된다고 주장하였다.

치주건강

발치 비율을 감소시키는 이유 중 하나는 치주 건강이 좋지 않은 영향을 받을 수 있기 때문이다. 사실 그 반대 상황이 그림 12.14~12.16에 보이는 것처럼 종종 나타난다. Mavreas[7]는 수동형 자가결찰 장치를 약한 힘을 내는 작은 직경의 NiTi 와이어와 긴 내원 간격으로 적용하면 괴사와 그에 따르는 초자화 현상이 적게 나타나서 처음부터 골 손실이 많은 환자에서 좋은 치주 반응을 낸다고 하였다. 그러나 이는 증례 발표에서 설명된 것이고 이러한 제안을 확장하여 적용하기 위해서는 더 많은 증거가 필요하다. 이에 대한 분자생물학적 관점은 5장에 있다. 비발치 교정치료가 구강 건강에 미치는 영향을 완전하게 알기 위해서는 임상 생역학 측면에서 더 많은 연구가 필요하다.

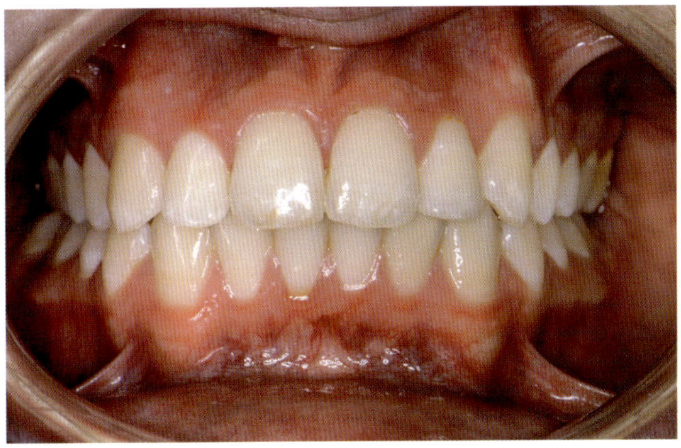

그림 12.16 환자 ZF씨. 3년 간의 치료가 종료된 후의 모습. 하악 절치부 치은조직이 정상적이다.

자가결찰 브라켓에서 와이어의 순서

다양한 자가결찰 브라켓 시스템에 따라 각기 추천되는 와이어 순서가 있지만, 명확한 패턴이 존재한다. 치료는 다음

네 단계로 구분된다.

- 치아배열
- 견인
- 작업
- 마무리

Phase 1: 치아배열

치아배열은 약한 원형 와이어로 이루어진다. 대부분의 시스템에서(3M Unitek SmartClip, American Orthodontics Time2, Ormco Damon system, Strite Industries SPEED)은 0.012″ NiTi 와이어나 0.012″, 0.013″, 0.016″ Cu-NiTi 와이어를 치아의 불규칙 정도에 따라 삽입한다. SPEED 시스템은 또한 Supercable(Strite Industries)의 사용을 권하는데, 이는 NiTi 초탄성 와이어를 일곱 가닥 동축으로 꼬아 만든 것으로 같은 크기의 NiTi 와이어의 20%, 같은 크기의 강선 와이어의 33%의 힘만 전달한다고 주장한다. Supercable은 0.016″, 0.018″, 0,020″ preformed arch로 제공된다.

이러한 원형 와이어 사용의 예외는 GAC의 In-Ovation R 자가결찰 시스템이다. Alpern[13]은 이온이 부착된 GAC Bioforce 초기 와이어 중 0.018″×0.018″을 사용하는 것을 추천하는데 크라우딩이나 불규칙이 심하면 0.016″×0.016″을 사용하라고 하였다.

치료 초기 단계에서, 회전을 어느 정도 조절하고 악궁 레벨링을 시작하며 최종 악궁 형태를 만들기 시작하는 것이다.

Phase 1에서 내원 간격

치아의 불규칙이 심할 때 단일 치아이동의 대부분은 치료 시작 초기에 일어난다. 그래서 치료의 초기 단계에서 자가결찰 시스템이 제공하는 견고한 결찰 시스템을 사용한 경우 NiTi의 작용 범위 만큼 긴 내원 간격을 정할 수 있다. 이 경우 잦은 관리 없이 점진적인 치아이동이 가능하다. 이 단계에서 내원 간격은 10주 간격으로 둘 수 있다. 대개의 부정교합은 10주가 지나면 2단계로 진행할 수 있지만 심한 불규칙이 있는 경우에는 시간이 더 걸린다. 자가결찰 브라켓이 만드는 모멘트는 탄성 결찰재를 사용한 재래식 브라켓의 경우보다 크기 때문에, 와이어 진행은 더 늦어야 한다.

Phase 1에서 통증과 불편감

Damon 시스템이 주장하는 논란거리 중 하나는 그것이 탄성 결찰재를 사용하는 재래식 브라켓보다 초기 단계에서 덜 불편하다는 것이다.[15] Miles 등[16]은 장치를 장착한 처음 며칠 동안 Damon 2 브라켓을 사용한 환자들이 3M Unitek Victory MBT 장치를 사용한 환자들보다 통증을 수치적으로 평가했을 때 불편감을 덜 호소하였다고 보고하였다. 이때 0.014″ Cu-NiTi 와이어를 초기 와이어로 사용하였다. 그러나 10주차에서는 0.016″×0.025″ Cu-NiTi 와이어를 삽입할 때, Damon 2 브라켓을 사용한 환자들이 불편감을 더 많이 호소하였다. 그는 초기단계에서는 Damon 2 브라켓이 통증을 덜 유발하지만 두 번째 와이어를 삽입할 때에는 더 불편하다고 결론 내렸다. 0.014″ Cu-NiTi 와이어 다음에 두번째 와이어로 0.016″×0.025″ Cu-NiTi 와이어를 사용하라는 Damon 자가결찰 장치의 권고는 강성이 너무 크다는 이유로 2003년 철회되었다. 이는 0.014″ Cu-NiTi 와이어 다음에 두번째 와이어로 0.014″×0.025″ Cu-NiTi 와이어를 사용하도록 대체되었다. 불편함이 커진 것은 자가결찰 시스템이 와이어를 붙잡아두는 효율이 늘어나서 치아에 가하는 힘이 커지고 결과적으로 불편감이 증가된 것으로 보인다. Damon 3 브라켓과 재래식 twin appliance를 사용하여 무작위 통제 실험을 시행한 결과, Pringles 등[17]은 자가결찰 집단에서 최대 통증 강도가 작았고, 평균 통증 강도도 통계적으로 유의하게 작았다고 하였다. 이는 Scott 등[18]의 연구와는 상반된 것이다. Scott는 Damon 3 장치와 재래식 결찰 에지와이즈 시스템인 Ormco Synthesis appliance를 비교한 무작위 통제 실험에서 초기 와이어를 삽입한 후 첫 1주일 동안 겪은 불편감에 차이가 없었다고 하였다.

Phase 2: 과도기, 레벨링 혹은 각형 NiTi 와이어

이 단계는 자가결찰 시스템에 따라 다양한 명칭으로 불린다. 대부분의 시스템에서 이 단계는 둥근 원형 NiTi 와이어에서 각형 NiTi 와이어를 사용하여 각형 강철 와이어로 전이하는 단계이다. 이러한 와이어는 0.014″×0.025″ 부터 0.020″×0.025″까지 브라켓 슬롯의 크기(0.018″ 또는 0.022″)와 사용하는 자가결찰 시스템에 따라 달라진다.

이 두 번째 치료 단계는 치아배열을 마무리하며 남은 회전을 고치고 초기 토오크를 조절하며 레벨링과 악궁 형태의 개발을 지속한다.

Phase 2에서의 내원 간격

2단계에서 치아배열의 대부분은 이미 이루어졌기 때문에 내원 간격을 줄여야 한다. 대개 두 단계의 각형 NiTi 와이어가 필요하다. 첫 번째 크기의 와이어는 8주 정도 유지하고 두 번째 단계의 와이어는 4주정도 유지한다.

Phase 3: 작업 와이어

세 번째 단계에서는 슬라이딩 치료역학이 요구하는 충분한 강성을 제공하기 위해 강선 와이어를 이용한다. 0.022″ 슬롯에서는 대개 0.019″×0.025″ 강철 와이어를, 0.018″ 슬롯에서는 0.017″×0.025″ 강철 와이어를 사용한다. 악간 탄성고무의 사용과 와이어의 미끄러짐을 막기 위해 preposted wire 사용을 추천한다.

SPEED 시스템과 In-Ovation 자가결찰 시스템은 각각 흥미로운 변화를 보인다. SPEED 자가결찰 브라켓은 Hills dual dimension archwire를 작업와이어로 사용한다. 이 와이어는 전치부는 각형 와이어고 구치부는 원형 와이어이다. 0.018″ 슬롯에서는 0.018″×0.018″×0.018″ 와이어를 사용하며 0.022″ 슬롯에서는 0.021″×0.021″×0.021″ 와이어를 사용한다.

능동형 클립을 가진 자가결찰 브라켓장치는 닫혔을 때 클립의 순측 이동을 막기 위한 홈(indent)이 있어서 와이어 조절을 상실하는 것을 막는다. 이 홈의 목적은 슬롯의 깊이를 줄여주는 것이다. 예를 들어 0.022″ 슬롯의 In-Ovation R 브라켓은 교정 슬롯의 치은벽쪽 길이는 0.0185″이고, 수직벽은 0.022″이다. 교합면 혹은 절단면쪽 브라켓 슬롯은 더 길어서 0.0255″이다. Monacell[19]은 0.022″×0.018″ GAC BioForce 와이어를 리본 아치 형태로 사용하도록 제안하였다. 이는 브라켓과 와이어가 완벽히 배열되었을 때 0.022″ 슬롯을 완전히 채우면서 능동 클립에 접촉하지 않는다.

비발치 치료를 선호하는 진단 철학에서, 발치공간을 폐쇄하는데 유용한 0.019″×0.025″ 강철 와이어의 강성은 덜 유용하며 몇몇 증례는 전이 단계에서 치료가 종료된다. 주로 세부적인 조절이 필요한 증례에서는 3단계를 건너뛰고 바로 성형성이 좋은 TMA 와이어를 사용하여 필요한 치아 운동을 제공하는 4단계로 넘어갈 수 있다.

3단계에서 내원 간격

이 단계에서는 많은 치아들의 주된 운동이 일어난다. 그래서 치료단계 중 가장 길며 20~40주 정도 걸린다. 이 단계에서는 8주 간격으로 내원한다. 만약 악간 고무줄을 잘 걸고 치아이동이 빨리 일어난다면 과수정이 일어나지 않도록 4주 간격으로 내원해야 한다.

Phase 4: 마무리

브라켓 사양을 주의 깊게 선택하고 위치를 잘 선정하면 치료 종료 시 와이어를 구부릴 필요가 줄어든다. 그러나 마무리 단계는 치아의 위치를 최종적으로 하기 위해 필요하다. 이는 in-out, angulation, inclination, interdigitation을 포함한다. 티타늄-몰디브덴 합금(TMA)은 이 단계에서 적절한 강성과 성형성을 제공한다. 치아 위치를 유지하기 위해 적절한 크기의 와이어를 유지해야 한다. 0.022″ 슬롯에서는 0.019″×0.025″ 와이어가 적당하다. 이 단계에서 부분적인 장치 제거나 원형 와이어의 사용은 권장되지 않는데 잠재적으로 최종 위치로의 치아 조절이 상실될 수 있기 때문이다.

4단계에서의 내원 간격

4단계는 길이가 다양하며 대대로 치료 초기부터 마무리 측면에서 주의를 기울였다면 매우 짧을 수 있다. 이 단계는 4~6주 간격으로 10~20주 정도 걸린다.

치아이동

생역학을 위한 브라켓 선택 및 위치

브라켓 처방

여러 자가결찰 시스템은 다양한 부정교합에 적합하도록 다양한 브라켓 처방을 제안하였다. 비록 처방이 풍융함, 근원심 경사, 순설측 경사, 회전 등의 요소를 포함하지만, 처방들의 다양한 요소는 브라켓의 순설측 경사의 정도를 반영한다.

브라켓 처방의 명칭은 Damon, Hanson, MBT 또는 Roth와 같이 제작자의 이름과 동일하거나, 브라켓에 내재되어 있는 순설측 기울기의 상대적인 양에 따라 달라진다. 낮은 토오크 브라켓은 치관의 설측 또는 구개측 기울기가 내재되어 있으며, 높은 토오크 브라켓은 치근의 설측 또는 구개측 기울기가 내재되어 있다. 토오크 변화는 상악 전치에서 가장 다양하다. 매우 낮음(상악 중절치 7°), 낮음(상악 중절치 12°), 보통/표준(상악 중절치 17°) 및 높음(상악 중절치 22°)으로 구분된다. 견치 브라켓의 순설측 기울기는 보통의 경우 0° 또는 −7°이다. +7° 견치 브라켓을 포함하는 처방도 있다. Damon System과 Speed System의 전형적인 토오크가 표 12.2와 12.3에 있다. Damon과 Bagden[20] 및 Weinberger[21]는 토오크를 선택의 기준을 제시하였다.

다음과 같은 부정교합에서 낮은 토오크 처방을 선택한다.

- 전방경사 되어 있거나 구개측으로 위치된 상악 전치 또는 구개측에 매복된 견치
- Ⅲ급 견인을 과도하게 사용해야 하는 경우, 페이스마스크를 사용하거나 전방 경사를 막기 위해 상악 분절을 전방으로 위치시키는 것이 필요한 경우
- 총생이나 전치부 개방교합 증례
- 전치를 일으켜 세워서 치열궁 길이를 늘리기 원할 때
- 중등도 또는 더 심한 총생 증례를 비발치로 해결할 때
- Ⅱ급 역학이나 Allen-Noble[22]이 소개한 MARA(독일의 Dr. Douglas Toll과 미국의 Dr. Jim Eckhart가 공동으로 개발한), Forsus(3M Unitek, 3M Corporate Headquarters, 3M Center, St Paul, MN 55144-1000, USA) 또는 TP Flip-Lock Herbst와 같은 하악 전방 위치 장치를 사용할 때
- 립 범퍼 증례

다음과 같은 부정교합에서 보통/표준 토오크 처방을 선택한다.

- 경도에서 중등도의 총생이 있거나 공간폐쇄를 시행할 때
- 전치와 견치의 순설측 경사가 변하지 않기를 바랄 때
- 제한된 공간 폐쇄가 요구될 때

다음과 같은 부정교합에서 높은 토오크 처방을 선택한다

- Ⅱ급 2류 전치관계
- Ⅱ급 견인을 과하게 사용해야 하는 경우
- 전치의 견인이 필요한 발치 증례
- 하악궁에서 하악 전치의 발치 증례
- 순측으로 매복된 상악 견치, 구개측/설측으로 경사진 견치를 일으켜 세울 때 그리고 제1소구치 발치 증례
- 하악 전치의 탈보상이 필요한 수술 증례

대부분의 증례는 개별적인 치아의 위치에 따라 알맞은 토오크의 조합을 선택해야 한다.

브라켓 위치 선정

술자는 바람직한 치아이동이 일어날 수 있도록 브라켓을 위치시켜야 한다. 브라켓 위치를 신중하게 선정해야 마무리 시에 필요한 시간을 줄일 수 있기에, 치료 시작 단계에서 정

표 12.2 Damon 시스템에서 부가적인 토크 값

	상악						
	U1	U2	U3	U4	U5	U6	U7
큰 토크	+17°	+10°	+7°				
표준 토크	+12°	+8°	0°	-7°	-7°	-18°	-27°
작은 토크	+7°	+3°					
	하악						
	L1	L2	L3	L4	L5	L6	L7
큰 토크			+7°				
표준 토크	-1°	-1°	0°	-12°	-17°	-28°	-10°
작은 토크	-6°	-6°					

표 12.3 SPEED 시스템에서 부가적인 토크 값

	상악						
	U1	U2	U3	U4	U5	U6	U7
Hanson	+12°	+8°	-7°	-7°	-7°	-10°	-10°
큰 토크 (Bioprogressive)	+22°	+14°	+7°	-7°	-7°	-10°	-10°
표준 토크 (MBT)	+17°	+10°	-7°	-7°	-7°	-10°	-10°
작은 토크 (Roth)	+12°	+8°	2°	-7°	-7°	-10°	-10°
	하악						
	L1	L2	L3	L4	L5	L6	L7
Hanson	+5°	+3°	-4°	-4°	-8°	-24°	-28°
큰 토크 (Bioprogressive)	-1°	-1°	+7°	-11°	-17°	-24°	-28°
표준 토크 (MBT)	-6°	-6°	-7°	-11°	-17°	-24°	-10°
작은 토크 (Roth)	-1°	-1°	-7°	-11°	-17°	-24°	-28°

확하게 브라켓 위치를 결정해야 한다. 전통적인 직접 접착에서는 교정의가 최종 치아 위치에 대한 브라켓 위치의 효과를 예측해야 한다. 정확한 브라켓 위치 선정과 간접 접착 체계의 소개, OrthoCad's IQ(Cadent, Inc.,640 Gotham Parkway Carlstadt, NJ 07072-2405, USA)와 Ormco's Insignia system은 컴퓨터 소프트웨어를 사용하여 브라켓 위치의 최종 결과를 시각화하여 보여준다. 이러한 형태의 기술을 사용하면 마무리 과정의 질을 향상시키고 치료 기간을 단축할 수 있다(그림 12.17~12.20). Andrews[23]가 기술했듯이 보통 순면 장축(facial axis)상의 점 위에 브라켓과 튜브를 위치시켜 이들을 임상 치관의 순면 장축(facial axis of clinical crown)을 따라 배열한다. 그러나 이러한 방법이 항상 바람직한 치아 위치를 보장하지는 않는다. 특히 협측 분절에서 변연 융선이 바르게 배열되었는지 확인할 필요가 있다. 치아 형태나 장치 디자인에 따라 Andrews가 기술한 방법을 약간 변형시킬 필요가 있다. 예를 들어 하악 견치에서 견치 교두와 하악 측절치의 절단연을 정확하게 배열하기 위해 브라켓을 임상 치관의 순면 장축에 대해 0.5mm 전방에 위치시키는 것이 좋다.

임플란트 식립을 위한 공간 생성 과정에서 공간 주위 치

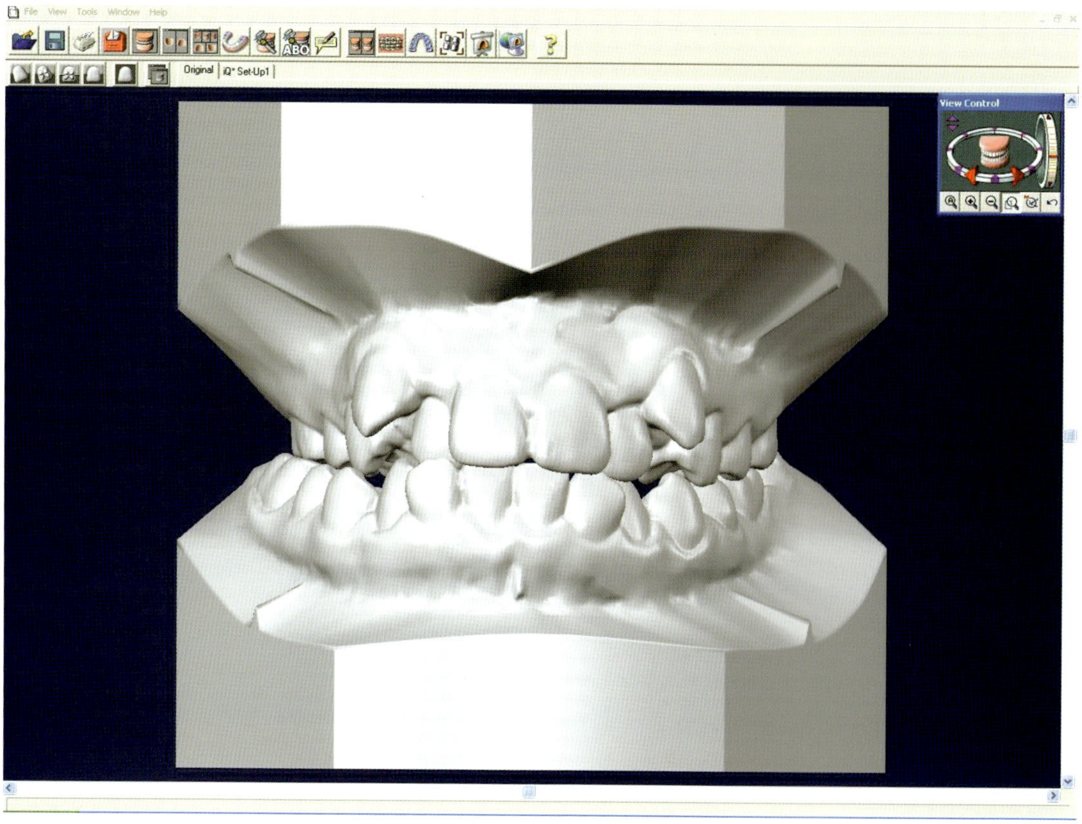

그림 12.17 치료 시작 시의 부정교합 모델.

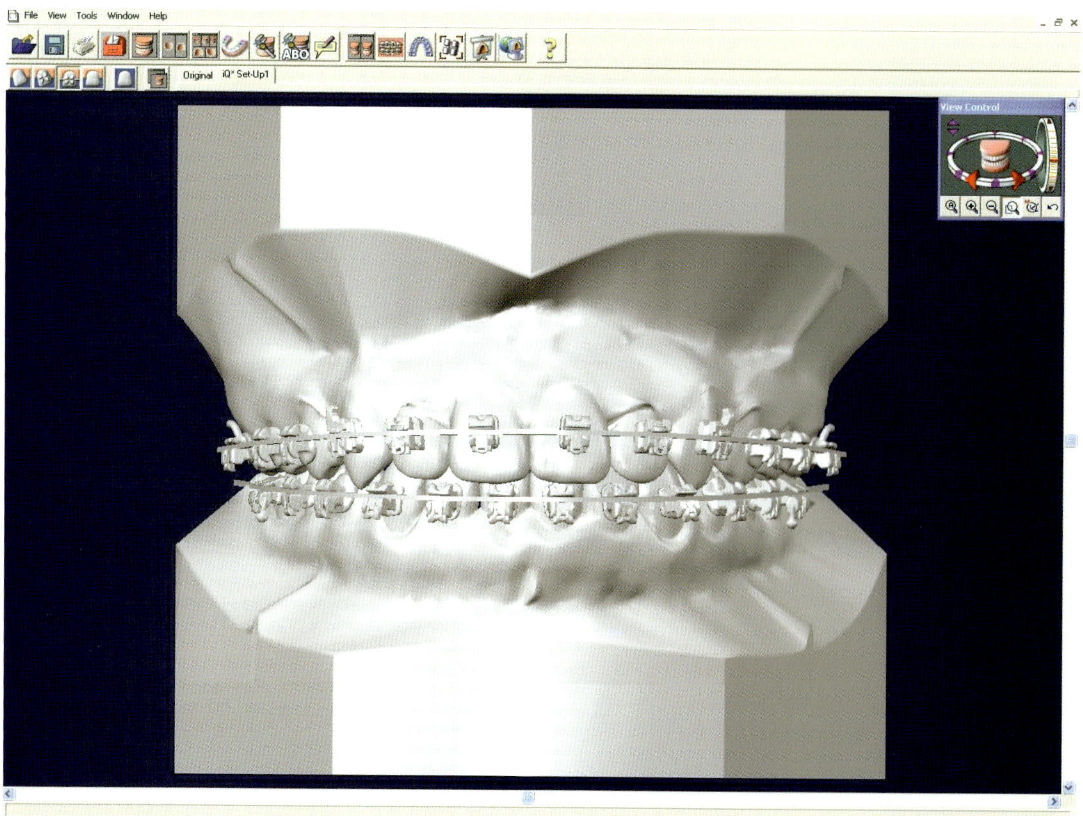

그림 12.18 브라켓이 위치된 최종 교합상태를 가상한 디지털 연구 모형. (사진제공 OrthoCAD)

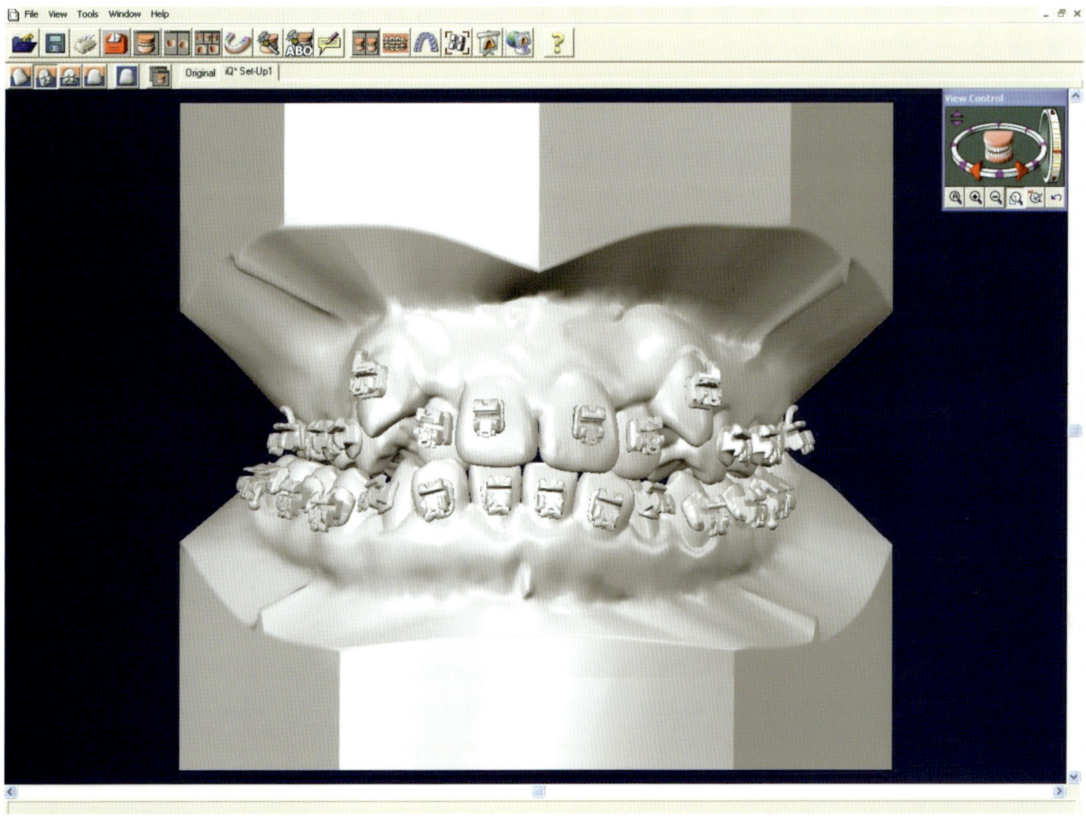

그림 12.19 브라켓이 위치된 치료 전 부정교합의 디지털 연구 모형. (사진제공 OrthoCAD)

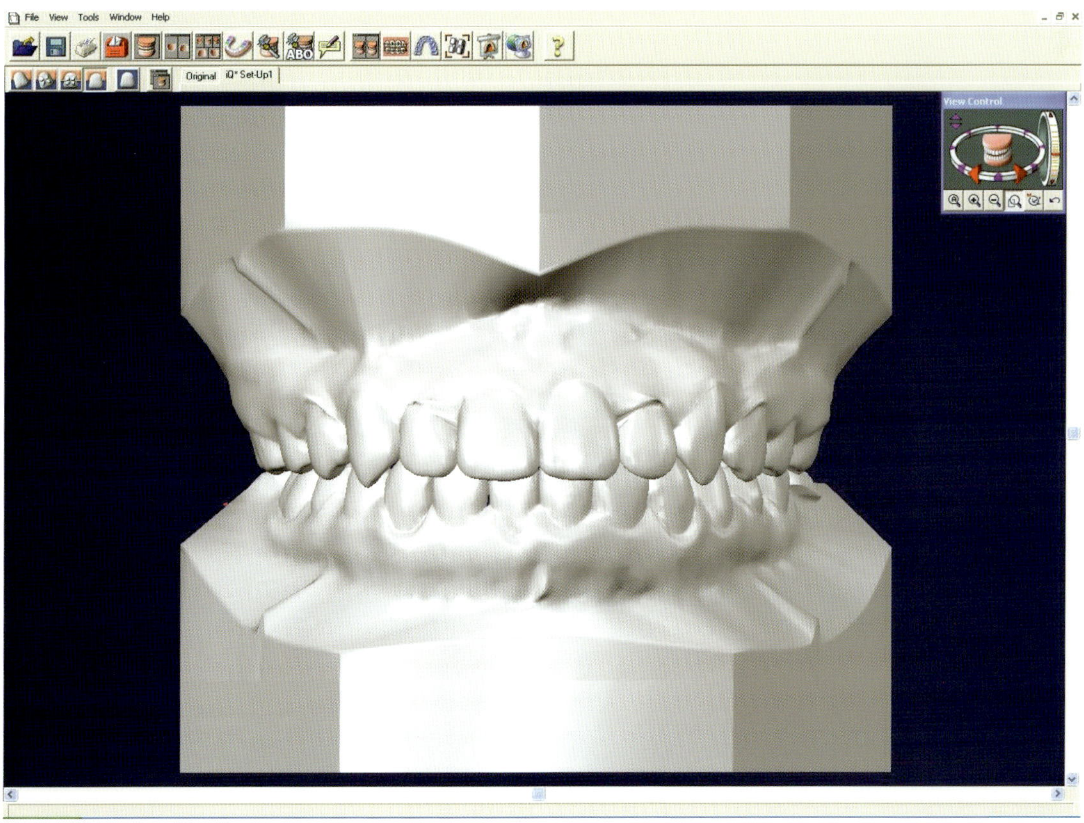

그림 12.20 치료 종료 후 마무리된 교합의 디지털 연구 모형. (사진제공 OrthoCAD)

아의 치근을 적절하게 벌리는 경우나, 전위된 치아의 위치를 수정할 때와 같이 치아의 큰 전위 이동이 필요한 경우, 브라켓 간 간격이 넓은 곳에서 적절한 치근 이동을 얻고자 할 때에는 브라켓의 각도를 과장해야 할 필요가 있다.

전치 피개도를 고치는 것이 부정교합 치료에서 가장 중요하며 전치와 견치에서의 과개교합이 있는 경우에는 브라켓을 보다 절단연 쪽에 위치시키고, 개방교합의 경우에는 보다 치은 쪽에 위치시킨다.

단일치아의 이동

X축 이동

X축 치아이동은 공간 개방(전위) 혹은 근원심 기울기 수정(회전)이며, Tweed 분류에서는 2차 치아이동이다. 총생이 있는 부정교합의 치료 목적 중 하나는 발치 공간으로 치아를 이동시키거나 치열궁 둘레를 증가시켜 치아이동을 위한 공간을 확보하는 것이다. 공간이 없거나 부족하여 치열궁으로부터 배제된 치아는 배열을 위한 공간이 가장 먼저 필요하다. 이것은 자가결찰 브라켓 체계를 위한 임상적 생역학의 가장 중요한 원칙 중 하나로, 대부분의 치아는 공간이 마련되면 위치가 개선되거나 자발적으로 맹출하기 때문이다.[24]

치아가 긴 거리를 이동해야 하는 전위운동에서 치근이 정확한 위치에 있도록 하려면 브라켓에 과도한 근원심 기울기를 주는 것을 고려해야 한다. 미맹출치에 인접한 치아는 미맹출치의 맹출을 촉진하도록 치아가 미맹출치로부터 멀어지는 방향으로 브라켓을 위치시켜야 한다. 자가결찰 브라켓이 생성한 힘은 탄성 결찰에 의해 변하거나 흡수되지 않으며 호선 에너지가 보다 직접적으로 호선으로 전달된다.[25] 또한 브라켓에 호선을 완전히 결찰하면 전통적인 결찰에서보다 더 큰 모멘트가 생성된다.[14] 자가결찰 브라켓은 호선 에너지를 효율적으로 활용하기 때문에 매우 약한 힘만 요구된다.

하나의 치아가 치열궁으로부터 완전히 배제된 경우에 치열궁 둘레에서 NiTi 오픈 코일 스프링으로 공간을 만들 수 있다. 이 때 스프링을 브라켓 한 개 폭경보다 크게 활성화해서는 안 된다; 실제로 이것은 가용 공간보다 3~4mm정도 크다. 이는 그림 12.21~12.24에 나타나 있다. 만약 하악 전치가 치열궁에서 완전히 벗어나있다면 인접치 중 하나는 임시적으로 브라켓을 붙이지 않은 상태로 전성이 있는 스테인리스강(Reliance Bond-A-Braid(Reliance Orthodontic Products, PO Box 678, Itasca, IL 60143, USA))이나 꼬아진 글래스 파이버(EverStick Ortho(Stick Tech Ltd, PO Box 114, FIN-20521 Turku, Finland)로 인접치에 고정해야 한다.

임플란트를 위한 공간을 마련하는 경우처럼 치근의 위치가 특별히 중요할 때에도 브라켓 위치를 과잉수정할 필요가 있다. 임플란트 공간 양 옆에 있는 치아들의 치근이 임플란트 공간을 침범하지 못하게 하려면 브라켓에 과도한 근원심 기울기를 추가하는 것이 좋다. 이렇게 해서 임플란트 공간에 인접한 치아의 임상 치관이 덜 이상적인 위치가 되었다면 치료의 후반부에서 수정할 수 있다.

4×2 장치(Damon System에서는 치열궁 상에서 미맹출된 견치를 위한 공간 확보가 필요한 경우에 사용하므로 D-Gainers로 알려져 있다)와 같이 더 큰 공간이 필요할 때는 활성화를 더 많이 시켜야 한다. 이러한 형태의 장치는 그림 12.25~12.27에 나와 있다.

목표는 작은 힘을 유지하며 인접 치주조직에 과도한 스트레스 없이 공간을 천천히 개방하는 것이다. 치아의 근원심 기울기는 브라켓에 내장된 근원심 기울기에 의해 일차적으로 조절된다; 치아의 위치를 최적화하기 위해 치료의 나중 단계에서 약간 조정할 필요가 있기도 하다.

Z축 이동

이것은 Tweed의 1차 이동과 같다. Pandis 등[26]은 전통적인 결찰과 능동적 및 수동적 자가결찰 브라켓에서 협설 이동을 위해 치아에 가해진 힘을 교정용 측정기와 두 개의 3차원적 힘-모멘트 센서를 장착한 모의시험계[27]를 이용하여 비교하였다. 그들은 설측 이동에서는 능동적 자가결찰 브라켓

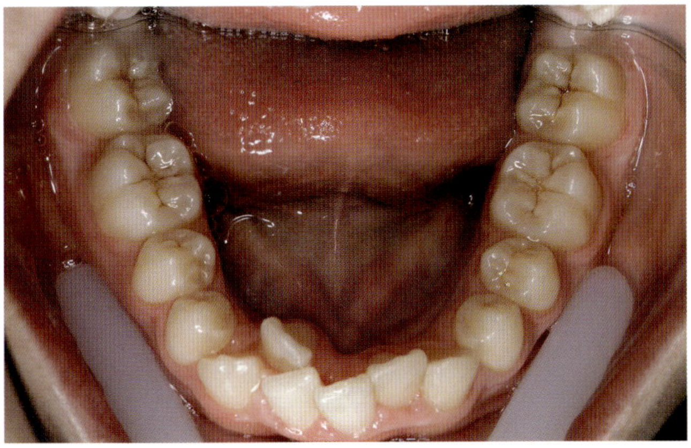

그림 12.21 환자 RA씨. 하악 우측 측절치가 설측으로 위치되어 악궁에서 배제되었다.

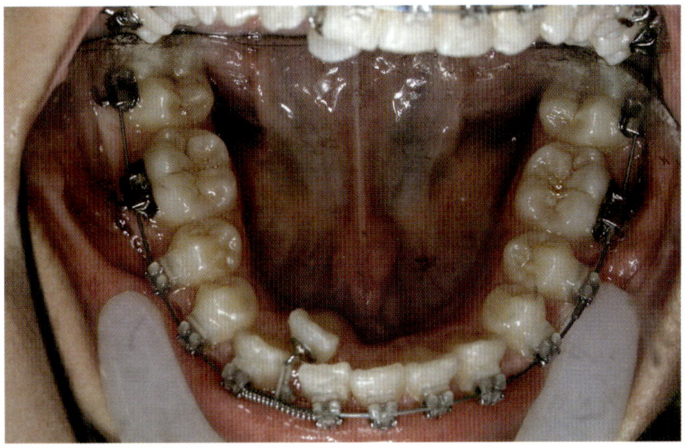

그림 12.22 환자 RA씨. 하악 우측 측절치를 위한 공간을 확보하기 위해 NiTi 오픈 코일 스프링을 브라켓 간 간격보다 넓게하고 브라켓 한 개의 폭보다는 작게 하였다.

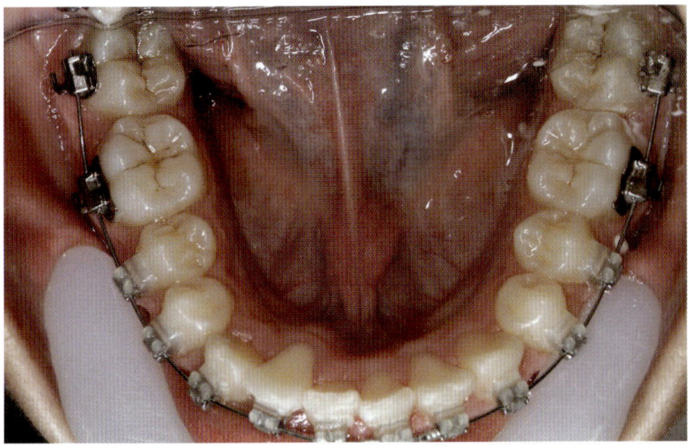

그림 12.23 환자 RA씨. 하악 우측 측절치가 악궁 내로 배열되었지만 아직 치근의 순측 토오크가 필요하다.

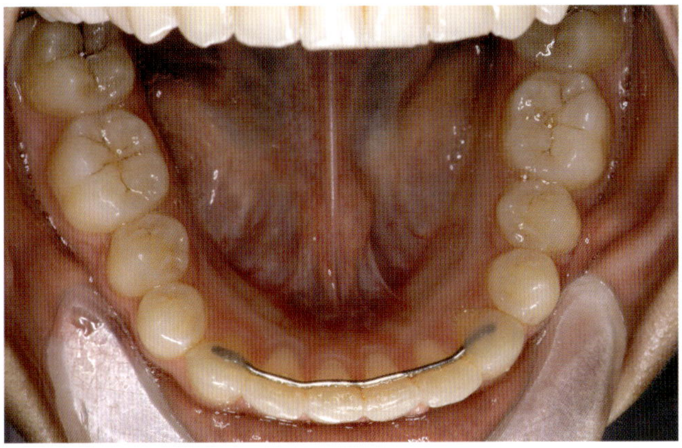

그림 12.24 환자 RA씨. 치료 종료 12개월 후 하악 우측 측절치의 최종 위치.

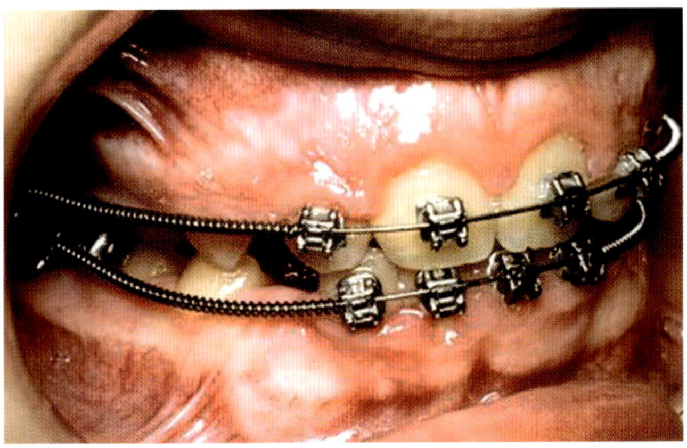

그림 12.25 미맹출 견치를 악궁 내로 배열하기 위해 공간을 벌리는 D-Gainer. (사진제공 Dr. Alan Bagden)

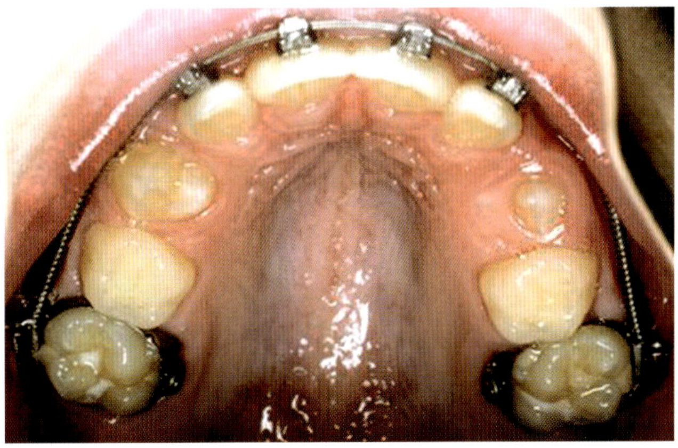

그림 12.26 D-Gainer의 상악 교합면 모습. (사진제공 Dr. Alan Bagden)

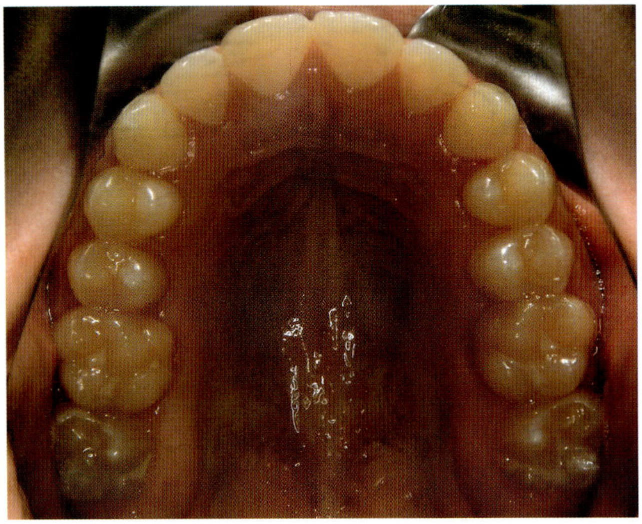

그림 12.27 D-Gainer를 시용하여 양측 상악 견치를 올바르게 배열한 치료 결과. (사진제공 Dr. Alan Bagden)

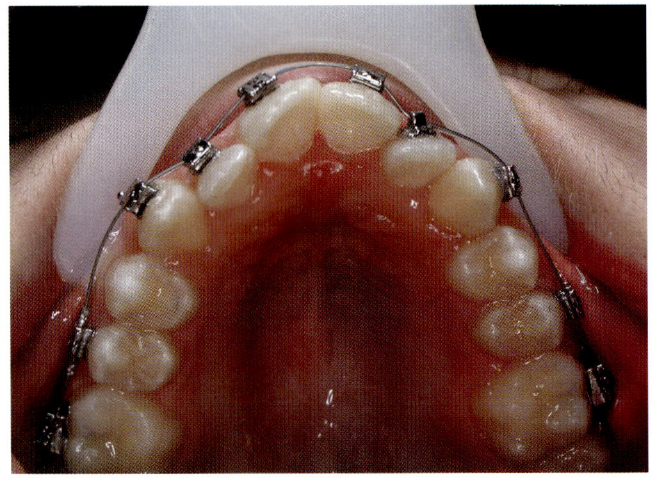

그림 12.28 이상적인 위치에 브라켓을 위치시킬 수 없기 때문에 치료 초기 상악 좌측 측절치에 두꺼운 견인 훅을 부착하였다. 더 넓은 견인 훅은 와이어 변형에 따라 회전을 더 잘 조절할 수 있다. 사용된 브라켓은 Carrière(Class One Orthodontics, 5064 - 50th Street, Lubbock, TX79414)라는 수동형 자가결찰 브라켓이다.

이 능동적 클립의 탄력 때문에 치아에 더 적은 힘을 가한다고 하였다. 반면에 수동적 자가결찰 브라켓과 전통적 결찰은 비슷한 힘을 가했다; 치아가 협측으로 움직일 때는 가해진 힘에 차이가 없었다.

치아의 협-설이나 순-구개 이동은 경미한 총생의 경우 상대적으로 간단하며 가끔은 치열궁 둘레를 증가시켜 공간을 형성하려는 노력 없이도 치아의 배열이 가능하다. 이러한 경우에는 브라켓을 각각의 치아에서 이상적인 장소에 위치시키는 것이 가능하다. 보다 심각한 총생이 있고 변위된 치아가 치열궁으로부터 어느 정도 떨어진 곳에 있을 때는 그림 12.22와 같이 가는 견인 고리를 변위된 치아에 위치시킨 후 탄성이 있는 실로 호선에 묶어주어야 한다. 변위되거나 회전된 치아에 완전한 크기의 브라켓을 붙이기 위한 공간이 부족할 때는 견인 고리를 대신 위치시켜야 한다. 공간이 허락된다면, 그림 12.28과 같이 호선이 견인 고리를 통과할 수 있게 함으로써 더 나은 회전 조절을 할 수 있는 넓은 견인 고리가 선호된다.

그러나 경미한 부정교합일지라도 치아가 이상적인 브라켓 위치를 불가능하게 할 정도로 회전된 경우가 있다; 이러한 경우에는 자가결찰 브라켓을 이상적으로 위치시킬 수 있을 때까지 한두 번의 내원 정도는 넓은 견인 고리를 사용해야 한다. 가는 견인 고리는 실질적으로 회전 조절을 할 수 없으며 이러한 상황에서는 쓸모가 없다. 회전된 치아에서 호선이 견인 고리를 통과한다. 탄성 체인을 한두 개 고리만큼 늘려 양 쪽에 브라켓이 부착된 치아를 가진 치열궁 상의 고정원 치아에 연결한다; 이것은 고정원 치아의 과도한 회전을 방지하기 위해 필요하다. 이 방법의 원칙이 그림 12.29~12.31에 나와 있다.

탄성 체인은 호선을 넣기 전이나 넣은 후에 위치시킬 수 있다. 호선을 넣은 후에 탄성 체인을 결찰하려면 한 쌍의 탄성 결찰 클립을 탄성 체인의 마지막 고리를 통과시켜 밀어 넣는다; 체인의 자유로운 끝을 호선 뒤로 통과시키고 클립이 통과한 체인의 마지막 고리를 통과하여 체인을 당기면서 클립으로 자유로운 끝을 잡는다.

회전된 치아는 한 번의 내원으로 위치를 수정할 수 있다. 때로는 설측 버튼과 설측 탄성 견인을 사용하면 더욱 빠르게 수정할 수 있다. 회전이 수정되면 치아 표면에서 이상적인 위치에 자가결찰 브라켓을 부착할 수 있다.

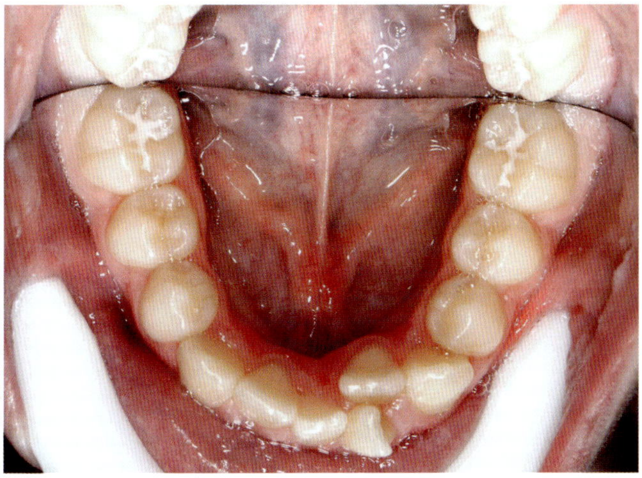

그림 12.29 환자 RO씨. 치료 시작 시 모습. 하악 좌측 중절치가 회전되어 있다.

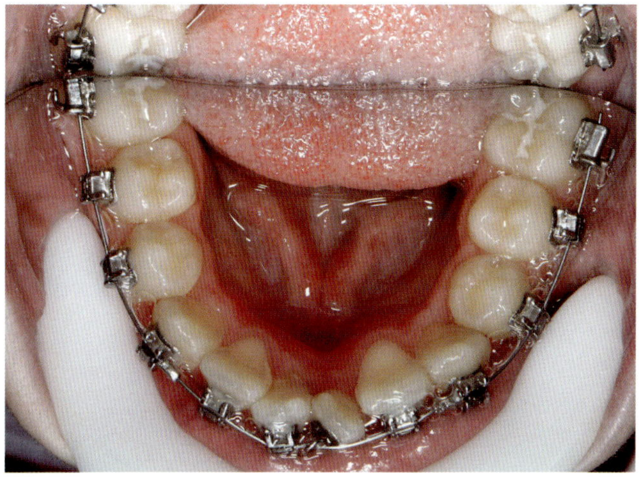

그림 12.30 환자 RO씨. 두 번째 내원(치료 시작 8주 후). 하악 좌측 중절치에 견인 훅을 부착하였다. 탄성 체인을 하악 중절치의 근심에서 시작하여 다른 치아들에 결찰되지 않고 제1대구치의 고리에 연결하였다.

회전된 치아가 치열궁으로부터 상당히 변위되어 있을 때 그림 12.32~12.34에서와 같이 치아가 치열궁을 향해 이동하며 회전이 풀리는 모멘트를 제공하도록 견인 고리를 상쇄시키는 것을 고려해 볼 가치가 있다. 다시 말하면 치아가 치열궁 선에 가까워짐에 따라 호선이 견인 고리를 통과하도록 할 수 있다.

Y축 이동

이것은 전위 형태에서 단일 치아의 수직이동에 상응한다. Pandis 등[26]은 수직이동의 관찰 결과 치아가 맹출/함입 될 때 전통적 결찰보다 능동적 및 수동적 자가결찰 브라켓이 20% 적은 힘을 생성함을 보여주었다.

경미한 부정교합은 거의 문제를 일으키지 않는다; 배열은 단일 치아의 조화된 맹출이나 함입으로 이루어진다. 단일 치아의 수직적 부조화가 큰 경우에 각 치아의 맹출/함입의 조화가 어렵고 원래 교합 관계에 있었던 치아도 고정원의 필요 때문에 교합에서 벗어날 수 있다. 이것의 병적이지 않은 예가 협측으로 높게 위치된 견치이고 병적인 예는 미맹출한 견치와 전치이다. 협측으로 높게 위치한 견치를 가볍고 연속적인 호선에 결찰하기 전에 주의를 기울여야 한다;

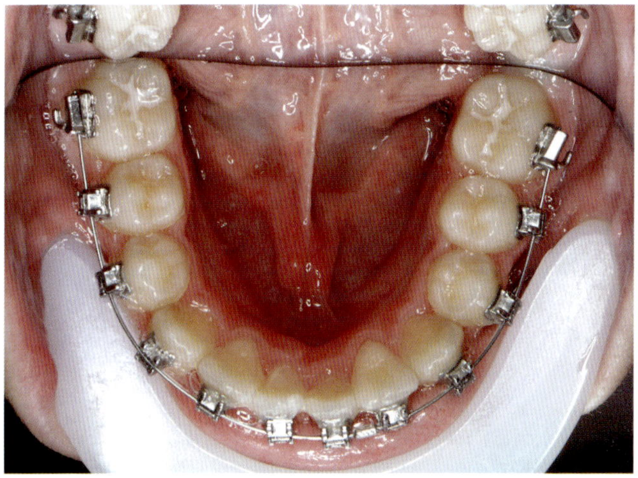

그림 12.31 환자 RO씨. 네 번째 내원(치료 시작 20주 후). 하악의 배열이 완성되었다. 하악 좌측 대구치의 회전에 주목하라; 고정원 치아에 주는 영향을 최소화하기 위해 브라켓이나 튜브에 의해 지지되는 제1대구치 혹은 제2소구치의 뒤쪽으로 탄성체인을 돌리는 것이 유리하다.

병인론적으로 이러한 치아들은 치열궁 상의 배열 공간이 부족하기 때문에 이러한 위치를 갖는다. 첫 번째 목표는 치열궁 둘레에서 적절한 공간을 확보하여 이러한 치아들이 보다 만족스러운 위치로 맹출하도록 하는 것이다. 치아가 교합평면 가까이 맹출하면 일반적인 방법으로 브라켓을 접착한다. 자가결찰 브라켓은 이러한 치아를 배열하는 데 이상적이다. 이는 치아가 교합면으로 이동할 때 호선과 인접치의 브라켓

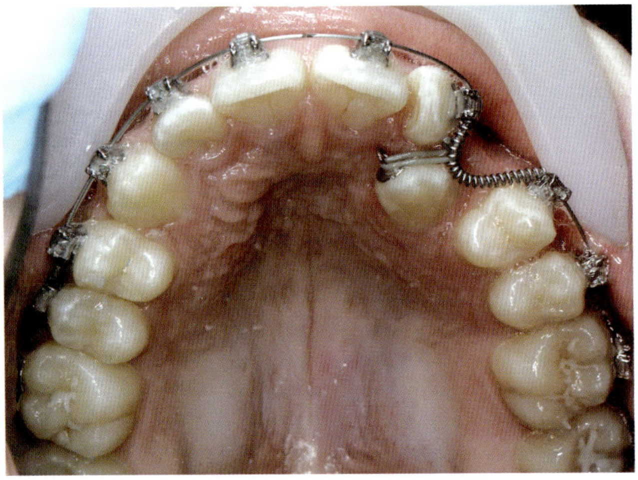

그림 12.32 환자 GB씨. 첫 번째 내원(치료 시작 0주). 상악 좌측 견치가 구개측으로 이소맹출 되었고 이것을 개방 노출시켰다. 견인 훅을 견치에 연결하여 악궁 내로 배열되도록 견인하고 있다.

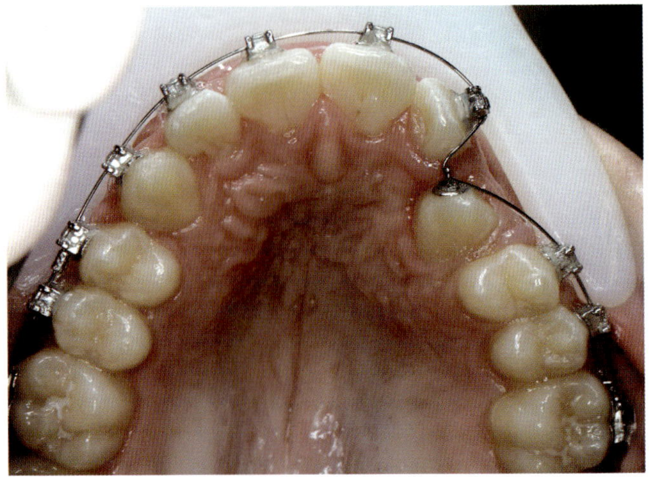

그림 12.33 환자 GB씨. 두 번째 내원(치료 시작 8주). 견치의 약간의 회전과 협측 이동이 일어났다; 견인 훅의 내강으로 와이어가 통과하도록 하였다.

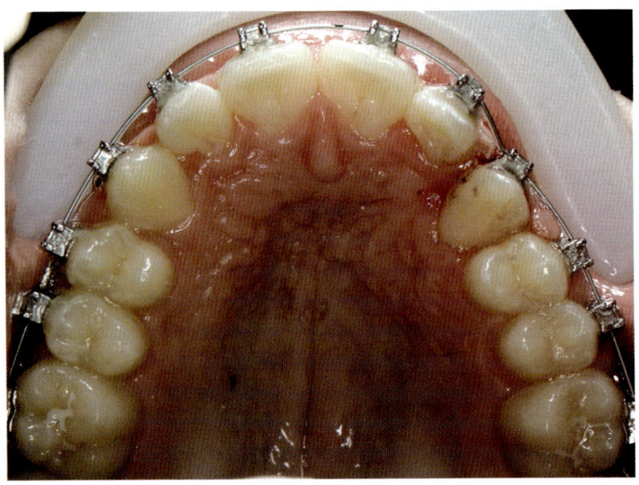

그림 12.34 환자 GB씨. 세 번째 내원(치료 시작 16주). 이송 맹출 되었던 견치가 이제 거의 악궁에 배열되었다; 완전한 크기의 수동형 자가결찰 브라켓(Damon 2)을 부착하였고 치료를 계속 진행하였다.

간에 상당량의 상대적 모멘트가 필요하기 때문이다. 필요하다면 교합에 의해 지지되는 반대악의 인접 치아들과 변위된 치아를 삼각형의 탄성고무로 연결하여 반대악의 치아들은 안정화시키고 변위된 치아는 자유롭게 움직일 수 있도록 할 수 있다.

병적 소견이 존재할 때는 상황이 조금 달라지는데, 맹출되지 않는 변위된 치아에 골드 체인을 부착하여 폐쇄노출 기술을 사용해야 할 수도 있기 때문이다. 이러한 치아들이 이동하다가 멈추는 경우가 있는데 이는 유착 때문이다. 그러나 일단 움직이기 시작한 치아에서 유착이 일어나는 것은 매우 드문 것으로 보이며, 골개조가 매우 느린 피질골에 치아가 파묻혀 멈춘 듯이 보이는 경우가 많다. 이것은 유착이라기보다는 피질골 안으로의 매복으로 인한 일시적 치아이동의 정체이다. 미맹출치 치관 주위의 피질골을 제거하는 것만으로도 치아가 맹출을 지속하는 데 충분한 도움이 된다.

토오크는 Tweed의 3차 치아이동으로 y축을 중심으로 한 회전운동이다. 토오크는 기계적 불리함 때문에 edgewise 장치에서 가장 재현하기 어려운 치아이동 중 하나이며, 이는 작은 직사각형 와이어의 절단에서 형성되는 상대적으로 작은 힘이 움직이고자 하는 목표의 저항 중심으로부터 조금 떨어진 거리에서 치아이동을 야기하려고 하기 때문이다. 적절한 토오크를 선택하는 것이 중요하며 상당한 치큰 토오크를 필요로 하는 상악 전치는 토오크가 큰 브라켓을 사용해야 한다. Badawi 등[28]은 능동형 및 수동형 자가결찰 브라켓에서 토오크 발현을 조사하였고 능동형과 수동형 간에 결찰 각도에 있어 차이가 있다고 결론 내렸다. 능동형 자가결찰 브라켓(SPEED와 In-Ovation)은 7.5°의 호선 꼬음에서 토오크를 발현하기 시작했고, 수동형 자가결찰 브라켓(Damon 2 and SmartClip)은 15°에서 토오크를 발현하기 시작했다. 저자는 능동적 클립이 호선과 슬롯 사이의 유격을 감소시킴으로써 호선의 발현을 증가시킨다고 제안한다. 이번 실험에서 실제 슬롯 높이는 측정하지 않았으며, 이는 토오크 전달의 효과에 영향을 주었을 수도 있다.[29] 그럼에도 불구하고 현재로서는 실험실 환경에서 능동형 자가결찰 브라켓이 수동형 자가결찰 브라켓보다 토오크의 전달에서 더 효과적이라고 증명되었다. 이러한 관찰 결과의 임상적 예가 Hero System[3]으로 전방 분절에서는 능동형 자가결찰 브라켓(Time2)을 사용하고 후방 분절에서는 수동형 결찰을 사용하는 차별화된 마찰 체계이다; 후방 분절의 수동 결찰은 상악의 소구치와 대구치에, 하악의 제2소구치와 대구치에서 튜브를 사용함으로써 가능하다. 임상적으로 상악 전치에서 수동적 자가결찰 브라켓을 사용하여 적절한 협설 기울기를 얻는 효과는 전통적 브라켓과 비슷해 보인다.[30]

구개측이나 설측에 위치한 치아의 경우에 흔히 사용되는 브라켓의 위아래를 거꾸로 붙이는 방법은 추천되지 않는다. 이러한 방법은 치근을 정확하게 위치시키기 어렵고, 자가결찰 브라켓을 거꾸로 위치시키면 브라켓 gate/slide가 바르지 못한 위치에 있게 된다. 대안은 구개-설측 치근 토오크를 생성하는 보조 토오크를 사용하거나 순측 치근 토오크를 생성하는 반대 보조 토오크를 사용하는 것이다. 보조 토오크는 상악과 하악 치열궁에서 추가적 토오크를 제공하는 효과적인 방법이고 모든 브라켓 체계에서 사용할 수 있다. 개개의 치아에서는 Rose 플라이어나 Tweed 442 플라이어를 사용하여 티타늄-몰리브데늄이나 SS 호선에 토오크를 부여하는 것이 실용적이다(그림 12.35).

다수 치아의 이동

다수 치아의 이동은 단일 치아의 이동과 다른 역학이 필요하다.

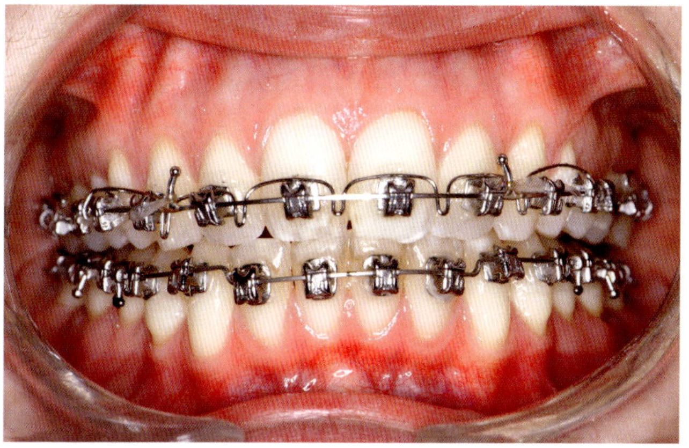

그림 12.35 상악 순측 치군의 부가적인 토오크를 확립하기 위해 사용된 전치부 치근 토오크 보조장치.

치열궁 둘레 길이를 통한 이동

공간 개방

단일 치아의 공간 개방에 대해서는 이미 언급하였다. 자가결찰 브라켓을 사용하면 입술 근육을 구치부 분절의 후방 이동을 돕는 고정원으로 사용할 수 있다. 이것은 교정학에서 흔하지 않은 개념이다. 프랑켈 장치와 립범퍼는 구강 근육을 사용하여 성공적으로 치아의 위치에 영향을 준다. 이러한 방법은 높이 평가되는 교정 기술임에도 불구하고 장치가 쉽게 망가지고 치료에 대한 반응이 예측하기 어려우며 치료의 결과의 안정성에 대한 의심의 여지가 많기 때문에 교정치료의 주류가 되지는 못하였다. 고정식 교정장치 중에서 구강 근육이 치아의 위치에 영향을 주는 것이 가능하다고 제안한 것은 Damon System appliance이다. Shellhart 등에 따르면 치아의 정중선 순면에서 발휘되는 힘은 740N/m^{2}이며, 우측 견치 부위에서 발휘되는 힘은 450N/m^{2}이다[31]; 이 수치들은 Soo와 Moore[32]의 연구 결과보다 낮은 수치이다. Alberta 대학의 Badawi[25]는 orthodontic simulator(OSIM)를 개발하였다. 이는 각각의 치아에 하나씩 부착한 14개의 삼차원 힘 모멘트 센서를 이용하여 변위된 치아에 가해지는 힘/모멘트와 이로 인해 악궁 내 다른 치아들에게 가해진 힘을 측정하고 시뮬레이션 하였다. 상방 변위된 견치의 배열에 있어서 수동적 자가결찰 브라켓은 전치부에 Shellhart 등에 의해 측정된 힘보다 작은 힘을 전방으로 가하였고, 전통적으로 결찰된 브라켓은 Shellhart 등에 의해 결정된 휴지기의 입술 힘보다 더 큰 힘을 전방으로 발생하였다. 능동적 자가결찰 브라켓은 수동적 자가결찰 브라켓보다 더 큰 힘을 만들어내지만 전통적인 결찰법을 사용한 브라켓보다는 유의하게 작은 힘을 발생하였다. 즉 자가결찰 브라켓은 특히 수동적 자가결찰 브라켓은 몇몇 증례에서 구강 주변 근육을 이용하여 치아이동에 있어 필요한 고정원을 제공할 수 있다는 것을 의미한다. 이러한 현상은 브라켓 슬롯과 와이어 사이에 마찰력이 작아서 와이어가 후방으로 쉽게 밀려갈 수 있으므로 입술의 압력을 넘는 전방으로의 힘을 발생하지 않게 되며, 입술의 압력이 고정원으로 작용할 수 있도록 허용하는 것이다. 그러나 이런 가설에 대한 최종적인 판결은 자세히 리뷰된 저널의 결론이 출판되기를 기다려야 할 것이다.

상악 견치를 위한 공간을 벌리기 위해 4×2(또는 D-gainer) 장치를 사용하는 경우에는 정상적인 전치관계를 얻기 위해 상악 전치부의 전방이동이 필요한 경우가 있다. 이런 현상은 자발적으로 일어나는데 만약 자발적인 이동이 어려운 상황이라면 약한 Ⅱ급 고무줄과 함께 하악에 4×2 장치를 사용하여 상악 치아의 전방이동을 촉진하는 힘의 균형을 제공해 줄 수 있다. 그 어떤 교정적인 치아이동도 한 방향으로만 일어나지는 않으며 이러한 형태의 치아이동은 전치의 전방경사와 구치의 정출로 인해 수직피개가 감소하는 결과를 가져온다.

공간폐쇄

Toyota는 발치 후 공간폐쇄는 *muda*[34](쓸모 없는 것)이며 교정치료의 과정이 가치가 없다고 하였다. 발치를 통해 치열궁의 공간 문제를 미리 예측하는 조기 치료는 결함을 간단히 치료할 수 있다. 발치에 대한 이러한 견해는 통상적이지는 않지만 여러 가지고 시사하는 바가 크다. 자가결찰 브라켓은 완전한 브라켓 결찰이 가능하므로 발치 공간으로의 회전과 같은 공간폐쇄로 인한 원치 않는 결과가 일어나지 않는다. 반면에 자가결찰 브라켓은 미끄럼 마찰 저항이 작기 때문에 공간폐쇄가 더 빨리 일어난다고 생각할 수 있다. 하지만 통상적으로 하나의 탄성체 결찰로 이루어진 전통적인 결찰법에 더해지는 마찰력은 두 가지 방법에 큰 차이를 만들기에는 부족하다. 공간폐쇄 속도에 있어서 두 방법의 차이는 아직 밝혀지지 않았으며 향후 더 많은 연구가 필요할 것으로 판단된다.

자가결찰 시스템에서 공간폐쇄는 NiTi 코일 스프링을 이용할 것을 제안하며 이는 전방부에서는 와이어에 납착된 기둥에 연결하고 후방부에는 구치 튜브의 고리보다는 와이어의 끝부분에 거는 것을 추천한다.

탄성 체인을 사용하는 경우 탄성 체인을 와이어 아래로 위치시키면 더 불편하기는 하지만 와이어와 탄성 체인 사이에 마찰을 줄일 수 있다. 그러므로 폐쇄시킬 공간이 크다면 탄성 체인은 와이어 아래로 위치시키고, 공간이 작거나 다시 공간이 벌어지는 것을 방지하는 목적으로 사용되는 것이라면 와이어를 제거할 필요 없이 와이어 위로 탄성 체인을 위치시키면 된다.

정중선 수정

약간의 정중선 불일치는 교차 고무줄(cross-elastics)을 이용하면 쉽게 해결할 수 있다. 고바야시 결찰선이나 drop-in 고리를 하악 중절치 브라켓에 위치시키면 전방부 교차고무줄의 벡터를 결정짓는 가이드로 편하게 사용할 수 있다.

전후방 이동　Ⅱ급 관계의 수정

혼합치열기의 교정치료 시에 중등도에서 고도의 Ⅱ급 관계를 수정하는 데 악기능 장치를 이용한 치료가 선호된다. 악기능 장치의 종류는 술자의 선호도에 따라 다양하며 두 개로 분리 되는 가철성 장치(Clark Twin Block), 한 개의 가철성 장치 또는 고정식 악기능 장치(Herbst) 등 여러 가지가 있다.

경도에서 중등도의 Ⅱ급 관계는 Ⅱ급 고무줄로 해결할 수 있다. Ⅱ급 고무줄은 3/8″ 사이즈로 하루에 24시간 동안 착용해야 한다. Ⅱ급 관계의 수정은 그림 12.36에 나와 있듯이 와이어가 하악 대구치의 후방에서 끝나게 하면 더 빨리 일어나는 것 같지만 그 효용성과 또 다른 작용에 대한 추가적인 근거가 필요하다.

더 심한 부정교합을 치료하기 위해서는 TP Flip-Lock Herbst와 같은 고정성 장치를 와이어에 부착할수 있다(그림 12.37). TP Flip-Lock Herbst장치의 축은 2mm의 오프셋을 가지고 0.022″×0.028″ Inconel 튜브에 납착된다. 이는 축을 브라켓이나 튜브 사이에 유격 없이 위치시킨다. 이 장치는 상악 제1대구치와 제2대구치 사이와 하악 견치와 제1소구치 사이에 위치된다. 상악 제1대구치에 자가결찰 튜브를 사용하면 상악 제1대구치와 제2대구치 사이에 축을 쉽게 위치할 수 있다. 상악 와이어는 바깥쪽 경사면에서 절단 되어야 상악 제2대구치의 튜브에 와이어가 쉽게 결찰된다. Filp-Lock Herbst의 실린더와 피스톤은 비발치 증례에서 제안된 위치에 축을 위치시키기 위해 짧게 할 필요가 없다. 각각의 구치부 분절은 와이어의 고리에서 제2대구치 튜브의 고리까지 탄성 체인으로 연결하여 공간이 벌어지는 것을 예방해야 한다. Preposted 와이어를 사용하면 와이어와 축이 위치한 튜브 사이에서 발생하는 마찰력에 의해 생기는 회전력을 효과적으로 상쇄할 수 있다. 모든 악기능 장치의 치료의 목적과 같이 I급 견치관계를 획득하는 것이 치료 목표이며, 이것이 달성되면 Herbst 장치는 하악과두의 골 변화가 일어나 안정될 때까지 6개월 간 수동적 유지기간이 필요하다.

전후방 이동 Ⅲ급 관계의 수정

Ⅲ급 견인은 변함없이 악간 고무줄을 사용하는 것이며 이는 그림 12-38에 나와 있다. 다음과 같은 원칙이 적용된다.

- 0.019″×0.025″ 미리 기둥이 세워진 SS 와이어를 사용한다.
- 와이어는 상악 제1대구치의 후방에서 끝나야 한다.

횡적 이동 악궁의 확장

횡적인 악궁의 확장은 전통적으로 확장장치를 이용한다. 어떠한 확장장치를 사용할 것인가에 대해서는 과학적인 논리와 관습 그리고 개인적인 선호도에 따라 논쟁의 여지가 많지만 크게 두 가지 범주로 나눌 수 있다. 급속 상악 확장은 잭스크류를 하루에 한 번 또는 두 번 돌려 정중 구개 봉합을 분리하며, 이는 구치부 분절의 협측 기울어짐을 최소로 하면서 치체 이동을 더 일어나게 하는 데 목적이 있다. 완속 상악 확장은 쿼드헬릭스(quad-helix)와 같은 구개측에 스프

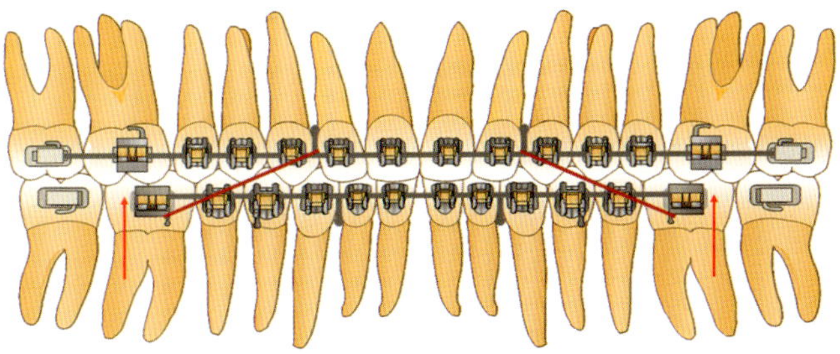

그림 12.36 Ⅱ급 고무줄 사용 시, 와이어는 하악 제1대구치 후방에서 끝나야 한다.

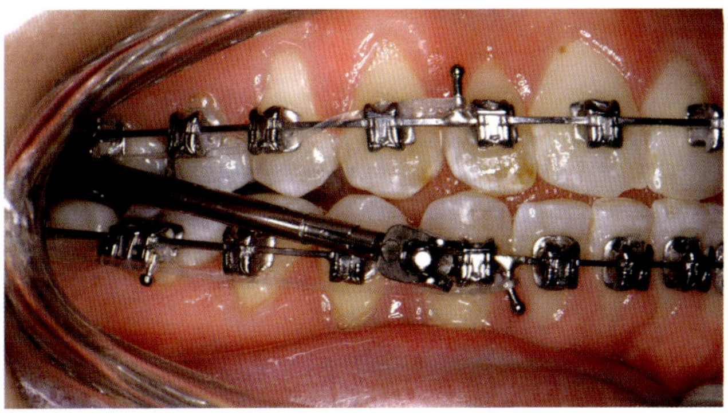

그림 12.37 고정식 Ⅱ급 수정 장치(TP Flip-Lock Herbst)를 상악 제1대구치와 제2대구치 사이 그리고 하악 견치와 제1소구치 사이에 장착하였다.

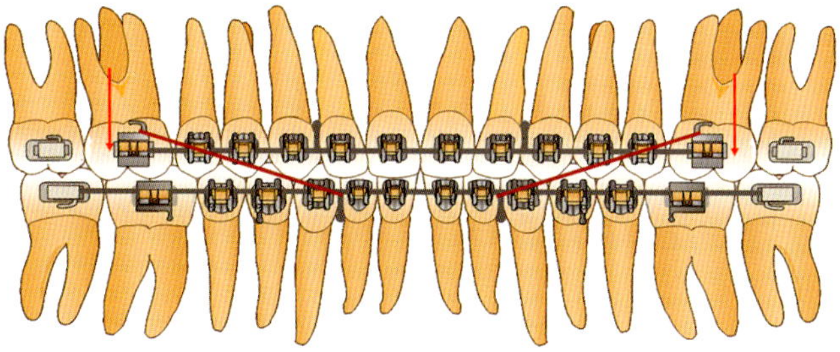

그림 12.38 Ⅲ급 고무줄 사용 시, 와이어는 상악 제1대구치 후방에서 끝나야 한다.

링을 이용한 장치를 사용하며 상악 대구치와 소구치의 협측 기울어짐을 이용하여 횡적인 확장을 얻는다.

구치부 반대교합의 감별진단이 중요한데 많은 구치부 반대교합에서 제2대구치는 정상인 반면 제1대구치와 소구치만이 반대교합 관계를 갖는다. 반대교합에 포함되어 있지 않은 제2대구치를 고정성 장치에 포함하여 와이어만으로도 반대교합 해결이 가능할 수 있다.

Damon 시스템은 부가적인 확장장치의 사용을 유의하게 줄일 수 있다고 주장한다. 넓은 Damon 와이어의 형태와 자가결찰 브라켓의 작은 마찰력에 의해 소구치와 대구치 부위에서 특징적으로 유의한 확장이 가능하다. 이러한 특징은 구치부 반대교합을 수정하는 데 사용할 수 있다. 몇몇 증례에서는 구치부 반대교합이 자발적으로 해결되기도 한다. 그러나 치료를 시작할 때부터 양측성 교차 고무줄을 사용하면 더 신뢰할 만한 반대 교합의 수정을 할 수 있다. 몇몇 증례에서는 확장된 SS 와이어가 반대교합의 수정을 시작하고 유지하기 위해 상악궁에 사용되기도 한다. 어떤 어려운 증례에서는 0.016″×0.025″ 와이어를 사용하면 0.019″×0.025″ 와이어보다 구치부 분절의 협측 기울임이 더 쉽게 일어난다. 대구치 간 폭경과 소구치 간 폭경의 변화를 보면 상악궁에서 10mm 이상 확장이 생기기도 하지만 평균적으로 6mm의 확장이 일어난다. 이는 협측 확장 와이어와 쿼드 헬릭스의 효용성을 비교한 McNally 등[35]이 얻은 확장량과 유사하다. Mikulencak[36]의 연구는 급속 상악 확장 장치를 이용했을 때의 구치부 협측 분절의 협측 기울어짐(이전의 출판된 연구에서)과 Damon 시스템을 사용하였을 때의 협측 기울어짐을 후향적으로 조사하였으며, 그 결과 두 방법 사이에 악궁 확장량과 구치부 분절의 협측 기울어짐에 있어서 유의한 차이가 없음을 발견하였다. 치료 전 대구치 간 폭경과 Damon 시스템을 사용하였을 때 대구치 각도 사이에는 역의 관계가 성립하였다.

이런 현상이 왜 일어나는지에 대해서는 아직 불명확하다. 이는 와이어와 브라켓 사이에 마찰력이 감소하였고 와이어의 형태가 넓기 때문일 수 있다. 그렇다면 수동적 자가결찰 브라켓에서 확장 효과가 더 명확히 나타날 것이다. 자가결찰 브라켓을 사용함으로써 얻어지는 확장의 양과 전통적인 확장 방법과의 차이에 대해서는 앞으로 더 많은 연구가 필요하다.

횡적 이동 – 악궁의 수축

가위교합(scissor bites) 증례에서 악궁을 수축할 필요가 있다. 이러한 형태의 부정교합을 치료하기 위해서는 교합을 이개시키고 좁은 악궁을 확장하며 가능하다면 넓은 악궁을 수축해야 한다. 악궁의 수축에는 공간이 필요하며 만약 악궁에 공간이 없다면 발치를 해야 한다.

수직적 이동 – 수직피개의 감소

대부분의 교정이 과학에 근거를 두고 있음에도 불구하고 경험적인 부분이 있다. 수직피개의 감소가 주된 문제가 되는 Ⅱ급 2류 부정교합의 비발치 치료가 그 예이다. 남아있는 발치 공간을 폐쇄하면 대부분 수직피개가 깊어지기 때문에 발치는 상황을 더 어렵게 한다. 이러한 경우 이를 상쇄하기 위한 방법을 사용해야 하지만 적절하지 않은 경우가 많다. 비발치 치료는 전치의 전방경사(그림 12.19, 12.40)를 이용하여 수직피개를 용이하게 줄일 수 있으며 따라서 대부분의 교정 의사는 Ⅱ급 2류 부정교합을 발치 없이 치료하는 것을 선호하는데 이는 치료 결과가 더 성공적이며 예측 가능하기 때문이다.

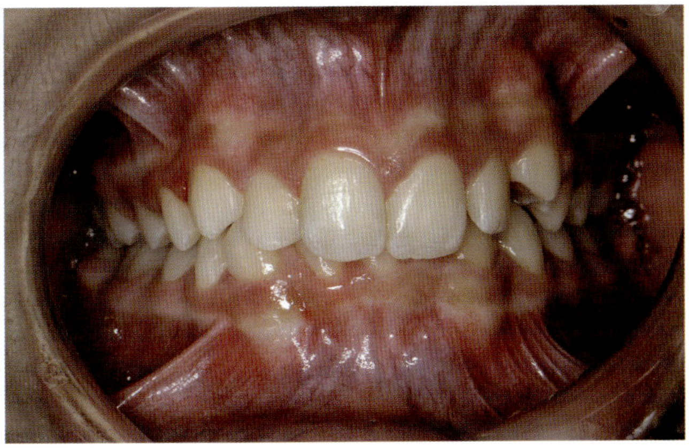

그림 12.39 환자 RA씨. 치료 전 최대감합 상태에서 증가된 수직피개가 관찰된다.

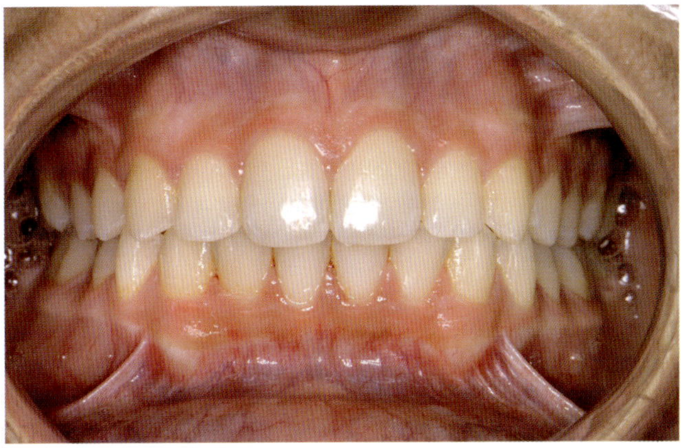

그림 12.40 환자 RA씨. 치료 종료 12개월 후 최대감합 상태에서 정상적인 수직피개가 관찰된다. 수직피개의 수정은 비발치로 치료 시 더 용이하다.

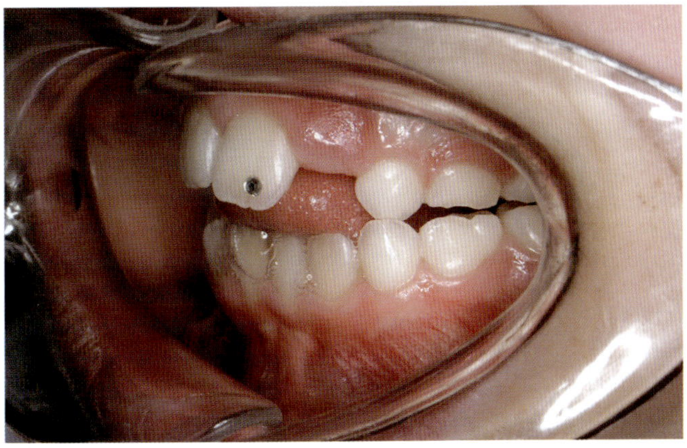

그림 12.41 환자 KF씨. 치료 전 개방교합과 전치 사이에 혀가 위치한 것을 확인할 수 있다.

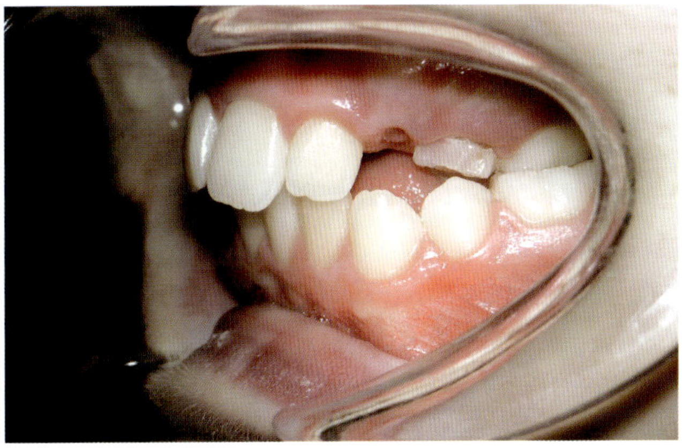

그림 12.42 환자 KF씨. 혀내밀기 방지 장치를 중단한 지 18개월 후 정상적인 수직피개가 유지되고 있다.

수직적 이동 – 전치부 개방교합의 폐쇄

전치부 개방교합은 다루기 어려운 문제이다. 병인론을 이해하고 치료의 역학을 계획하는 것이 중요하다. 얼굴의 비율상의 부조화가 없다면 대부분의 전치부 개방교합은 손가락 빨기 습관이나 혀 위치의 문제로 인해 발생한다. 손가락 빨기 습관은 상대적으로 쉽게 관리할 수 있지만 혀 위치의 문제는 진단하고 정량화하기 어렵다. 혀 클립(tongue cribs)의 사용은 혀 위치의 변화를 가져오는 효과적인 방법이다(그림 12.41, 12.42). 이 증례에서는 혀 클립을 하악에 적용하였지만 상악에 착용하는 것이 적응하기에는 더 좋다.[38,39] 구개 와이어나 Mini-mold를 이용하여 개개의 치아에 습관 방지 장치를 부착할 수 있다.

만약 위에서 언급한 방법에 전치부 개방교합이 반응하지 않으면 발치를 고려해 볼 수 있다. 수직피개가 심한 증례에서 비발치 치료가 선호되었듯이 개방교합 치료에서 수직피개를 증가시키기 위해 발치가 종종 필요하다. 발치의 선택은 임상적인 상황과 임상가의 철학에 달려있다. 소구치 발치가 수직피개에 더 직접적인 영향을 주는 반면에 몇몇 임상가들은 최후방 구치의 발치를 더 선호한다.

최종적인 수직피개는 그림 12.43에 나와 있는 것과 같은 전치부 사다리꼴 모양의 고무줄을 사용하여 달성할 수 있다.

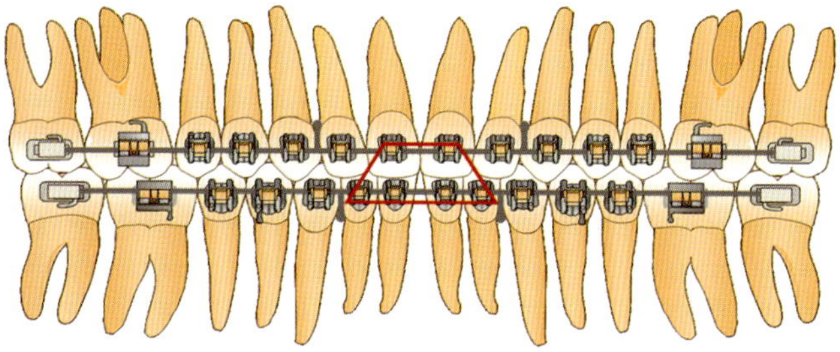

그림 12.43 경미한 개방교합을 닫는데 전방부 사다리꼴 모양의 고무줄을 사용하였다. 자가결찰 브라켓은 브라켓의 윙에 탄성 결찰이 되어 있지 않기 때문에 브라켓 윙에 바로 고무줄을 걸 수 있다는 점을 주목하라.

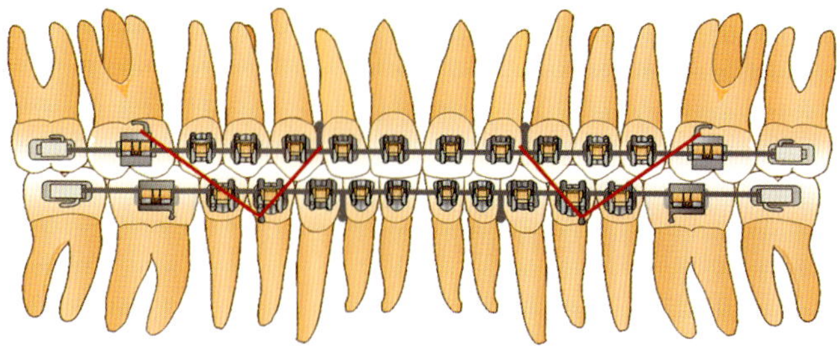

그림 12.44 교두감합의 달성과 최종적인 교합의 마무리를 위해 구치부 V 고무줄을 사용하였다. 이것 또한 브라켓 윙에 걸 수 있다.

수직적 이동 – 교두감합의 확립

이상적으로 브라켓의 위치가 적절해야 치료의 최종단계에서 교두감합을 용이하게 달성할 수 있다. 만약 필요한 곳이 있다면 그림 12.44와 같이 구치부 분절의 적절한 접촉을 위해 구치부 V 고무줄을 사용한다.

보정

Robert Little의 시애틀 연구[41]에 의하면 최적의 교정치료 결과를 얻으려면 능동적인 교정치료가 가능한 한 능숙하게 이루어져야 하며, 그 결과를 확실하게 유지하기 위해서는 영구적인 보정이 필요하다고 하였다. 지속적인 보정 없이도 결과가 무기한으로 안정적일 수 있는 교정치료 방법을 개발할 수 있다는 희망에도 불구하고 이러한 기대는 어렵고 비현실적이다. 치료 결과의 지속적인 유지를 위해서는 연속적이고 낮은 수준의 유지가 필요하다는 것이 최근에 밝혀졌다. 보정은 배열된 치아의 유지뿐만 아니라 악간 관계의 유지도 고려해야 한다.

배열된 치아의 유지

배열된 치아를 적절히 유지하려면 고정식 유지장치와 가철성 유지장치를 모두 사용하는 것이 가장 좋다. 두 가지 방법을 복합적으로 사용하면 한 가지 방법이 실패하여도 상호 보완이 된다.

고정식 유지장치는 하악에서는 견치부터 견치까지 상악에서는 측절치부터 측절치까지 사용된다. 하악 견치 유지장치에 있어서 제작과 위치시키는 방법은 Rogers와 Andrews[42]의 방법을 따르며, 다음과 같은 방법을 추천한다:

- 깨끗하고 건조된 접착 영역을 확인한다.
- 마이크로에처(microetcher)를 이용하여 하악 견치의 설측면에 샌드블라스트를 한다. 유지장치는 하악 견치의 설측면에만 접착된다.
- 유지장치는 0.025″(0.6mm)의 한 가닥 스테인세스 스틸 와이어로 제작되며 편평하고 곡선이며 끝부분은 샌드블라스트 한다.
- 유지장치의 끝부분은 최소한 0.25mm의 흐름성 레진으로 덮여야 하며 필요한 경우 다듬어 줄 수 있다.

하악 견치에만 접착하는 유지장치는 실패할 수 있는 접착 부위가 두 군데 밖에 없기 때문에 접착이 탈락하였을 때 환자가 더 쉽게 인지할 수 있어 여섯 군데를 접착하는 방법보다 더 믿을 만하다. 하지만 이 방법은 하악 전치에 약간의 이동을 허용하기 때문에 여러 가닥 와이어로 모든 하악 전치에 다 접착하는 방법에 비해 배열된 치아를 유지하기에는 부족한 점이 있다. 그러나 이러한 모든 치아에 접착하는 유지장치는 부작용이 있으며[43] 후자에 언급한 부족한 점은 가철성 유지장치를 함께 사용하여 보완할 수 있다.

상악 측절치에서 측절치까지의 고정식 유지장치는

0.016″×0.025″ Bond-A-Braid와 같이 편평하고, 데드 소프트 8가닥 SS 와이어로 제작한다. 구개측에 위치하는 유지장치는 교합에 간섭을 받지 않으면서도 조기에 탈락하지 않도록 충분한 접착제의 두께를 유지하는 것이 중요하다.

가철성 유지장치는 진공 또는 압력으로 형성된 유지장치가 선호된다. 이러한 형태의 장치가 Hawley 유지장치보다 치아의 배열을 더 효과적으로 유지한다는 보고가 있다.[44,45] 게다가 진공/압력 형성 유지장치를 하루 8시간 이상 밤에만 부분적으로 착용하는 방법이 하루 종일 착용하는 방법과 효과가 거의 비슷하다는 초기 연구도 있었다.[46] 따라서 가철성 유지장치를 밤에만 착용하는 것을 추천한다.

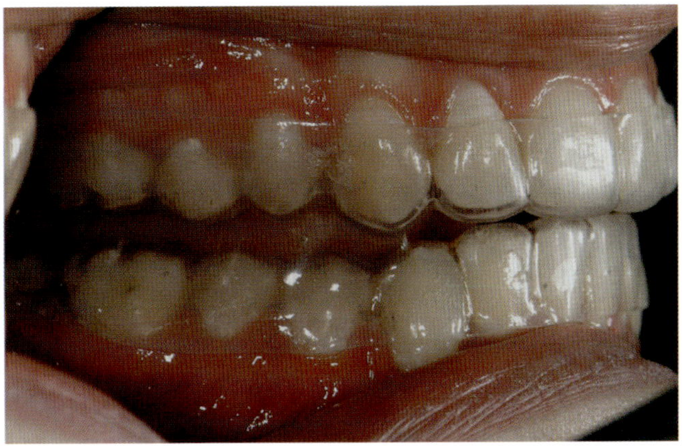

그림 12.45 Damon splint.

악간 관계의 유지

전통적인 유지 방법은 악간 관계보다는 악궁 내의 치아의 배열만 유지하였다. 진공/압력 형성 유지장치에 플랜지를 첨가하면 반대교합의 수정을 유지할 수 있다.

성인 환자에서 악간 관계의 수정을 유지하고 습관과 근육의 균형을 장기간 조절하기 위해 Damon splint(그림 12.45)를 사용할 수 있다. Damon[5]은 다음과 같은 상황에 이 장치를 사용할 것을 추천한다:

- Herbst 장치를 사용한 증례
- 고무줄을 이용하여 수정한 Ⅱ급 또는 Ⅲ급 증례
- 측방으로 혀내밀기가 있는 증례
- 심각한 구치부 반대교합 증례
- 측두 하악 관절 장애 증례
- 몇몇 수면 무호흡증 증례

Damon[5]은 Damon splint를 제작하는 자세한 방법을 소개하고 있다.

참고문헌

1. Geron S. Self-ligating brackets in lingual orthodontics. Semin Orthod 2008; 14: 64–72
2. Berger JL. The SPEED System: an overview of design and clinical performance. Semin Orthod 2008; 14: 54–63
3. Breuning H. Correction of a class III malocclusion with over 20 mm of space to close in the maxilla by using miniscrews for extra anchorage. Am J Orthod Dentofac Orthop 2008; 133: 459–469
4. Southard TE, Marshall SD, Grosland NM. Friction does not increase anchorage loading. Am J Orthod Dentofac Orthop 2006; 131: 412–414
5. Damon DH. Treatment of the face with biocompatible orthodontics. In: Graber TM, Vanarsdall RL, Vig KWL (eds) Orthodontics: Current Principles and Techniques. St Louis: Elsevier Mosby, 2005; 753–832
6. Robinson SN. Personal communication, 2008
7. Mavreas D. Self-ligation and the periodontally compromised patient: a different perspective. Semin Orthod 2008; 14: 36–45
8. Berger J, Byloff FK. The clinical effi ciency of selfligated brackets. J Clin Orthod 2001; 35: 304–308
9. Harradine NWT. Self-ligating brackets and treatment efficiency. Clin Orthod Res 2001; 4: 220–227
10. Turnbull NR, Birnie DJ. Treatment effi ciency of conventional vs self-ligating brackets: effects of archwire size and material. Am J Orthod Dentofac Orthop 2007; 131: 395–399
11. Işık F, Sayısu K, Nalbantgil D, Arun T. A comparative study of dental arch widths: extraction and nonextraction treatment. Eur J Orthod 2005; 27: 585–589
12. Begole EA, Fox DL, Sadowsky C. Analysis of change in arch form with premolar expansion. Am J Orthod Dentofac Orthop 1998; 113: 307–315
13. Alpern MC. Gaining control with self-ligation. Semin Orthod 2008; 14: 73–86
14. Pandis N, Eliades T, Partowi S, Bourauel C. Assessment of moments generated during simulated rotational correction with self-ligating and conventional brackets. Angle Orthod (in press)
15. Damon DH. The rationale, evolution and clinical application of the self-ligating bracket. Clin Orthod Res 1998; 1: 52–61
16. Miles PG, Weyant RJ, Rustveld L. A clinical trial of Damon 2 versus conventional twin brackets during initial alignment. Angle Orthod 2006; 76: 480–485
17. Pringle AM, Petrie A, Cunningham SJ, McKnight M. A

prospective randomized clinical trial to compare pain levels associated with two orthodontic fixed bracket systems. Am J Orthod Dentofac Orthop 2008 (in press)

18. Scott P, Sherriff M, DiBiase AT, Cobourne MT. Perception of discomfort during initial orthodontic tooth alignment using a self-ligating or conventional bracket system: a randomized clinical trial. Eur J Orthod 2008; (advance access) doi:10.1093/ejo/cjm131
19. Monacell J. Monacell arch 0.022″ × 0.018″ BioForce wire for the .022″ slot System R. Orthoworld 2005; 3: 10
20. Damon DH, Bagden A. Selective torques. Orange CA: Ormco Corporation. 2006 (cited 11 November 2007). Available from: http://www.ormco.com/index/damon-inthe-clinic-selectivetorques
21. Weinberger GL. An optimized treatment protocol(OTP) for the SmartClip and Clarity SL self-ligating appliance system: a utilization guide. Monrovia CA: 3M Unitek Orthodontic Products. 2006 (cited 11 November 2007). Available from: http://multimedia. mmm.com/mws/mediawebserver. dyn?6666660Zjcf6l Vs6EVs66S9amCOrrrrQ-
22. Allen-Noble PS. Clinical management of the MARA. Sturtevant WI: Allesee Orthodontic Appliances February 2002 (cited 11 November 2007). Available from:http://www.johnsdental.com/pdfiles/orthopdfs/mara2002.pdf
23. Andrews LF. The straight-wire appliance. Br J Orthod 1979: 6; 125–143
24. Olive RJ. Orthodontic treatment of palatally impacted maxillary canines. Aust Orthod J 2002; 18: 64–70
25. Badawi H. Personal communication, 2008
26. Pandis N, Eliades T, Partowi S, Bourael C. Forces exerted by conventional and self-ligating brackets during simulated fi rst- and second-order corrections Am J Orthod Dentofac Orthop 2008; 133: 738–742
27. Drescher D, Bourauel C, Their M. Application of the orthodontic measurement and simulation system (OMSS) in orthodontics. Eur J Orthod 1991; 13: 169–178
28. Badawi HM, Toogood RW, Carey JPR, Heo G, Major PW. Torque expression of self-ligating brackets. Am J Orthod Dentofac Orthop 2008; 133: 721–728
29. Cash AC, Good SA, Curtis RV, McDonald F. An evaluation of slot size in orthodontic brackets – are standards as expected? Angle Orthod 2004; 74: 450–453
30. Pandis N, Strigou S, Eliades T. Maxillary incisor torque with conventional and self-ligating brackets: a prospective clinical trial. Orthod Craniofac Res 2006; 9: 193–198
31. Shellhart WC, Moawad MI, Paterson RL, Matheny J. Lip adaptation to simulated dental arch expansion. Part 1: Reliability and precision of two lip pressure measurement mechanisms. Angle Orthod 1966; 66; 249–254
32. Soo ND, Moore RN. A technique for measurement of intraoral lip pressures with lip bumper therapy. Am J Orthod Dentofac Orthop 1991; 99: 409–417
33. Badawi H. 3D measurement of orthodontic force systems using the orthodontic simulator. Oral Research Abstract Presentation 2008; American Association of Orthodontists 108th Annual Session
34. Liker J. The heart of the Toyota Production System. In: The Toyota Way. New York: McGraw-Hill, 2004; 27–34
35. McNally MR, Spary DJ, Rock WP. A randomized controlled trial comparing the quadhelix and the expansion arch for the correction of crossbite. J Orthod 2005; 32: 29–35
36. Mikulencak DM. A comparison of maxillary arch width and molar tipping changes between rapid maxillary expansion and fi xed appliance vs the Damon system. Am J Orthod Dentofac Orthop 2007; 132: 562
37. Justus R. Correction of anterior open with spurs: long term stability. American Association of Orthodontists Online Education presentation from 104th AAO Annual Session 2004; http://www.aaomembers.org/index.cfm Accessed 2 January 2008 (subscription required) or audiotape from http://store.avmg.com/products.cfm?conf_id=293&client_id=7 Accessed 2 January 2008
38. Huang GJ, Justus R, Kennedy DB, Kokich VG. Stability of anterior open bite treated with crib therapy. Angle Orthod 1990: 60; 17–24
39. Cozza P, Bacetti T, Franchi L, Mucedero M. Comparison of 2 early treatment protocols for open-bite malocclusions. Am J Orthod Dentofac Orthop 2007: 132; 743–747
40. Kim YH. Anterior openbite and its treatment with multiloop edgewise archwire. Angle Orthod 1987; 57: 290–321
41. Little R. Retention strategies based on the University of Washington studies. American Association of Orthodontists Online Education presentation from 104th AAO Annual Session 2004; http://www. aaomembers.org/index.cfm. Accessed 2 January 2008 (subscription required). or audiotape from http://store.avmg.com/products.cfm?conf_id=293&client_id=7 Accessed 2 January 2008
42. Rogers MB, Andrews LJ II. A dependable technique for bonding a 3 × 3 retainer. Am J Orthod Dentofac Orthop 2004: 126; 231–233
43. Katsaros C, Livas C, Renkema A-M. Unexpected complications of lingual bonded retainers. Am J Orthod Dentofac Orthop 2007; 132; 838–841
44. Lindauer SJ, Shoff RC. Comparison of Essix and Hawley retainers. J Clin Orthod 1988; 32: 95–97
45. Rowland H, Hichens L, Williams A, Hills D, Killingback N, Ewings P, Clark S, Ireland AJ, Sandy JR. The effectiveness of Hawley and vacuum-formed retainers: a single-centre randomized controlled trial. Am J Orthod Dentofac Orthop 2007; 132; 730–737
46. Gill DS, Naini FB, Jones A, Tredwin CJ. Part-time versus full-time wear retainer wear following fi xed appliance therapy: a randomised controlled trial. World J Orthod 2007; 8; 300–307

찾아보기

국문

영문

역자약력

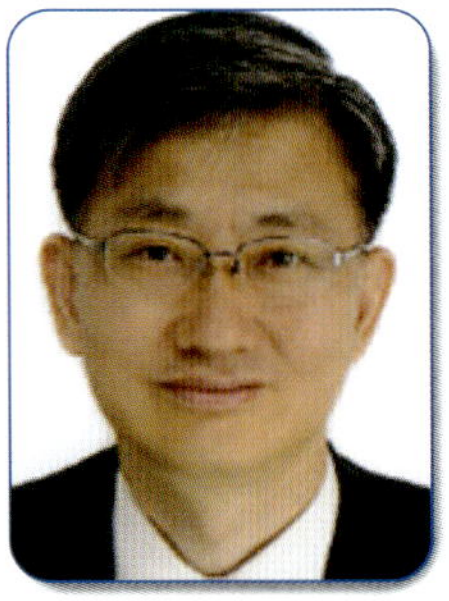

백 승 학

서울대학교 치의학대학원 치과교정학교실 주임교수

서울대학교 치과병원 교정과 과장

서울대학교 치과병원 기획조정실장

대한치과교정학회 총무이사

대한구순구개열학회 총무이사

Member. Editorial Review Board. Angle Orthodontist

Member. Editorial Review Board. American Journal of Orthodontics and Dentofacial orthopedics

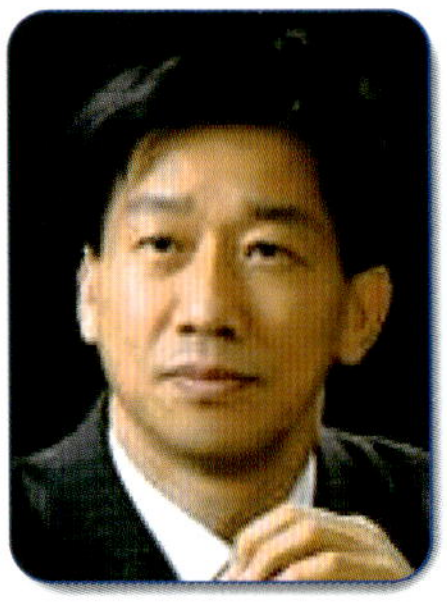

김 기 달

서울대학교 치과대학 졸업

서울대학교 대학원 치의학 석사, 박사

서울대학교 치과병원 교정과 인턴 및 레지던트

한국MEAW교정연구회 회장 역임

한국 Damon User Group 회장

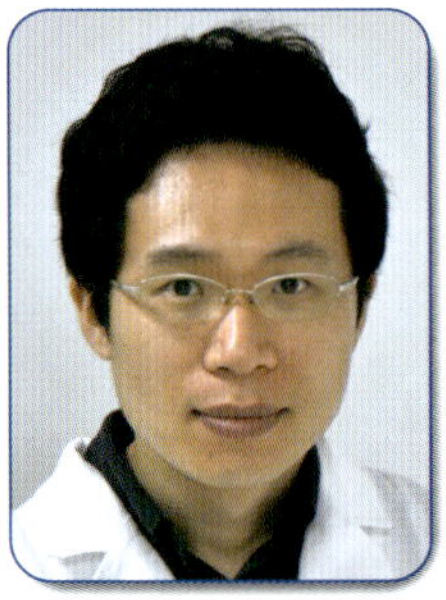

김 근 우

서울대학교 치과대학 졸업

서울대학교 대학원 치의학 석사

서울대학교 대학원 치의학 박사과정

서울대학교 치과병원 교정과 인턴 및 레지던트

서울대학교 치과병원 교정과 임상강사

자가결찰 장치를 이용한 교정치료

Self-Ligation *in* Orthodontics

발행일 2010년 10월 15일
저 자 Theodore Eliades et al.
역 자 백 승 학 외
발행인 최 용 원
편 집 이 은 의
표 지 이 은 의
발행처 **대한나래출판사**
등 록 제6-0365호(1994. 12. 14)

주 소 서울특별시 동대문구 용두동 102-65
전 화 (02) 922-0840
팩 스 (02) 922-0841
이메일 dhpub@chol.com

ISBN 978-89-5741-201-5 **정가 80,000원**